老有所养

中老年人日常生活保健

主编 柴瑞震

江西科学技术出版社

图书在版编目（CIP）数据

老有所养：中老年人日常生活保健/柴瑞震主编. -- 南昌：江西科学技术出版社，2014.4（2024.8重印）
ISBN 978-7-5390-5009-6

Ⅰ.①老… Ⅱ.①柴… Ⅲ.①中年人—保健—基本知识②老年人—保健—基本知识 Ⅳ.①R161

中国版本图书馆CIP数据核字（2014）第045283号

老有所养：中老年人日常生活保健 柴瑞震 主编
LAOYOU SUOYANG: ZHONGLAONIANREN RICHANG SHENGHUO BAOJIAN

出版发行	江西科学技术出版社
社址	南昌市蓼洲街2号附1号
	邮编：330009　电话：（0791）86623491　86639342（传真）
印刷	三河市众誉天成印务有限公司
经销	各地新华书店
开本	787mm×1092mm　1/16
字数	220千字
印张	12
版次	2014年9月第1版
印次	2024年8月第2次印刷
书号	ISBN 978-7-5390-5009-6
定价	49.00元

国际互联网（Internet）地址：http://www.jxkjcbs.com
选题序号：KX2014021　　赣版权登字：-03-2014-62
责任编辑：周楚倩　　装帧设计：春浅浅

版权所有　侵权必究

（赣科版图书凡属印装错误，可向承印厂调换）

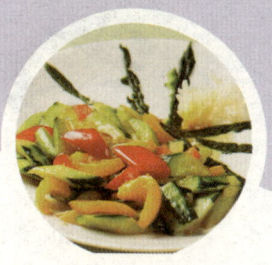

Part 1 夕阳正红，关注中老年人

中年期生理上走向衰退
- 生理退化的表现 010
- 身体衰老的表现 011
- 如何防老？ 012
- 加速衰老的三个原因 018
- 老年人抗衰需"五勤" 018

中年人心理上承受重压
- 中年人身上的"三座大山" 013
- 压力招来的病 014
- 学会解压 015

老年人易感孤独、失落
- 老年人常见的心理问题 019
- 保持健康心理：晚辈关心加自我调节 ... 021

老年人生理上逐渐衰老
- 生理上的退化 016

中老年人的健康标准
- 健康评价内容 022
- 西医如何判断中老年人健康与否 ... 023
- 中医如何判断中老年人健康与否 ... 023

Part 2 各项健康指标正常的中老年人应该这样饮食

养成正确的饮食习惯
- 蔬菜吃够量 026
- 水果吃鲜的 026
- 限制油脂摄取量 026
- 以点心做补充 026

合理的四季饮食
- 春季养肝 027
- 夏季养心 027
- 秋季养肺 027
- 冬季养肾 027

中老年人如何安排一日三餐
- 三餐食物品种分配 028
- 三餐能量及时间分配 028
- 一日三餐注意"一点" 029

各项健康指标正常的中老年人宜食富含蛋白质的食物
- 牛肉 030
  - 罐焖牛肉 031
  - 黑椒苹果牛肉粒 031
- 羊肉 032
  - 松仁炒羊肉 032
  - 柴胡枸杞羊肉汤 033
  - 韭菜羊肉粥 033

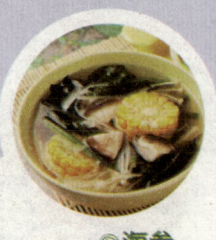

○ 猪血 ……………………………… 034	○ 海参 ……………………………… 050
豆腐猪血炖白菜 …………… 034	葱爆海参 …………………… 050
黄豆芽猪血汤 ……………… 035	海参虫草煲鸡 ……………… 051
胡萝卜猪血豆腐粥 ………… 035	海参当归粥 ………………… 051
○ 鸡肉 ……………………………… 036	○ 扇贝 ……………………………… 052
爽口鸡肉 …………………… 036	扇贝拌菠菜 ………………… 052
人参糯米鸡汤 ……………… 037	豆腐白玉菇扇贝汤 ………… 053
鸡肉卷心菜米粥 …………… 037	佛手瓜扇贝鲜汤 …………… 053
○ 鹌鹑 ……………………………… 038	○ 鸡蛋 ……………………………… 054
红烧鹌鹑 …………………… 038	桂圆炒鸡蛋 ………………… 054
鹌鹑淮山杜仲汤 …………… 039	紫菜鸡蛋汤 ………………… 055
枸杞鹌鹑粥 ………………… 039	虾米花蛤蒸蛋羹 …………… 055
○ 三文鱼 …………………………… 040	○ 牛奶 ……………………………… 056
香煎三文鱼 ………………… 040	花生牛奶豆浆 ……………… 056
三文鱼泥 …………………… 041	香蕉牛奶糊 ………………… 057
蔬菜三文鱼粥 ……………… 041	甘蔗雪梨牛奶 ……………… 057
○ 草鱼 ……………………………… 042	○ 核桃 ……………………………… 058
蒜苗烧草鱼 ………………… 042	柏子仁核桃炒豆角 ………… 058
木瓜草鱼汤 ………………… 043	养颜茯苓核桃瘦肉汤 ……… 059
茶树菇草鱼汤 ……………… 043	菊花核桃粥 ………………… 059
○ 鲫鱼 ……………………………… 044	○ 杏仁 ……………………………… 060
醋焖鲫鱼 …………………… 044	杏仁炒秋葵 ………………… 060
鲫鱼苦瓜汤 ………………… 045	杏仁百合白萝卜汤 ………… 061
藿香鲫鱼汤 ………………… 045	川贝杏仁粥 ………………… 061
○ 蟹 ………………………………… 046	○ 花生 ……………………………… 062
桂圆炒蟹块 ………………… 046	柏仁煮花生米 ……………… 062
花蟹冬瓜汤 ………………… 047	佛手胡萝卜花生汤 ………… 063
美味蟹肉粥 ………………… 047	花生牛肉粥 ………………… 063
○ 虾 ………………………………… 048	○ 黑豆 ……………………………… 064
玉子虾仁 …………………… 048	黑豆豆浆 …………………… 064
龙眼炒虾球 ………………… 049	黑豆益母草瘦肉汤 ………… 065
清炒时蔬鲜虾 ……………… 049	山药黑豆粥 ………………… 065
	○ 黄豆 ……………………………… 066
	小米黄豆粥 ………………… 066
	茭白烧黄豆 ………………… 067
	黄豆蛤蜊豆腐汤 …………… 067

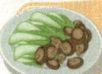 **各项健康指标正常的中老年人宜食富含维生素的食物**

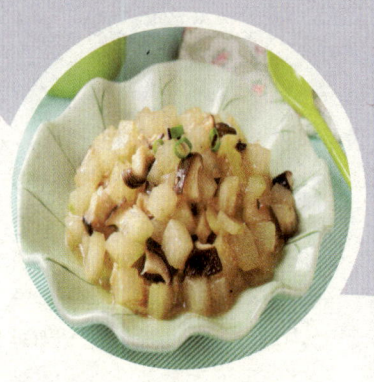

◎芦笋 068
草菇烩芦笋 069
芦笋炒百合 069
◎莴笋 070
醋拌莴笋萝卜丝 070
蒜苗炒莴笋 071
莴笋莲藕排骨汤 071
◎西蓝花 072
草菇西蓝花 072
西蓝花炒鸡片 073
虾仁西蓝花 073
◎花菜 074
花菜炒鸡片 074
慈菇花菜汤 075
花菜菠萝稀粥 075
◎菠菜 076
菠菜蛋黄粥 076
菠菜银耳粥 077
海米拌菠菜 077
◎韭菜 078
韭菜炒西葫芦丝 078
绿豆芽韭菜汤 079
韭菜鲜虾粥 079
◎苦瓜 080
苦瓜炒马蹄 080
苦瓜花蛤汤 081
桃仁苦瓜粥 081
◎胡萝卜 082
肉末胡萝卜炒青豆 082
胡萝卜炒杏鲍菇 083
茯苓胡萝卜鸡汤 083
◎金针菇 084
金针白玉汤 084
金针菇拌黄瓜 085
金针菇炒肚丝 085
◎山药 086
山药肚片 086
白芍山药鸡汤 087
山药知母雪梨粥 087
◎红薯 088
红薯烧南瓜 088
红薯板栗排骨汤 089
红薯莲子粥 089
◎玉米 090
玉米汁 090
莲子松仁玉米 091
玉米炒豌豆 091
◎燕麦 092
果仁燕麦粥 092
糙米燕麦饭 093
奶香燕麦粥 093
◎枣 094
枣仁蜂蜜小米粥 094
枸杞红枣莲子银耳羹 095
红枣薏米鸭肉汤 095
◎猕猴桃 096
黄瓜猕猴桃汁 096
蜜柚苹果猕猴桃沙拉 097
葡萄柚猕猴桃沙拉 097

各项健康指标正常的中老年人宜食富含钙的食物

◎黑芝麻 098
山药黑芝麻糊 099
核桃黑芝麻豆浆 099
◎榛子 100
榛子小米粥 100
榛子枸杞桂花粥 101

榛子仁莲子燕麦粥...........101
◎ 黑木耳...................102
黑木耳苹果红枣瘦肉汤....102
核桃黑木耳粳米粥.........103
西芹黑木耳炒虾仁.........103
◎ 白菜.....................104
牛肉白菜汤饭................104
白菜冬瓜汤...................105
鸡汤肉丸炖白菜............105
◎ 芥菜.....................106
芥菜炖豆腐...................106
芥菜魔芋汤...................107
芥菜黄豆粥...................107
◎ 油菜.....................108
油菜炒鸡片...................108
油菜海米豆腐汤............109
香菇蛋花油菜粥............109
◎ 黄花菜..................110
黄花菜拌海带丝............110
黄花菜鸡蛋汤...............111
黄花菜芋头粥...............111
◎ 莲藕.....................112
芦笋炒莲藕...................112
黑豆莲藕鸡汤...............113
瓦罐莲藕汤...................113
◎ 豆腐.....................114
白菜豆腐肉丸汤............114

蔬菜浇汁豆腐..................115
鲜鱼豆腐稀饭..................115
◎ 山楂.......................116
茯苓山楂炒肉丁..............116
山楂黑豆瘦肉汤..............117
人参山楂粥....................117
◎ 紫菜.......................118
香芋银鱼紫菜饭..............118
蛤蜊紫菜汤....................119
三丝紫菜汤....................119
◎ 海带.......................120
海带虾米排骨汤..............120
蛤蜊豆腐炖海带..............121
牛肉海带汤饭..................121
◎ 鲈鱼.......................122
烧汁鲈鱼........................122
黄芪鲈鱼........................123
鲈鱼西蓝花粥..................123
◎ 泥鳅.......................124
泥鳅上海青豆腐汤...........124
莴笋烧泥鳅....................125
泥鳅粥...........................125
◎ 淡菜.......................126
淡菜拌菠菜....................126
淡菜何首乌鸡汤..............127
淡菜粥...........................127

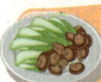
各项健康指标正常的中老年人这些食物应少吃或不吃

◎ 辛辣类食物..................128
辣椒/麻辣烫/麻辣火锅......128

白酒/芥末/生姜/生蒜........129
◎ 过于油腻的食物...........130
油条/月饼/炸鸡/方便面....130
奶油蛋糕/炸薯条/锅贴/桃酥..131
◎ 腌制类食品..................132
咸鱼/咸蛋/酸菜/咸菜........132
腊肉/咸肉/酱牛肉/豆腐乳..133

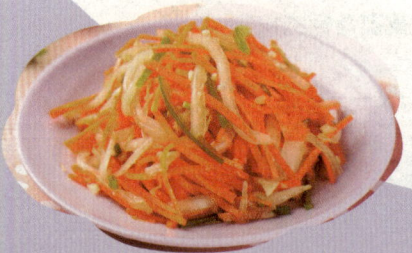

◎ **高脂肪食物**..................134
葵花子/鸭蛋/烤羊肉串/动物内脏134
猪肥肉/黄油/珍珠奶茶/牛角面包135
◎ **生冷的食物**..................136
生鱼片/冰激凌/冷冻饮料/冰啤酒136
冰镇西瓜/生西红柿/生梨/生萝卜137
◎ **含糖量高的食物**............138
蜜饯/汽水/葡萄干/街边豆浆138

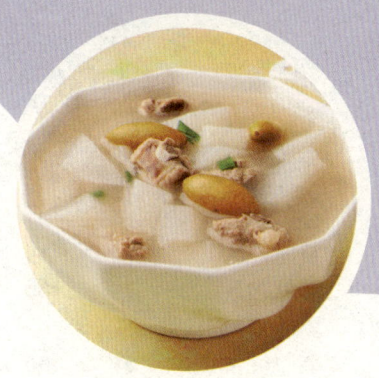

Part 3
防治结合，远离老年病

高血压

◎ 发病原因......................140
◎ 症状表现......................141
◎ 预防措施......................141
◎ 高血压调理食谱..............142
枸杞拌菠菜 142
凉拌芹菜叶 142
冬瓜烧香菇 143
茭白木耳炒鸭蛋 143
牛奶鲫鱼汤 144
白萝卜炖鹌鹑 144
木耳山楂排骨粥 145
香蕉燕麦粥 145

高血脂

◎ 发病原因......................152
◎ 症状表现......................153
◎ 预防措施......................153
◎ 高血脂调理食谱..............154
白菜梗拌胡萝卜丝 154
黄瓜酿肉 154
清蒸冬瓜生鱼片 155
韭菜炒干贝 155
橄榄白萝卜排骨汤 156
鲤鱼炖豆腐 156
冬瓜莲子绿豆粥 157
人参百合粥 157

高血糖

◎ 发病原因......................146
◎ 症状表现......................146
◎ 预防措施......................147
◎ 高血糖调理食谱..............148
参杞烧海参 148
橙香萝卜丝 148
芦笋鲜蘑菇炒肉丝 149
炒魔芋 149
虫草山药排骨汤 150
蘑菇炖黑鱼 150
山药香菇鸡丝粥 151
香菇薏米粥 151

冠心病

◎ 发病原因......................158
◎ 症状表现......................158
◎ 预防措施......................159
◎ 冠心病调理食谱..............160
醋香黄豆芽 160
洋葱拌腐竹 160
海带拌彩椒 161
黄瓜拌绿豆芽 161
凉拌嫩芹菜 162
木耳炒百合 162
白萝卜海带汤 163
细辛洋葱生姜汤 163

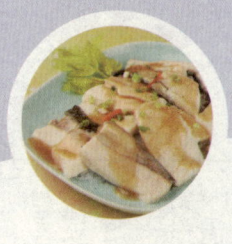

动脉硬化

- ◎发病原因 164
- ◎症状表现 165
- ◎预防措施 165
- ◎动脉硬化调理食谱 166

彩椒炒黄瓜 166
蛏子炒芹菜 166
黄瓜拌豆皮 167
口蘑烧白菜 167
清炒海米芹菜丝 168
虾菇小油菜心 168
淡菜海带冬瓜汤 169
银鱼豆腐竹笋汤 169

骨质增生

- ◎发病原因 170
- ◎症状表现 171
- ◎预防措施 171
- ◎骨质增生调理食谱 172

西红柿肉末蒸日本豆腐 172
西瓜翠衣炒虾米 172
紫甘蓝拌海蜇丝 173
芥蓝炒冬瓜 173
芥蓝腰果炒香菇 174
四宝鳕鱼丁 174
芥菜瘦肉豆腐汤 175
鲢鱼丝瓜汤 175

阿尔茨海默病

- ◎发病原因 176
- ◎症状表现 177
- ◎预防措施 177
- ◎阿尔茨海默病调理食谱 178

桂圆炒海参 178
口蘑炖豆腐 178
蘑菇藕片 179
莴笋蘑菇 179
洋葱炒鱿鱼 180
奶香口蘑烧花菜 180
竹荪莲子丝瓜汤 181
黄花菜健脑汤 181

脑中风

- ◎发病原因 182
- ◎症状表现 182
- ◎预防措施 183
- ◎脑中风调理食谱 184

牛蒡三丝 184
香卤猴头菇 184
猴头菇炖排骨 185
胡萝卜玉米牛蒡汤 185
苦瓜鱼片汤 186
木耳丝瓜汤 186
苦瓜胡萝卜粥 187
丝瓜瘦肉粥 187

慢性支气管炎

- ◎发病原因 188
- ◎症状表现 189
- ◎预防措施 189
- ◎慢性支气管炎调理食谱 190

红烧白萝卜 190
雪梨炒鸡片 190
百合枇杷炖银耳 191
紫薯百合银耳汤 191
百合葛根粳米粥 192
灵芝莲子百合粥 192

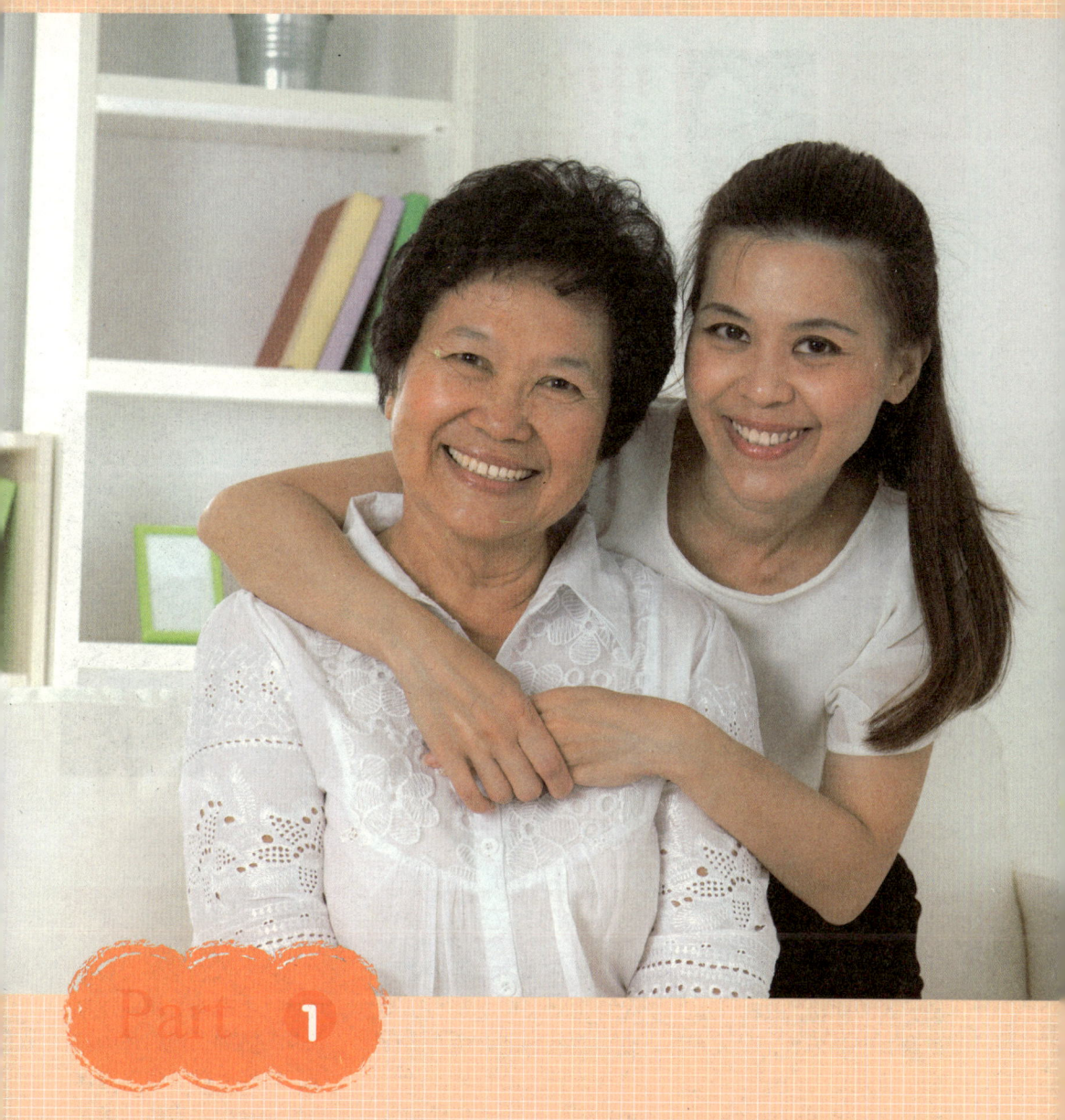

Part 1

夕阳正红，关注中老年人

生老病死是每人必经的历程。如果说青壮年像正午的骄阳，那么中老年就是黄昏的夕阳。

每个人都会变老，这是不可改变的历程。人到中年，知识仍在积累增长，经验日益丰富，人体生理功能却在不知不觉中下降。老年人新陈代谢放缓，抵抗力减弱，生理机能下降。从青壮年到中老年，人体由盛而衰，各方面都在走下坡路。

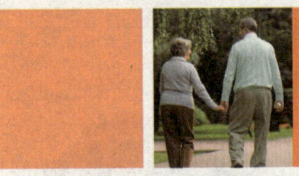

中年期 生理上走向衰退

人们常称40岁左右，过了青年但未步入老年的人为中年人，也就是说，人到中年要经历一个相当长的时期。也许你正值壮年，认为衰老是件很遥远的事情，但是其实这个时候，全身细胞和各个脏器都已经开始自然地退化。

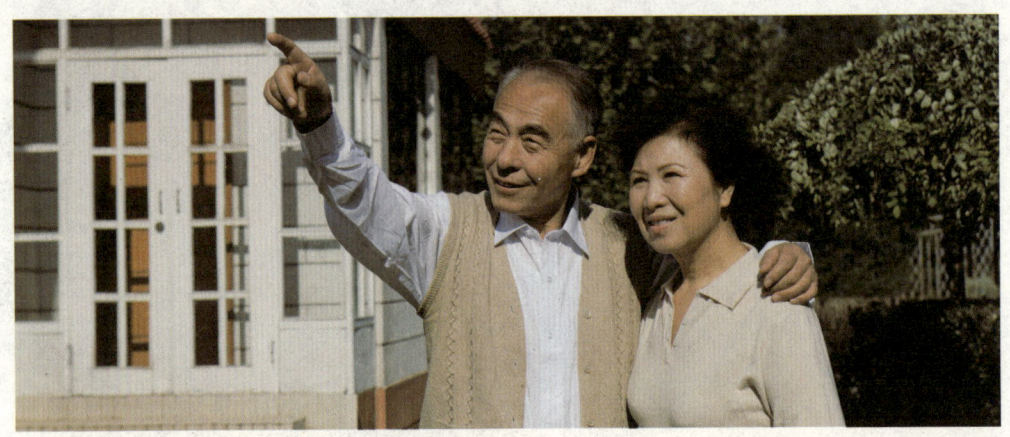

生理退化的表现

○消化系统

中年人随着年龄的增长，其消化功能总体上呈逐渐减退的趋势，其表现为：首先是人到中年，牙齿弱化，出现明显磨损，以致影响对食物的咀嚼，同时味觉降低，从而影响食欲；其次是胃肠功能减弱，分泌减少，尤其是肠蠕动减弱，会直接导致食物消化慢、便秘、排空功能弱化。

○心血管系统

中年人的心脏出现老化，主要表现就是心肌萎缩，在做运动时的心率比年轻人低，心输出量的增加比年轻人少，运动或其他负荷解除以后的恢复时间也较长，有时可能因为承担过大的体力负荷，往往导致心肌代谢、心肌耗氧量过度增加，冠状动脉血液供不应求，造成心律失常以至心脏骤停。

○呼吸系统

中年人在年龄增长的同时，生理调节机能逐渐减退，防御、反射能力降低，致使上呼吸道对有害刺激的反应性减退，容易引起下呼吸道损害。与此同时，肺活量、肺血液减少，心脏输出的血液量明显减少。还伴有动脉管壁含钙量增加，弹性下降，血压升高，肺活量减少，供氧量不足等不良状况。

◎ 内分泌系统

内分泌变化最明显的是性腺，特别是女性，由于性腺分泌的改变，常影响体内整个内分泌系统的变化，有些人不适应这种变化，呈现出更年期综合征。30岁以后，人体的基础代谢平均每年下降0.5%，但是很多中年人的食量往往还保持着青年时期的状态，并且质量也不差，这样非常容易堆积脂肪，造成肥胖，导致高血压、冠心病、糖尿病等疾病的发生。

◎ 神经系统

人到中年以后，大脑发育的鼎盛时期已过，这时通过大脑的血液减少，用来合成脑蛋白质的核糖核酸在神经组织中含量处于停滞状态，神经传导速度减慢，记忆力开始慢慢下降。中枢神经抑制过程逐渐减弱，睡眠时间缩短，入睡难并且容易惊醒。由于脑实质及神经细胞等一系列变化，多数中年人表现为注意力不够集中，动作协调性差，对有时间限制的智力测验能力下降。

◎ 骨骼和肌肉系统

随着年龄的增长，中年人的内分泌系统和代谢慢慢的发生改变，他们的骨骼和肌肉也发生一些细微的变化。很多中年人开始出现明显的骨质疏松、骨皮质变薄、钙质自骨中逸出、骨纹理减少、骨骼的弹性和韧性都降低、肌肉萎缩、肌力减退、关节软骨萎缩、脊柱和四肢骨端出现骨质增生等现象，因此中年人也就常常会发生腰酸腿疼以及其他关节病症状。

身体衰老的表现

◎ 体能下降

2006年发布的第二次国民体质监测公报显示，我国国民身体机能综合指数为90.35，比2000年降低了9.65%。特别是人到了40岁以后，由于各种器官组织发生退行性变化，心脏表面脂肪组织增加，造成心脏功能下降。肺组织弹性下降，肺泡扩大，肺容量和肺活量及最大通气量下降。

◎ 慢性病早发

很多病，如高血压、高血脂、糖尿病等以往都是老年人的"专利"，现在却越来越多地出现在青壮年身上，甚至发生在儿童身上都不足为奇了。其中，高血压发病的主要目标人群已由35岁以上前移至20岁以上，儿童的2型糖尿病已占儿童糖尿病的50%～80%，这一些状况都显示出了身体早衰。

◎ 记忆力下降

记忆力明显下降，注意力难以集中，最明显的表现就是处理事情优柔寡断，生活上缺少朝气，做事磨磨蹭蹭，并且常常无端地感到空虚、乏味，这一系列现象都是大脑开始衰老的标志，尤其是脑力劳动者，常常感到力不从心，以前得心应手的事情，现在都变得困难重重，难以应对。

如何防老？

大家都知道，世上没有长生不老药。衰老是不可逆转的自然规律，但控制衰老的节奏却是"事在人为"。为此，中年人可以做出以下努力：

◎ 保持开朗的心境

乐观、客观、达观这"三观"，可以帮中年人保持最平和的心态。很多资料都表明，性格开朗并且保持精神愉快的中年人，往往到了60岁仍能照常工作，并且患老年病的只占到3%；精神受严重创伤、性格内向的人到50岁便自觉工作精力已减退一半，患老年病的概率高达40%。

◎ 适时地遗忘

我们都生活在复杂的人际关系与社会环境中，难免遇到一些不顺心的事，而人到中年，各种社会问题和家庭问题更会频频来袭，如果把不开心的事记在心上，那么人就成了只进不出的"垃圾桶"，不腐臭都不可能了。所以，应适时地忘掉该忘的事，丢掉多余的包袱前行，轻轻松松地生活。

◎ 适当地锻炼

每周锻炼可以安排3~5次，每次锻炼的时间为30分钟左右。例如，早晨锻炼的时间以30分钟为宜，可以先做5~10分钟体操，再慢跑12分钟，最后可以选择喜欢的运动强度低的内容，如太极拳5~10分钟。最佳抗衰老运动是跑步，尤其是健身跑，而最佳健脑运动则是增氧运动，如跳绳等。

◎ 饮食有方

偏食、长期饮酒、吸烟、贪食等不合理的饮食习惯，会导致人体摄入过多的胆固醇，破坏体内正常的新陈代谢，致使机体生理指标下降。健康的饮食习惯是：保证每顿饭只吃八分饱，细嚼慢咽，每天给自己定个吃蔬菜、水果的任务量，这样身体吸收的营养才能均衡。

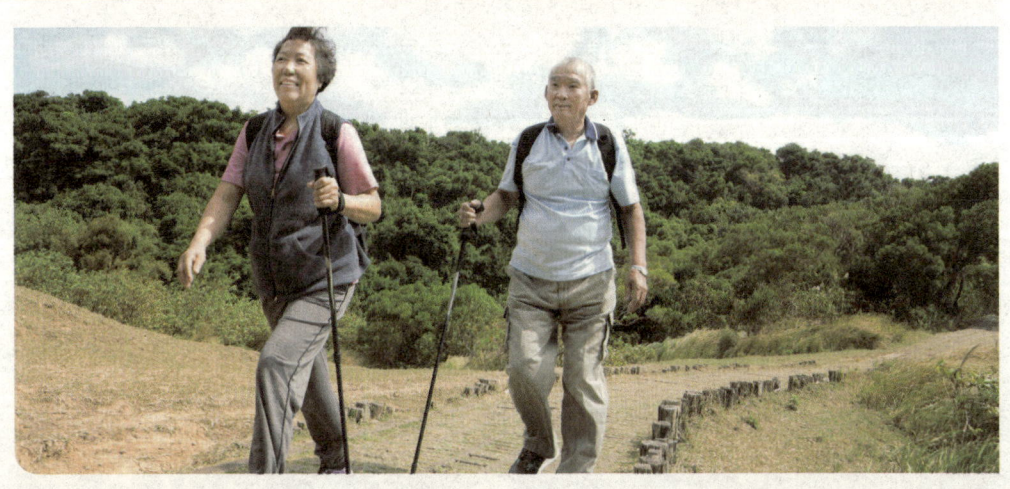

中年人心理上承受重压

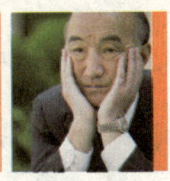

中年是一个很明显的分界,中年以前我们一直在收获:升学、知识、事业、成家、生子……但是,中年以后,人生却进入了一个不断失去的过程:健康退化、子女离家、事业停滞不前甚至婚姻危机……这一系列的问题都让中年人产生失落感与挫败感,让中年人身心交瘁,不胜重压。

中年人身上的"三座大山"

◎ 工作的压力

许多中年人是工作单位中的骨干,工作是他们生活中的重大责任之一,来自工作中的各种矛盾可以说是其强烈的心理压力的重要来源。工作中复杂的人际关系,比如说上下级的隔阂,同事间的工作摩擦等,都会使他们感到情绪紧张、烦躁、不安。并且现代社会科技的发展日新月异,知识更新节奏加快,社会中出现的一波又一波具有新鲜知识、新鲜血液的年轻人更是在工作中给中年人带来很大的影响,中年人只有不断学习新的科学知识,以更新自己原有的知识结构,才不会落后于时代前进的步伐。但在精力不济的情况下,这种迫切的愿望就使得中年人承受着极大的心理压力。

◎ 个人健康的压力

人到中年,生理情况开始发生变化,内分泌失调,免疫力下降,身体各"部件"渐次"磨损",于是诸疾百患极易悄然而生。这个时候,如果注意身心的各种锻炼,便能安然度过危险期,但许多中年人成天为此忧心忡忡,给自己造成巨大心理压力。

◎ 家庭的压力

人到中年，分担着家庭的琐碎，肩负着儿女的成长，背负着父辈的沧桑，它们是家庭中的主心骨，在孩子面前，往往既要当爹又要当妈；在父母面前，虽然还是孩子，但责任和义务已经颠倒，必须去呵护和照顾父母。多重角色的重压常常使他们感到心理上疲惫不适。繁杂的家务、子女的教育、婆媳关系、家计的安排则使他们疲惫不堪。人到中年，往往容易对婚姻生活产生厌倦心理。夫妻双方从往日的罗曼蒂克到婚后的锅碗瓢盆，需要极强的适应能力，稍不留神，夫妻关系便会出现危机，矛盾丛生，家庭内部无休止的争吵与冲突会对中年人的身心健康造成严重伤害。

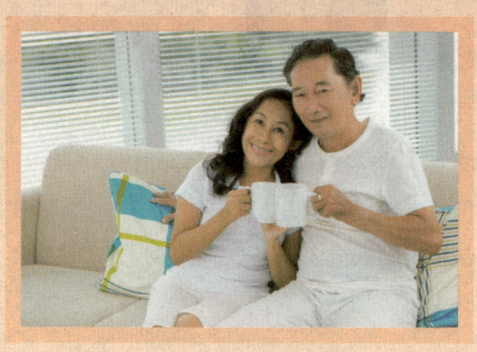

压力招来的病

◎ 胃肠疾病

情绪不好和心理压力过大就会导致饥一顿饱一顿，时间过长胃肠功能和消化功能就会出现障碍，易引发功能性消化不良、消化性溃疡、神经性厌食、神经性呕吐等病症。

◎ 失眠

压力过大会导致中老年人晚上睡觉难以入睡，夜里稍微有声音就会醒来，白天没有精神，哈欠连天。常年受着入睡困难、多梦、早醒等问题的困扰。有些失眠者的免疫力也受到很大程度的损害，最终引发高血压等疾病。

◎ 抑郁

中老年人长期压力过大会很容易出现精神疲劳、注意力分散、遇事烦躁等症状，对任何事情都没有兴趣，丧失了生活的热情，进而会导致许多生理上的疾病。

学会解压

中年人正处在人生的"多事之秋",过度的压力、持续的心理紧张都极易造成心理上的不平衡。那么,该如何缓解这种压力呢?

◎ 劳逸结合 → 对中年人而言,适量的睡眠非常重要。睡眠时间长短因人而异。一般7~8小时为宜,过度疲劳时可适量增加。一般以醒后精力恢复、疲劳消除、全身轻松为好。中年人在工作或劳动1~2小时后可以适当休息,进行短暂的娱乐活动,使机体和大脑得到放松,这样既有利于增强体质,也有利于压力的释放。

◎ 正确认识自己 → 中年人要有先见之明,明白自己的身体将会面临哪些压力,这些压力将会引起什么心理反应,对自己将会产生什么影响,以便早作准备。同时接受生理上的变化,关注自身健康,增加体育锻炼时间,有意识地调整身体,改善饮食,培养健康的生活方式。

◎ 科学摄入营养 → 中年人特别需要注意补充足够的蛋白质、维生素和微量元素,避免摄入过多的高脂食品,因为过度摄入可能会引起抑郁、沮丧、急躁等不良情绪;同时吃些减压食品,如鲑鱼、鲔鱼等鱼类。此外,富含硒元素的金枪鱼和大蒜也能有效减压。维生素B_2、维生素B_5和维生素B_6也是"减压好帮手"。

◎ 避免当超人 → 工作上量力而行,期望适度,避免身心超负荷运转。人到中年以后,应该对自己年轻时的目标审时度势地重新进行调整。要正视现实生活,正视中年年龄的两面性,要正确地评价自己的实力,既不要攀比,追求完美无缺,也不要放弃自我,无所作为。应根据自己的优势和劣势,根据自己的环境和条件,根据自己的身体情况和精力状况,来调整自己的目标或更新自己的目标。

 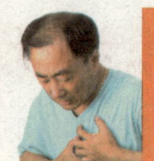

老年人生理上逐渐衰老

人们通常认为45~65岁为初老期，65岁以上为老年期。人到了40岁以后，其身体机能就会出现一系列的变化。

生理上的退化

老年人生理上的退化既包括了其功能性的退变，也包括了其物质上的衰减。因此，可将老年人的衰退概括为心脏功能虚损、肝脏功能虚损、脾脏功能虚损、肺脏功能虚损、肾脏功能虚损、气虚、精血不足、津亏液少等。

◎ 时常感到胸闷气短就是心脏虚损的表现

在日常生活中常常可以见到这样的现象，许多老年人总是感到心悸、胸闷、气短、乏力、不耐久劳、夜寐不安、容易惊醒、眩晕等，但是在做心电图等检查时又往往是正常的。其实这就是老年人的心脏功能不断老化的表现。因此，老年人要好好养护心脏。

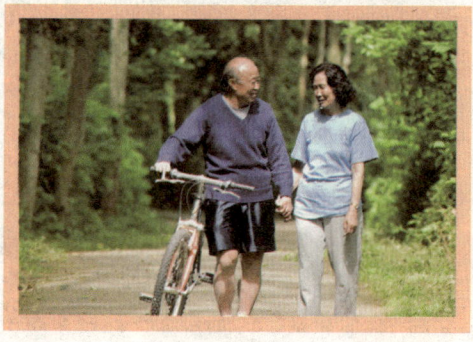

◎ 肝的物质不足及功能衰退和失常是肝虚的表现

肝的物质不足会出现胁痛、目涩目糊、入夜抽筋、爪甲无华等症状；肝的功能衰退和失常导致中老年人对饮食的消化吸收出现调节障碍，则会食欲不振、腹胀、打嗝、大便失调等。

◎ 食欲的减退、腹胀以及肌肉弹性下降等是脾虚的表现

人出生以后，人体各项功能活动所需营养物质的直接来源就是脾，同时脾也参与着人体的水液代谢。人到中年以后，特别是进入老年后，脾的功能出现不同程度的衰减，影响人体水液代谢。

◎ 耐缺氧能力较差是肺虚表现

肺主要涉及人的呼吸功能、免疫功能，并与人体的水液代谢有一定的关系。由

于老年人肺的通气功能、抵御外邪的能力都明显减退,因此,对季节、气候的变化、交替适应性差等,易发生呼吸道病变。

◎ 精力不济、发疏发白、牙齿松动脱落等是肾虚的表现

肾与人体的许多功能和生命活动有关,中老年人出现肾亏的现象十分普遍,而且是随年龄增长出现的。肾虚的出现率40~49岁为60%,以后每增长10岁肾虚比例递增10%,80岁以上肾虚率则达90%以上。人在进入中老年以后的这些表现都与肾亏有关。

◎ 神疲乏力、少气懒言是气虚表现

中老年人气虚会导致平素易感,面色无华,多汗,眩晕等等。气虚在老年人中十分普遍,既有单纯性的气虚,又有气血两虚。

◎ 精力不济,体力不支是精血不足的表现

精血不足普遍存在于老年人中,而精血亏损的程度则决定了老年人衰老进程的快慢和衰老程度的轻重。

◎ 皮肤瘙痒、便秘及口干是津亏液少的表现

津液对人体具有滋润和营养作用,津液不足则无以润泽皮肤毛发等,出现肌肤粗糙、弹性下降、皮肤瘙痒;津液不足,润滑无力,肠道干枯则肠燥便秘。因此就会产生以上病症。

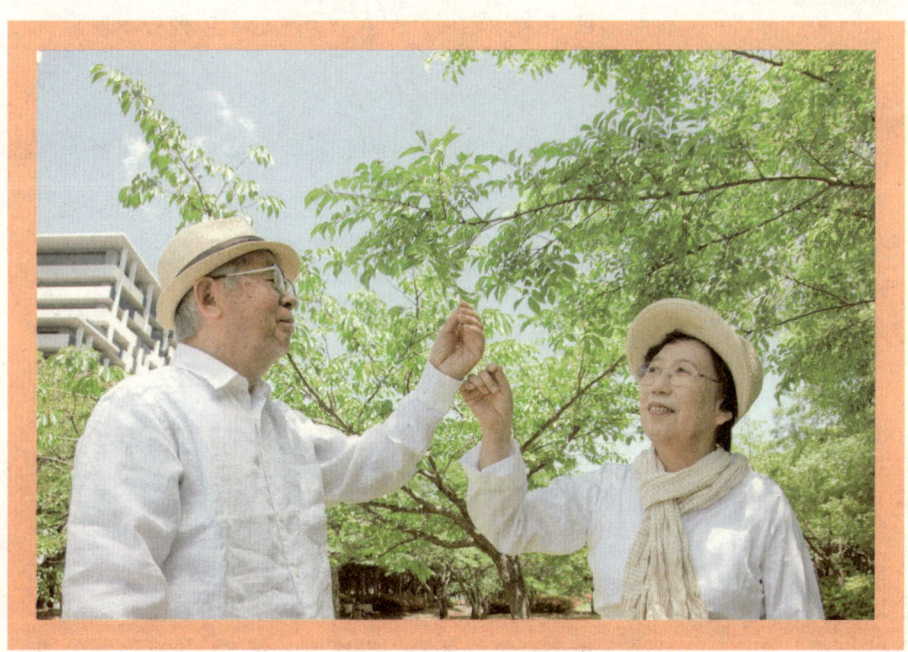

加速衰老的三个原因

◎ 不及时清洁水具 → 经常使用的茶壶、温水瓶、瓷杯等水具，久用会产生茶垢、水垢，如不及时洗掉，经常饮用会引起消化、神经、泌尿等病变，从而引起人的早衰。

◎ 长期饱食 → 长期饱食会导致大脑早衰。因为饱食后，胃肠道循环血容量增加，造成大脑血液供应相对不足，使脑细胞正常生理代谢受到影响。

◎ 缺水 → 老年人由于不常感口渴，便很少喝水，造成体内水分补给不足。研究认为，最先受饮水不足影响的是大脑，天长日久，可导致脑的老化。

老年人抗衰需"五勤"

◎ 勤用脑 → 人体衰老的重要原因就是脑衰退。"流水不腐，户枢不蠹"，遇事多开动脑筋，多分析问题，可防止大脑迟钝，使大脑皮层的记忆神经永葆青春。

◎ 勤锻炼 → 体育锻炼是增强体质、延年益寿的良方，运动可促使全身血液循环活跃，保证大脑有足够的血液供应，有助于记忆。

◎ 勤学习 → 老年人不但可通过读书读报、看电视、听广播了解国内外大事，还可学习摄影、集邮、养鸟等，使晚年生活丰富多彩。

◎ 勤动嘴 → 嘴的一举一动都牵涉到脑，老年人多笑、多说，都可对大脑产生积极影响。以笑来说，可牵动面肌13块，尤其利于开发大脑右半部的功能。

◎ 勤洗换 → 老年人活动量小，皮肤干燥，新陈代谢减弱，更要注意勤洗澡、勤换衣，以保持皮肤清洁，汗腺畅通，顺利排泄体内的废物。

老年人易感孤独、失落

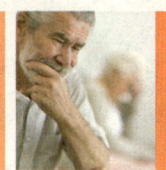

人到老年，生理不断衰老，心理衰老也就随之而来，他们从多年的工作岗位上退下来后，环境发生了很大的变化，容易感到孤独、失落，心理也会随之出现许多问题。

老年人常见的心理问题

人是生活在现实世界中的，年轻人往往具有广泛的行动空间，包括学校、工厂、机关、社区等。他们总是有参加不完的同学聚会，拜访不完的亲朋好友以及各式各样的娱乐活动，并以此来确认自己在圈子里的意义和价值。

对老年人来说，情况就不是那样了。空间变得有限了，脱离了工作，社会的角色也发生了转变，各种社会活动减少了，经济收入下降了，家庭的主导地位被替代了，若再加上身体衰弱多病，行动多有不便，更少参加社会交流。遇上同年龄的至亲好友陆续去世，特别是丧偶的老人，活动范围变得小起来，生活的天地在缩小，自身感觉越来越孤独失落，由此产生了一系列的心理问题。

◎ 失落感

有一些老人离开工作岗位之后，常常变得无所适从。总认为自己老了，不中用了，单位和家庭不再需要自己了。特别是一些在事业上曾迈上巅峰的老人，突然失去了光环，出门没有了车接送，也没了前呼后拥，更是心中感到失落，生活空虚，情绪不稳定，整天心事重重，沉默寡言，足不出户。

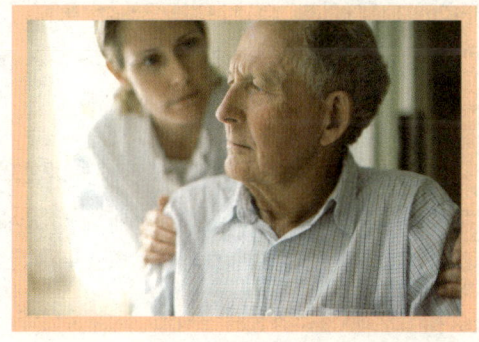

◎ 衰老无用感

衰老无用感是说老年人主观上觉得自己已经上了年纪、成为老人的心理状态，即认为自己不中用了。人生发展有着不可抗拒的自然规律，但作为老年人却极难十分客观、坦然地接受自我衰退现象。随着年龄、生活的变化，身体多病和功能衰退，很多老年人对退休后的无所事事不能适应，认为自己成了家庭和社会的累赘，失去存在价值，对自己评价过低。

◎ 孤独感

孩子既是父母的沉重负担，也是父母的精神寄托与安慰。然而，一旦认为永远都长不大的孩子成家立业，离开父母后，父母短期内可能觉得如释重负，但是事后就会发现没有了孩子的生活，便寂寞了许多。面对这一变化，许多父母不能正确对待，产生许多心理不适的问题，并出现孤独感。

◎ 孩童幼稚

俗话说"老小孩"，大家知道，年老的人会多少变得像"老小孩"。遇事容易一会儿高兴，一会儿生气，反复无常。这种现象也可说是一种心理上的自我防卫，以较年幼的心情来看复杂的现实，看透了复杂的社会人际关系，走入纯洁、单纯的境界。

◎ 抑郁心理

老年抑郁者占老年人口的7%～10%。随着各方面机能衰退，身体状况大不如前，觉得无力去克服困难，特别是退休后心理上自我衰老，产生失落感，平时接触人少，与子女感情交流少，久而久之就发生抑郁。其表现：一是食欲不振、疲乏无力、失眠头痛、腰背痛；二是情绪低沉、坐立不安、情感淡漠、兴趣减少、待人冷漠、灰心丧气、自寻烦恼、自责自卑；三是自杀言行，平时有"活在世上是累赘"，"活着不如死了"的言论，其自杀行为无明显外露，往往被家人忽视，而出现自杀行为。

◎ 恐惧心理

老年人的恐惧感主要来源于疾病和死亡的威胁，由于病痛的折磨或受他人病痛的暗示，而产生恐惧心理，表现出对疾病的回避行为。而有些老人的这种恐惧并不完全是怕死，主要是对疾病的担心，担心患病后给子女带来负担、被人讨厌和冷落。

◎ 疑病

疑病是老年人常见的心理障碍。顾名思义，疑病就是怀疑或是断定自己患了某种严重躯体疾病，从而忧心忡忡、苦恼焦虑。过度关注自己的身体是疑病者的共同特征。60岁以上老年人，有半数的人可出现疑病症状，还伴有头部不适、耳鸣、胃肠道功能异常以及失眠等。

保持健康心理：晚辈关心加自我调节

◎ 晚辈关心

人到老年，精力、体力、脑力都有所下降，生活方式的变化都使得老年人心理健康状况堪忧，但是老年人的心理问题却常常被子女忽视。作为子女，应多关心和照顾老年人，重视和理解老年人可能出现的心理问题，与他们多沟通，像歌曲《常回家看看》唱的那样，更多地去关心父母的生活。解决老年人的正常心理需求，缓解老年人的情绪变化，给老年人以精神的慰藉，这对健康长寿有很重要的意义。如果子女不能长期照顾，可以支持老年人的求偶需求，让他们老年生活有个情感寄托。

◎ 自我调节

老年人要保持乐观情绪，对生活充满信心，尽量做到心胸开阔，情绪乐观，发挥自己在知识、经验、技能、智力及特长上的优势，寻找新的生活乐趣。

当心理出现不适时，可以试着使用消除心理障碍的口诀：顺其自然，为所当为；淡泊名利，修身养性；与人融洽，家庭和谐；坚持学习，与时俱进；乐观开朗，享受生活。

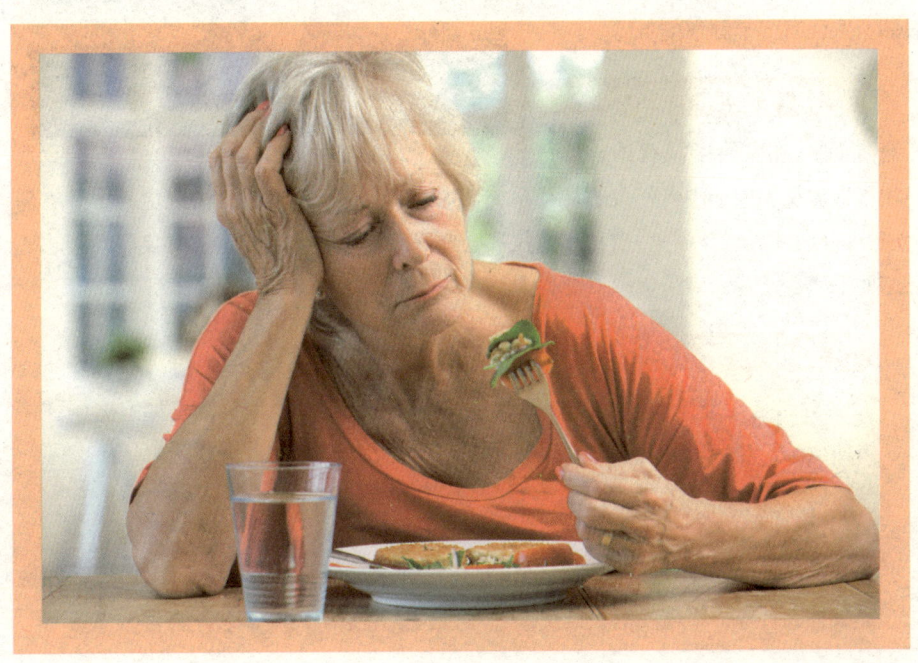

中老年人的健康标准

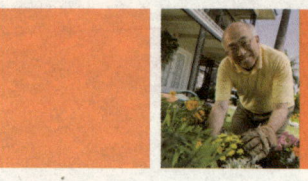

国民生活水平逐渐提高，随之而来的就是人的平均寿命的延长，我国中老年人的数量明显增加，许多城市已开始进入老龄化。中老年人都特别希望自己有一个健康的身体，可以含饴弄孙，安享晚年，不成为孩子的负担。那么，健康的中老年人应该是怎么样的呢？

健康评价内容

中老年人的健康评价应包括以下四大方面：

◎ 躯体健康

躯体健康不佳，可表现为多种器质性疾病和症状，如患高血压、冠心病、气管炎、糖尿病及肿瘤等。所以，中老年人一定要经常锻炼，保证有一个健康的身体。

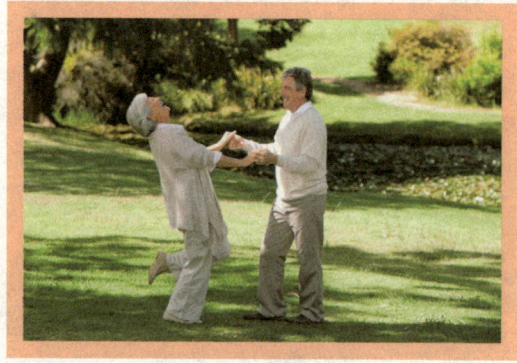

◎ 精神健康

精神健康主要指没有精神障碍和精神症状。由于中老年人的神经系统认知功能会出现不同程度的衰退，容易出现焦虑、抑郁、固执、疑心、自私和偏执等心理障碍。中老年人一定要有良好的心态，心态要平和、宽容，切忌焦虑、疑心。

◎ 社会健康

社会健康是指个体人际关系的数量、质量以及社会参与的程度。如家庭居住情况，婚姻状况，与亲属、朋友、邻里关系，与社会组织关系，职业状况等等。

◎ 具有日常生活能力

中老年人应具备自己能照顾自己以及自己理家的能力。首先指可以自理，如洗澡、穿衣、进食等，不需要别人监护。当然也包括中老年人操持家务能力。

西医如何判断中老年人健康与否

◎ 心理方面

心理健康的中老年人处世乐观,态度积极,乐于承担责任;精力充沛,能从容不迫地担负日常繁重的工作;善于休息,睡眠良好;应变能力强,能适应环境的各种变化。

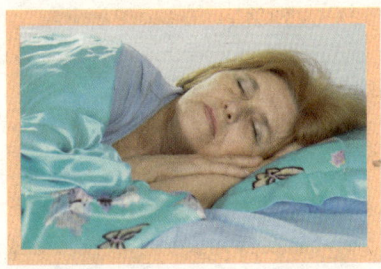

◎ 生理方面

生理健康的中老年人体重适中,身体匀称,站立时头、肩、臂位置协调;眼睛明亮,反应敏捷;牙齿清洁,无龋齿,不疼痛,牙龈无出血现象;头发有光泽,无头屑;肌肉丰满,皮肤有弹性。

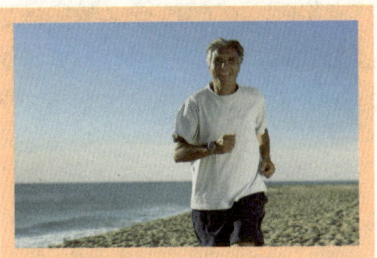

总之,做一个健康中老年人,要学会以动养静,以素为补,以宽容作准则,从生活的各方面使自己跟上时代,做一个健康的中老年人。

中医如何判断中老年人健康与否

关于健康的标准,从古至今众说纷纭。时代在发展,医学模式在改变,人们对健康的认识也在不断深化和扩展,蕴含着深厚文化底蕴的中医,对中老年人身体是否健康很早以前就形成了以下判断:

◎ 眼有神

目光炯炯有神,说明视觉器官与大脑皮层生理功能良好。中医学认为,肾开窍于耳,肝开窍于目;而且为肝气所通,肝肾充足,则耳聪目明。眼睛是人体精气汇集之处,目光有神是心、肝、肾功能良好的表现。

◎ 声息和

说话声音洪亮,呼吸从容不迫(呼吸16~20次/分),说明发音器官、语言中枢、呼吸以及循环系统的生理功能良好。中医学认为,声息是正气内存的表现,正气充裕,邪不可干,就不容易得病。健康的中老年人声音洪亮,呼吸均匀通畅。

◎ 前门松

指小便顺畅,说明泌尿、生殖系统大体无恙。中医学认为,若小便淋沥不畅,可谓"膀胱气化失利",表明泌尿或生殖系统功能有损。健康的中老年人尿量每天1000~1500毫升,每天约5~6次,每次200~250毫升,尿色清亮。

◎ 后门紧

指肛门的约束力较强。中医学认为,人进入中老年后,由于肾阳衰,脾阳虚导致中气下陷,脾脏和大肠传送运动失调,容易发生大便失常。但若多食少便或规律性的一两天大便一次,则说明肾、脾和大肠功能并未衰减。健康的中老年人一般每天一次或二次大便,或隔日一次,大便呈淡黄色。

◎ 形不丰

千金难买老来瘦,中老年人体形应偏瘦,不应肥胖,始终保持标准体形。中老年人肥胖容易引起"肥胖综合征",即高血压、高血脂、冠心病、糖尿病和胆囊炎、胆石症等。标准体重的简单计算公式为:

男子:身高(厘米)—105 =体重(公斤)

女子:身高(厘米)—100 =体重(公斤)

超过或少于标准体重5公斤以内,尚属正常范围;如超过或少于标准体重5公斤以上,应引起注意;超过10公斤以上,就属肥胖,为病态;如体重低于标准体重10公斤以上,就属于极瘦,二者都不应忽视。

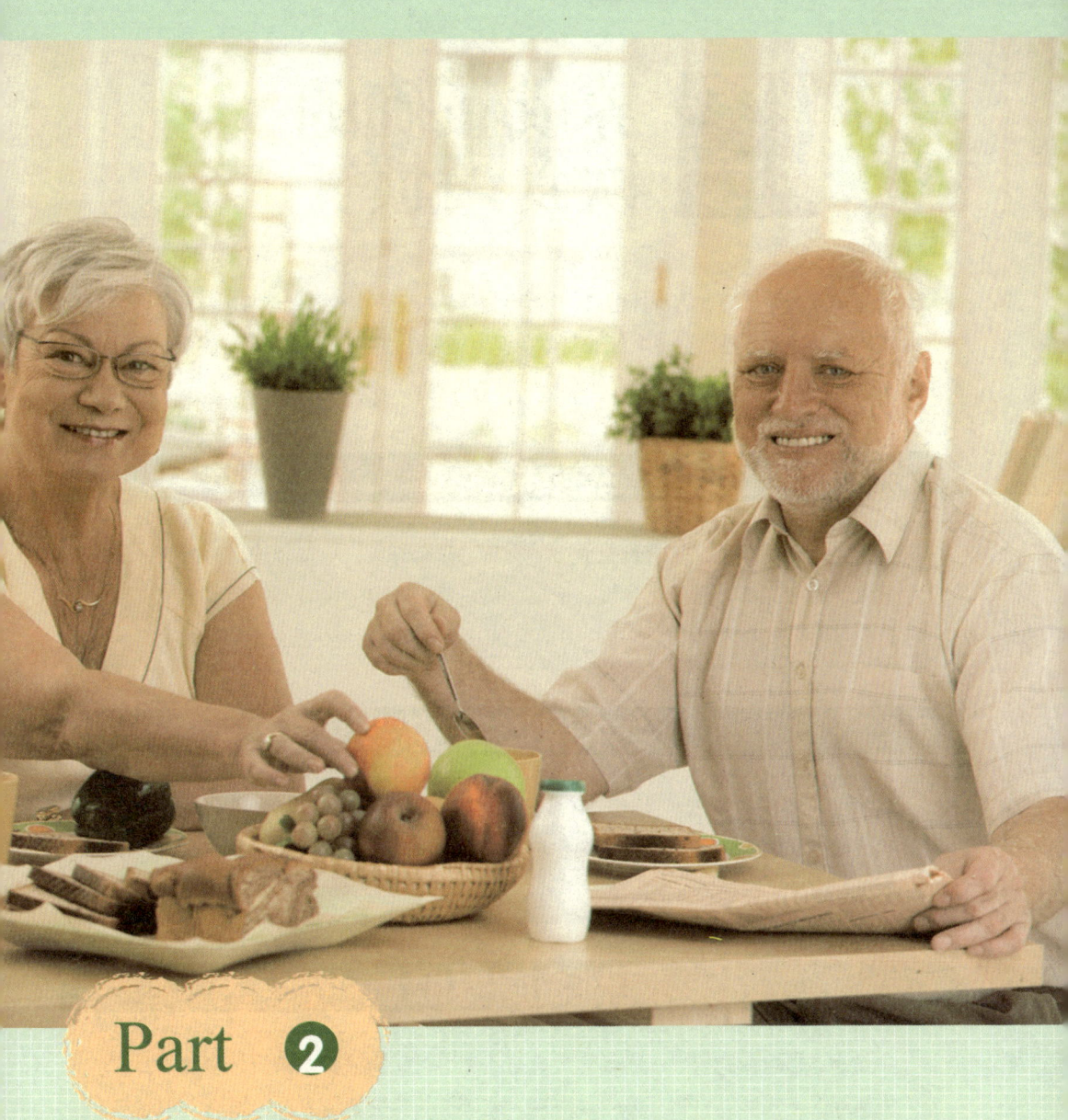

Part ❷

各项健康指标正常的中老年人应该这样饮食

人到中老年,需要的营养很多,但是中老年人的肠胃消化不是很好,所以选择的食物和饮食方式一定要多加注意。我们都知道,饮食在我们生活中可谓重中之重,对我们的健康有很大影响。对于中老年人,只有吃得好、吃得巧才能吃出健康来。

养成正确的饮食习惯

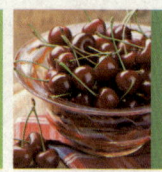

大家都知道，中老年人的身体健康与饮食息息相关，正常的饮食习惯是有利于身心健康的，尤其是中老年人，要想有一个好的身体，就要更加注重自身的饮食习惯问题。那么，中老年人应该注意的饮食习惯有哪些呢？

蔬菜吃够量

新鲜、有色的蔬菜，富含维生素、矿物质、膳食纤维，尽量挑选烹熟后质地比较软的蔬菜，如西红柿、丝瓜、冬瓜、南瓜、茄子及绿叶菜的嫩叶等，切成小丁、块或是刨成细丝后再烹调，也可加入主食中，确保中老年人每天至少吃到400克的蔬菜。

水果吃鲜的

新鲜的水果不仅富含维生素、矿物质、膳食纤维，还含有丰富的有机酸，有刺激食欲、增加和维持体液酸碱平衡的作用。一些质地软的水果，如香蕉、西瓜、水蜜桃、木瓜、芒果、猕猴桃等都很适合中老年人食用。

限制油脂摄取量

中老年人摄取油脂要以植物油为主，避免肥肉、动物油脂如猪油、牛油，而且也要少用油炸的方式烹调食物。另外，甜点、糕饼类的食物油脂含量也很高，中老年人应尽量少吃这一类的零食。最好是玉米油、葵花籽油和橄榄油、花生油轮换着吃。

以点心做补充

中老年人由于咀嚼及吞咽能力都比较差，往往一餐吃不了多少东西。为了让中老年人每天都能摄取足够的热量及营养，不妨让中老年人一天分5~6餐进食，在正餐之间另外准备一些简便的点心，如低脂牛奶泡饼干、低脂牛奶燕麦片，或是豆花、豆浆加蛋等。

合理的四季饮食

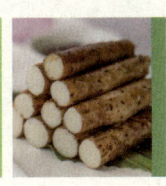

很多人都知道，健康的饮食是我们身体健康的重要保证。我们很多人的饮食习惯比较固定，但是由于中老年人的身体特殊，所以一年四季的饮食应当有一定的季节性变化。

春季养肝

根据"春日宜省酸增甘，以养脾气"的原则，应多吃辛甘发散的食物。甘甜的食物有助于防止肝气过旺，可以多吃一些富含蛋白质、糖类、纤维素、微量元素的食物，以求达到养肝护脾的功效，如荞麦、薏米、红豆、芝麻、山药等都能柔肝养肺。

夏季养心

夏天气候炎热，人的消化功能较弱，饮食宜清淡，应少吃油腻食品，油腻食物肠胃难以消化，伤及脾胃，导致气血运行受阻，很易罹患心脑血管疾病。所以首先补足水分和钠、钾、钙、镁等矿物质，可多吃米面、豆类等植物性食品。

秋季养肺

中老年人对秋季气候变化的适应和耐受力较差，饮食调养可起到预防作用，以"清润"为宜。秋季易伤津液，故平时要多喝开水、淡茶或豆浆，少用烟、酒以及辣椒等燥热食品。还应多吃萝卜、西红柿、香蕉等，这些食物具有润肺生津功效。

冬季养肾

冬季天气寒冷，是闭藏之令。人体阳气闭藏后，人体新陈代谢相应就较低，因而要依靠生命的原动力——肾来发挥作用，以保证生命活动适应自然界变化。冬季时节，肾脏机能正常，则可调节机体适应严冬的变化。因此，冬季养生很重要的一点是养肾防寒，以"藏热量"为主，故冬季宜多食的食物有羊肉、狗肉、鹅肉、鸭肉等。

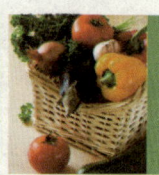

中老年人如何安排一日三餐

中老年人的牙口和胃口都大不如从前，再加上各个脏器的慢慢衰老，所以饮食上要比年轻人更精细，更有讲究。那么，中老年人在三餐饮食方面应该特别注意什么？

三餐食物品种分配

三餐是我们获取身心健康的首要物质，但是由于中老年人的消化系统比年轻人的弱，因此中老年人三餐不能固定化，而要常变化。

◎ 早餐

应坚持低糖低脂的原则，选择瘦肉、禽蛋、蔬菜、果汁、低脂奶，辅以谷物、面食。

◎ 午餐

以高蛋白食物为主。蛋白质进入体内后会分解出酪氨酸，进入脑后转化成使人振奋的多巴胺与去甲肾上腺素，从而使人精力充沛。

◎ 晚餐

应以高糖、低蛋白食物为主，糖类会增加血清素的分泌，可防失眠。肉类、蛋类等高蛋白质的食物宜加以限制。

三餐能量及时间分配

一日三餐的进食时间、分量不同，人体的生理过程也会有相应的差别，所以在饮食方面也应作相应调整，以适应节律的改变。

◎ 能量的分配

通常以能量作为分配一日三餐进食量的标准。一般情况下，早餐提供的能量应占全天总能量的30%，午餐占40%，晚餐占30%为宜。而从营养学的角度来说，我们每天的热量供应应该集中在午餐，一般要求不超过全日膳食总热量的40%。否则会加速糖耐量的降低，促使胰腺衰老，最终发生糖尿病，而糖尿病和血管病变互为因果，容易形成恶性循环。

为了保证健康，中老年人应力求做到早餐要吃好，午餐要吃饱，晚餐要适量。控制晚餐的摄入量，也是很多中老年人需要关注的问题。

◎ 时间分配

一日三餐的时间应相对规律，一般情况下，早餐安排在6:30~8:30，午餐11:30~13:30，晚餐18:00~20:00之间进行为宜。早餐所用时间以15~20分钟，午、晚餐以30分钟为宜，不宜过短，也不宜太长。进餐时间过短不利于消化液的分泌及消化液与食物充分混合，影响食物的消化，会带来胃肠不适；进餐时间太长，会不断地摄取食物，引起食物摄取过量。进餐时还应细嚼慢咽，不宜狼吞虎咽。

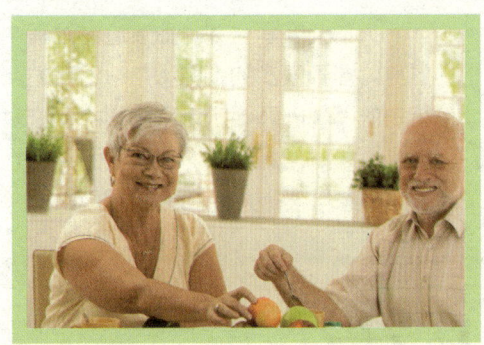

一日三餐注意"一点"

身体健康长寿是很多人梦寐以求的愿望，然而，养生专家告诉我们，长寿的秘诀在平常的生活中，一日三餐多注意"一点"，长寿健康就不再是梦想。

◎ 数量少一点，质量好一点

若要身体安，三分饥和寒。中老年人每日唾液的分泌量以及胃液的分泌量较年轻时少，因而稍一吃多就会肚子胀、不消化。所以，中老年人要吃多种食物，但每种食物数量不宜过多，每餐七八分饱，且中老年人应当食用质量高的食物。

◎ 蔬菜多一点，味道淡一点

多吃蔬菜对保护心血管和防癌很有好处，中老年人每天都应吃不少于400克的蔬菜，同时要少吃盐，每天食盐的摄入量应控制在5克左右。

◎ 品种杂一点，饭菜香一点

要荤素兼顾，粗细搭配，品种越杂越好，尽量做到每天主、副食品加起来不少于10样。"饭菜香一点"里的"香"，不是指多用盐、味精等调味料，而是适当往菜里多加些葱、姜等调料。

各项健康指标正常的中老年人
宜食富含蛋白质的食物

人都会变老,并且在衰老的过程中,我们的身体需要很多的蛋白质来帮助我们补充组织蛋白的消耗问题,所以蛋白质的补充对中老年人来说是非常重要的。下面就为大家介绍一些适宜中老年人补充蛋白质的理想食物。

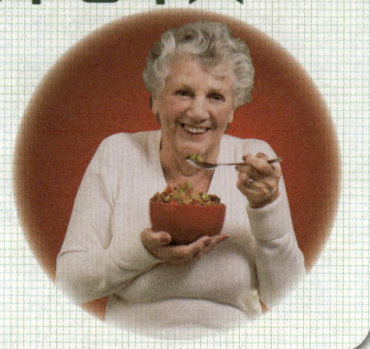

牛肉

蛋白质含量:每100克含19.9克	别名:无
	最佳食用方法 炖食
	每日最佳食用量 80~100克

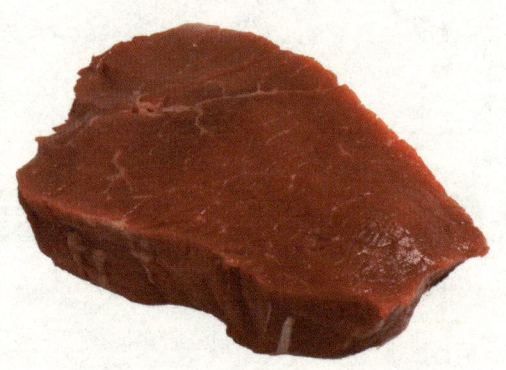

对中老年人的好处

牛肉富含优质蛋白质,其蛋白内的氨基酸组成比猪肉更接近人体需要,能提高机体抗病能力,对中老年人在补气养血、修复组织等方面特别适宜。

✔ 最佳营养搭配

| 牛肉+土豆 | 保护胃黏膜 | 牛肉+葱 | 去肿消毒 |
| 牛肉+鸡蛋 | 延缓衰老 | 牛肉+洋葱 | 补脾健胃 |

✘ 禁忌搭配

| 牛肉+栗子 | 引起呕吐 | 牛肉+猪肉 | 两者性味有所抵触 |

! 食用注意: 一般人皆可食用,特别适宜于生长发育、术后调养、病后调养、筋骨酸软、贫血久病之人食用。高胆固醇、高脂肪、老年人、儿童、消化力弱的人不宜多吃。

罐焖牛肉

- **原料**：牛肉150克，土豆180克，胡萝卜70克，口蘑40克，洋葱30克，蒜苗、芹菜各20克，红枣、香叶、姜末、蒜末、葱段各少许
- **调料**：盐3克，水淀粉5克，料酒5毫升，番茄汁15克

- **做法**：
① 将芹菜、蒜苗均洗净切小段，口蘑、洋葱、牛肉均洗净切块。
② 用模具将土豆挖数个土豆球，再把胡萝卜挖数个胡萝卜球；牛肉氽水。
③ 砂锅注水烧开，入牛肉、盐、料酒、香叶、姜末小火焖煮，放土豆、胡萝卜、红枣、口蘑、洋葱焖煮，夹去香叶。
④ 放入芹菜、蒜苗、番茄汁、蒜末、水淀粉、葱段拌匀煮熟，盛出即可。

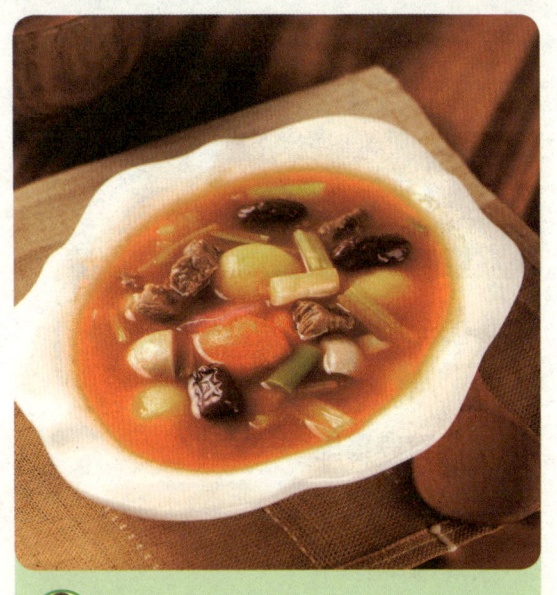

养生功效 牛肉蛋白质含量高，而脂肪含量低，其氨基酸组成接近人体需要，能提高中老年人身体的抗病能力。

黑椒苹果牛肉粒

- **原料**：苹果120克，牛肉100克，芥蓝梗45克，洋葱30克，黑胡椒粒4克，姜片、蒜末、葱段各少许
- **调料**：盐3克，老抽、料酒、生抽各3毫升，水淀粉、食用油各适量

- **做法**：
① 将洋葱、牛肉均洗净切丁，芥蓝梗洗净切段，苹果洗净去皮，切成小块。
② 将牛肉丁放入碗中，加盐、生抽、水淀粉、食用油腌渍约10分钟至入味。
③ 将芥蓝梗、苹果丁加食用油、盐焯熟捞出；牛肉丁氽熟捞出，沥干水分。
④ 锅中注油烧热，入姜片、蒜末、葱段、黑胡椒粒爆香，入洋葱丁、牛肉丁、焯煮过的食材和所有调料炒匀即可。

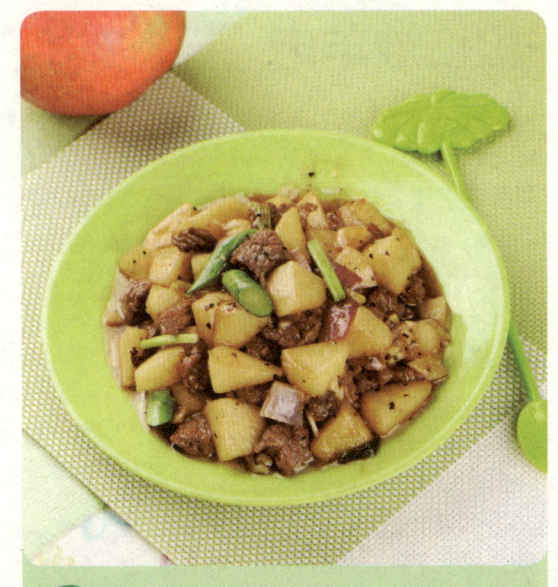

养生功效 苹果含有蛋白质、多种维生素等，营养全面，易消化吸收，是补充中老年人身体所需营养的绝佳食品。

羊肉

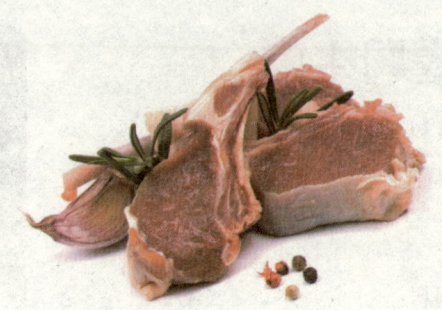

蛋白质含量：每100克含16克	别名：无
	最佳食用方法　煲汤
	每日最佳食用量　每次约50克

对中老年人的好处　羊肉中富含蛋白质，营养价值高。凡中老年人肾阳不足、腰膝酸软、腹中冷痛、虚劳不足者皆可用它作食疗品。

✔ 最佳营养搭配

羊肉+生姜　温阳祛寒　　　　羊肉+山药　补血，通便

✘ 禁忌搭配

羊肉+南瓜　易导致胸闷腹胀　　羊肉+竹笋　易对身体不利

❗ 食用注意： 一般人群均可食用，尤其适宜体虚胃寒者，但发热、牙痛、口舌生疮、咳吐黄痰等上火症状者不宜食用，肝病、高血压、急性肠炎或其他感染性疾病患者不宜食用。

松仁炒羊肉

●**原料：** 羊肉400克，彩椒60克，豌豆80克，松仁50克，胡萝卜片、姜片、葱段各少许

●**调料：** 盐4克，鸡粉4克，食粉1克，生抽5毫升，料酒10毫升，水淀粉13克，食用油适量

●**做法：**
① 彩椒洗净切块，羊肉洗净切片。
② 将羊肉片加食粉、盐、鸡粉、生抽，拌匀，加水淀粉腌渍约10分钟。
② 热水锅中加油、盐，倒入豌豆、彩椒、胡萝卜片，焯好捞出；松仁入油锅炸香；羊肉入油锅滑油至变色。
③ 锅留底油，爆香姜片、葱段，放焯水食材、羊肉、松仁，加料酒、鸡粉、盐炒匀，再倒入水淀粉勾芡，炒匀即可。

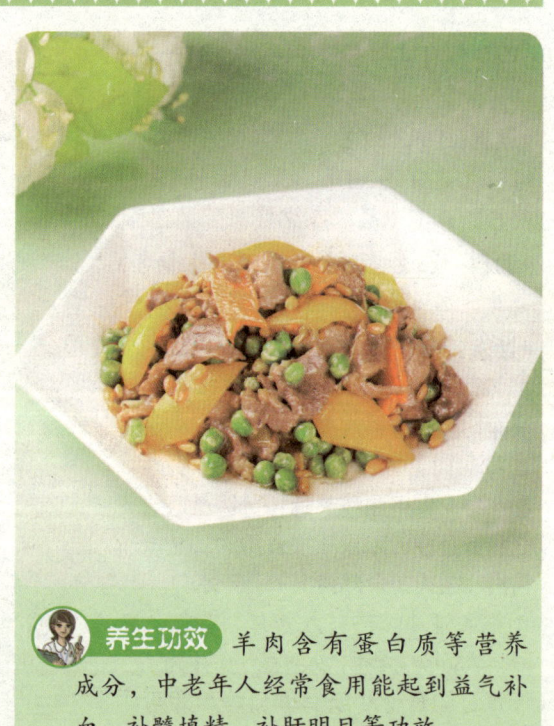

养生功效　羊肉含有蛋白质等营养成分，中老年人经常食用能起到益气补血、补髓填精、补肝明目等功效。

柴胡枸杞羊肉汤

- 原料：柴胡、枸杞各10克，羊肉300克，姜片25克，上海青120克，姜片适量
- 调料：生抽4毫升，料酒8毫升，水淀粉5克，盐3克，鸡汁10毫升，鸡粉、食用油各适量
- 做法：
  ①将上海青洗净对半切开，羊肉洗净切片，加鸡粉、盐、水淀粉、食用油，腌渍10分钟至其入味。
  ②砂锅中注水烧开，放入洗净的柴胡，煮15分钟后捞出药材。
  ③放入鸡汁、盐、料酒，拌匀；撒入枸杞、姜片、腌好的羊肉，煮沸。
  ④再放入上海青，煮1分钟。淋入适量生抽，搅拌至食材入味即可。

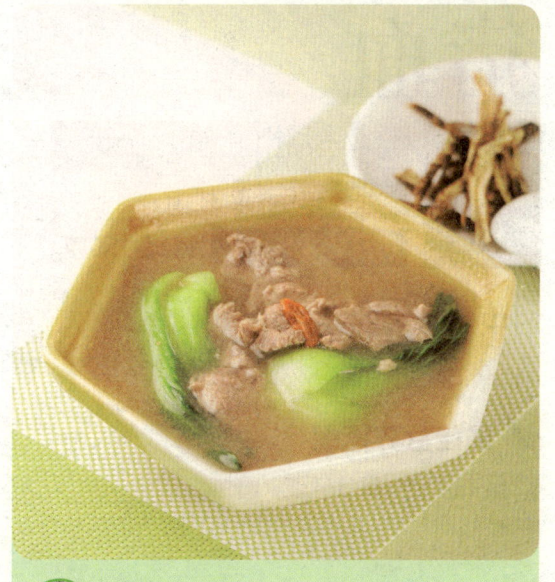

养生功效 柴胡在饮食中搭配食用，可促进中老年人体内的蛋白质、糖、脂肪的代谢，帮助肿瘤患者术后康复。

韭菜羊肉粥

- 原料：韭菜90克，羊肉100克，大米150克
- 调料：盐、鸡粉各3克，水淀粉4克，香油2毫升，料酒5毫升，食用油适量
- 做法：
  ①韭菜洗净切段，羊肉洗净切碎。
  ②将羊肉加盐、鸡粉、料酒、水淀粉、香油、食用油，腌渍15分钟。
  ③锅中注入适量清水烧开，倒入洗净的大米，搅拌匀，用小火煮30分钟，至大米熟透。
  ④倒入腌好的羊肉，快速搅散，煮至沸。放入适量盐、鸡粉，搅匀调味。
  ⑤倒入切好的韭菜，拌匀，煮至韭菜熟软，盛出煮好的粥即可。

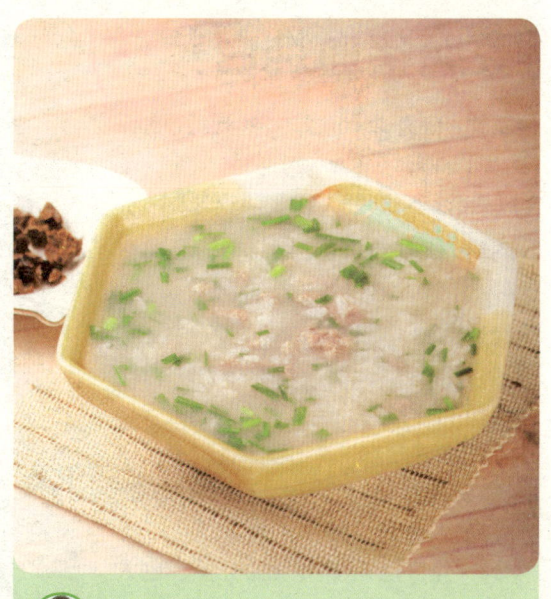

养生功效 羊肉含有较多的蛋白质，具有补肾壮阳、补虚温中等作用，是中老年人在冬季非常好的滋补食材。

猪血

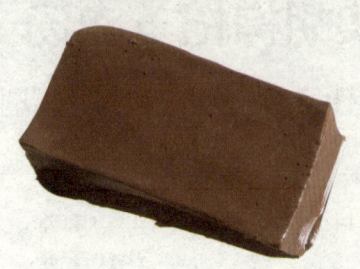

蛋白质含量：每100克含16克	别名：猪红、血豆腐、血花
	最佳食用方法　煲汤
	每日最佳食用量　每次约50克

对中老年人的好处　猪血中富含蛋白质，且其脂肪含量很低。所以，中老年人多食猪血，能补充其体内蛋白质不足，提高免疫力，改善血液循环，有利于增强体质，防治疾病。

✓ 最佳营养搭配

猪血+菠菜　润肠通便，清热止血　　　猪血+葱　　生血，止血

✗ 禁忌搭配

猪血+黄豆　消化不良　　　　　　　　猪血+海带　引起便秘

！食用注意： 尤其适宜贫血患者、老人、妇女，也适宜血虚、头风、眩晕的中老年患者食用。但对于患有高胆固醇血症、肝病、高血压等病的中老年人应少食。

豆腐猪血炖白菜

- **原料：** 猪大骨400克，白菜120克，豆腐150克，猪血120克，八角、姜片、葱段各少许
- **调料：** 盐、鸡粉各2克，生抽、胡椒粉各少许
- **做法：**
  ①白菜、豆腐、猪血均洗净切块。
  ②锅中注水烧开，倒入洗净的猪大骨，拌匀，氽去血水，捞出猪大骨。
  ③砂锅中注入适量清水烧开，倒入猪大骨，加入八角、姜片、葱段。
  ④大火烧开后用小火煮90分钟，倒入豆腐、猪血，放入白菜，拌匀。
  ⑤用小火煮约10分钟至食材熟透，加入盐、鸡粉，拌匀，再用大火煮沸，加入生抽、胡椒粉，拌匀调味即可。

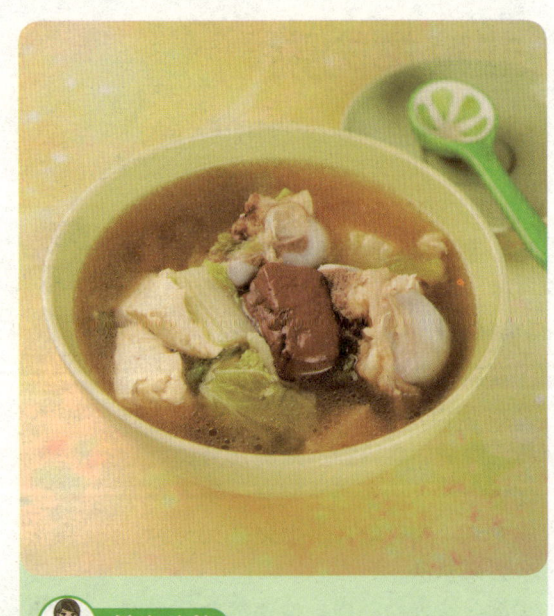

养生功效　猪骨含有蛋白质等营养成分，中老年人常食具有益气力、补虚弱、强筋骨、增强免疫力等功效。

黄豆芽猪血汤

●原料：猪血270克，黄豆芽100克，姜丝、葱丝各少许

●调料：盐、鸡粉各2克，香油、胡椒粉各适量

●做法：
① 将洗净的猪血切成小块，备用。
② 锅中注入适量清水烧热，倒入猪血、姜丝，拌匀。
③ 盖上锅盖，用中小火煮10分钟。
④ 揭开锅盖，加入适量盐、鸡粉。放入洗净的黄豆芽，拌匀，用小火煮2分钟至熟。
⑤ 撒上胡椒粉，淋入少许香油，拌匀入味。
⑥ 关火后盛出煮好的猪血汤，放上葱丝即可食用。

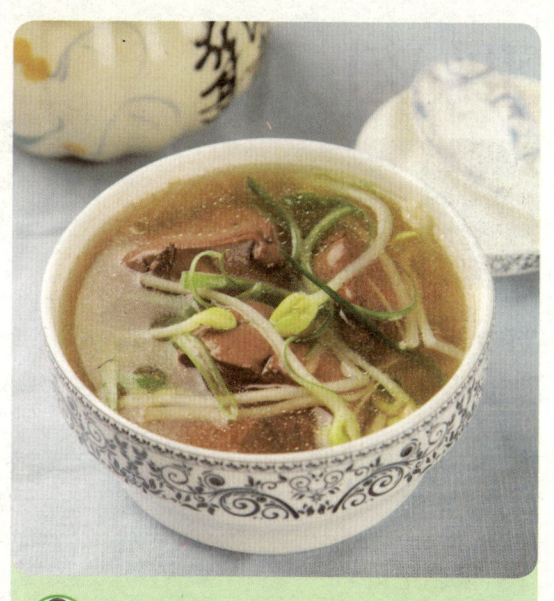

养生功效 黄豆芽含有蛋白质等营养成分，中老年人常食有益气补血、促进骨骼发育、清热利湿等功效。

胡萝卜猪血豆腐粥

●原料：水发大米120克，猪血150克，豆腐130克，胡萝卜70克，葱花少许

●调料：盐2克，鸡粉1克

●做法：
① 将猪血洗净切成小方块，豆腐洗净切片，改切成小丁块，胡萝卜洗净切片，再切成小丁块。
② 砂锅中注适量清水烧开，倒入洗净的大米，拌匀。盖上锅盖，大火烧开后用小火煮30分钟。
③ 揭开锅盖，倒入胡萝卜、豆腐、猪血，拌匀。
④ 盖上锅盖，用中小火续煮20分钟至食材熟透。
⑤ 揭开锅盖，加入适量盐、鸡粉，拌匀调味，盛出后撒上葱花即可。

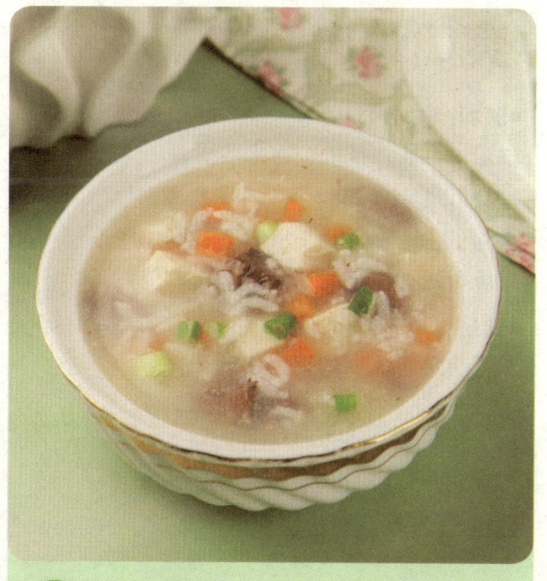

养生功效 猪血含有蛋白质等营养成分，是中老年人理想的补血食品，具有延缓衰老、增强免疫力等功效。

鸡肉

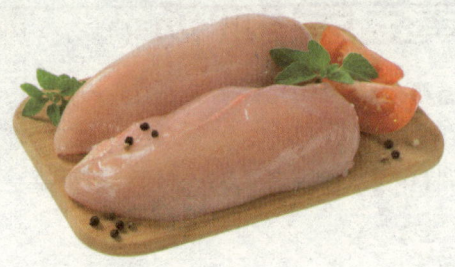

蛋白质含量：每100克含21.5克	别名：家鸡肉
	最佳食用方法　炖煮
	每日最佳食用量　约100克

对中老年人的好处　鸡肉中蛋白质的含量比例较高，而且消化率高，很容易被人体吸收利用，有增强体力、强壮身体的作用，是中老年人理想的食品。

✔ 最佳营养搭配

鸡肉+枸杞　　益五脏，益气血　　　　　鸡肉+人参　　生津止渴

✘ 禁忌搭配

鸡肉+李子　　易导致腹泻　　　　　　　鸡肉+糯米　　易导致不适

! 食用注意：一般人群均可食用，老人、病人、体弱者更宜食用。感冒发热、内火偏旺、痰湿偏重、肥胖症者以及患有高血压、血脂偏高、胆囊炎、胆石症的人忌食。

爽口鸡肉

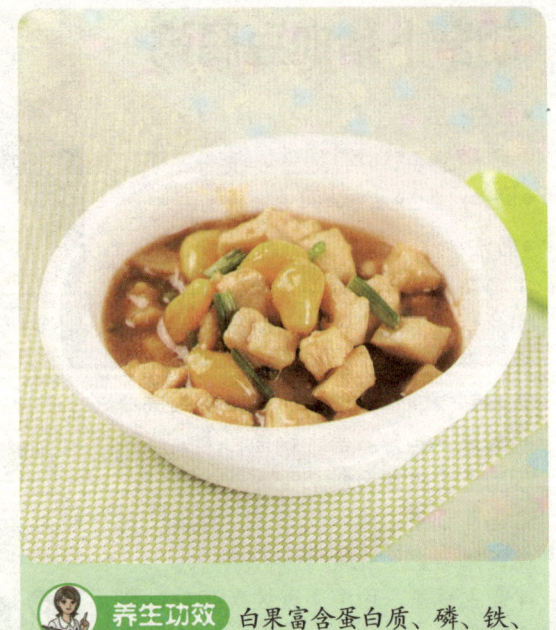

- **原料：**鸡胸肉70克，白果30克，菠菜15克，姜末、蒜末、葱末各少许
- **调料：**盐3克，鸡粉2克，老抽少许，生抽3毫升，料酒5毫升，水淀粉、食用油各适量
- **做法：**
①将菠菜切段，鸡胸肉切成丁。
②往鸡肉丁中放入盐、鸡粉、水淀粉、食用油，腌渍约10分钟至入味。
③往沸水锅中放入盐、白果，小火煮3分钟至其熟软，捞出，沥干水分。
④往热油锅中倒入鸡肉丁、姜末、蒜末、葱末、料酒、生抽、白果、水、盐、鸡粉、菠菜，炒匀调味。
⑤大火收汁，倒入老抽、水淀粉，拌炒均匀后盛出食材，放在盘中即可。

养生功效　白果富含蛋白质、磷、铁、钾成分，具有护血管的作用，对预防中老年人心血管疾病等有食疗作用。

人参糯米鸡汤

- 原料：鸡腿肉块200克，水发糯米120克，红枣、桂皮各20克，姜片15克，人参片10克
- 调料：盐3克，鸡粉2克，料酒5毫升
- 做法：

①往沸水锅中倒入鸡腿肉块，搅匀，淋入少许料酒。
②用大火煮片刻，汆去血渍，捞出汆好的鸡肉块，沥干水分，备用。
③砂锅中注水烧开，放入姜片、红枣、桂皮、人参片、汆过水的鸡腿肉块、糯米，搅匀。
④盖上盖，煮沸后用小火煮约40分钟，至食材熟透。
⑤揭盖，加入盐、鸡粉，转中火拌煮片刻，至汤汁入味，装入碗中即可。

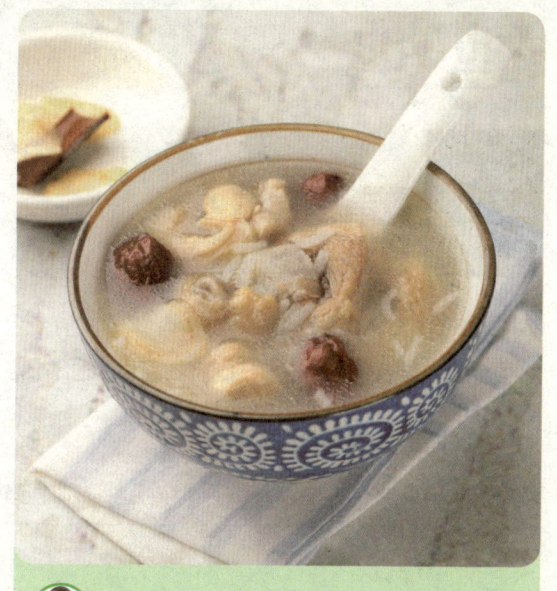

养生功效 糯米含蛋白质、铁等成分，是适于中老年人用于温补强壮的食品，具有补中益气、暖脾胃的功效。

鸡肉卷心菜米粥

- 原料：鸡胸肉40克，包菜35克，胡萝卜40克，豌豆20克，软饭120克
- 调料：盐2克
- 做法：

①往汤锅中注水烧开，倒入豌豆。盖上盖，小火煮至熟，将其沥水捞出。
②将包菜切碎，胡萝卜切成粒，豌豆切碎，鸡胸肉剁成末。
③汤锅中注水烧开，倒入软饭，中火煮20分钟至其软烂。
④揭盖，倒入鸡肉，拌煮一会儿，再放入胡萝卜、包菜、豌豆，拌匀，将其煮至沸腾。
⑤加入适量盐，搅拌片刻至粥入味。
⑥把煮好的粥盛出，将其装入碗中即可食用。

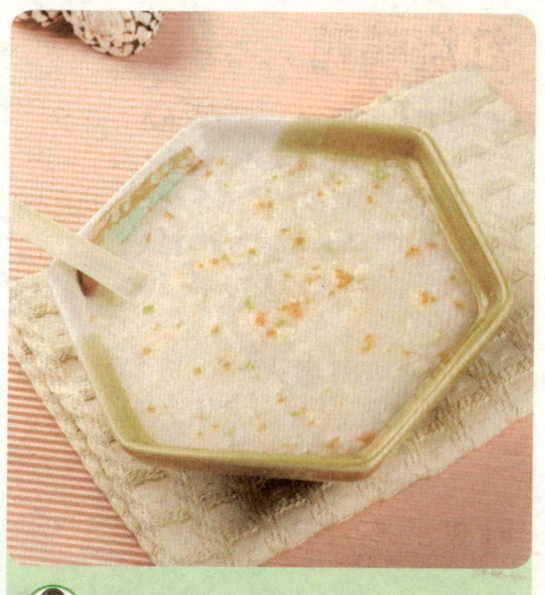

养生功效 包菜中富含蛋白质、维生素A、钙、磷等营养元素，中老年人常食能提高人体免疫力，预防感冒。

鹌鹑

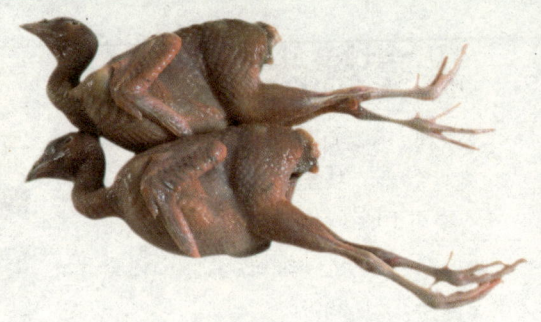

蛋白质含量：每100克含24克	别名：鹑、鹑鸟、宛鹑等
	最佳食用方法 煲汤
	每日最佳食用量 每次半只

对中老年人的好处 鹌鹑肉中含有丰富的蛋白质，它作为一种高蛋白、低脂肪、低胆固醇的食物，常食能增气力，壮筋骨。特别适合中老年人以及高血压、肥胖症患者食用。

✓ 最佳营养搭配

鹌鹑肉+辣椒　　增加食欲　　　　鹌鹑肉+菠菜　　保护心血管

✗ 禁忌搭配

鹌鹑肉+香菇　　脸部易长黑斑　　鹌鹑肉+黑木耳　引发痔疮

! 食用注意： 体虚乏力、贫血头晕的人宜食；患有结核病、胃病、神经衰弱、支气管哮喘及皮肤过敏等病症的人宜食，但中老年脑血管病症患者不宜多食。

红烧鹌鹑

- **原料：** 鹌鹑肉300克，豆干200克，胡萝卜90克，花菇、姜片、葱条、蒜头、香叶、八角各少许
- **调料：** 料酒、生抽各6毫升，盐2克，老抽2毫升，水淀粉、食用油各适量
- **做法：**

①葱条洗净切段，蒜头洗净切块，胡萝卜洗净去皮切块，花菇洗净切小块，豆干切成三角块。
②用热油锅炒香蒜头，加入姜片、葱条，倒入洗净的鹌鹑肉，炒至变色。
③淋入料酒、生抽，炒匀，倒入香叶、八角、清水、盐、老抽、胡萝卜、花菇、豆干翻炒匀。
④烧开后焖约15分钟，再用大火收汁，倒入水淀粉勾芡，炒匀即可。

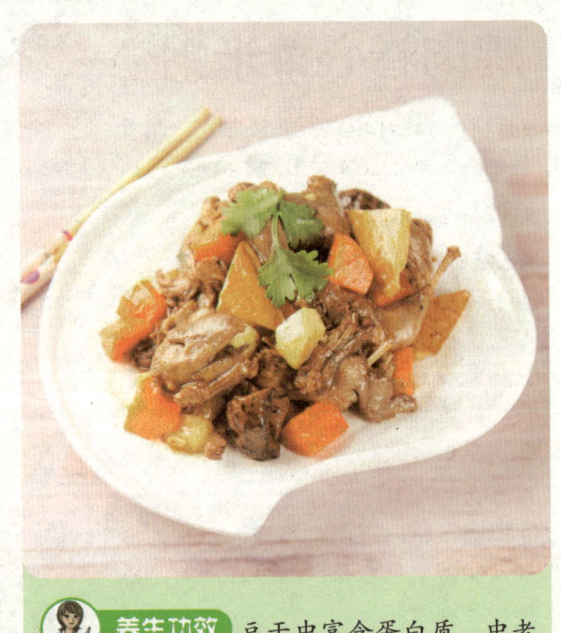

养生功效 豆干中富含蛋白质，中老年人适量食用对降低血液中胆固醇含量及血液黏滞有利。

鹌鹑淮山杜仲汤

- **原料：** 鹌鹑肉100克，红枣20克，姜片、杜仲各10克，淮山片少许
- **调料：** 盐、鸡粉各2克，料酒5毫升
- **做法：**
①锅中注入适量清水烧开，放入处理干净的鹌鹑肉，淋入少许料酒。
②搅匀，用大火煮约1分钟，氽去血渍，捞出煮好的鹌鹑肉，沥干水分，备用。
③砂锅中注入适量清水烧开，倒入氽过水的鹌鹑肉，撒上姜片。
④再放入洗净的杜仲、红枣、淮山片，淋入少许料酒提味。
⑤煮沸后用小火煲煮约40分钟，至食材熟透，加入少许盐、鸡粉，拌煮片刻，至汤汁入味即可。

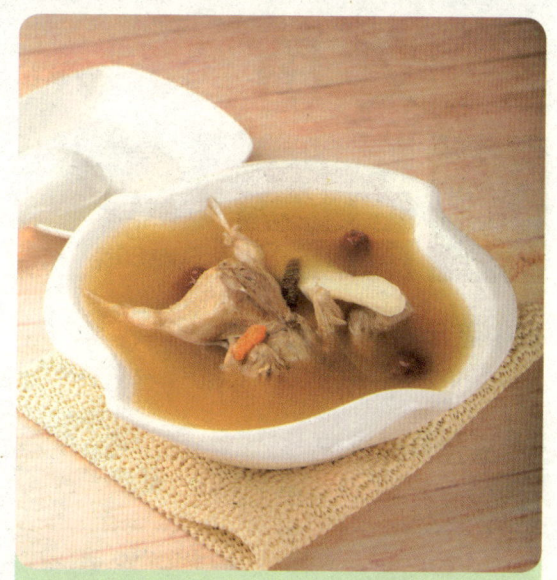

养生功效 鹌鹑肉的蛋白质含量很高，而脂肪和胆固醇含量却相对较低，中老年人常食有健脑滋补的作用。

枸杞鹌鹑粥

- **原料：** 水发大米180克，鹌鹑150克，枸杞7克，姜片、葱花各少许
- **调料：** 盐3克，鸡粉3克，胡椒粉少许，料酒3毫升
- **做法：**
①将处理干净的鹌鹑斩成小块。
②将鹌鹑块装碗，加入适量盐、鸡粉、料酒，抓匀，腌渍15分钟。
③砂锅中注入适量清水烧开，倒入洗净的大米，拌匀，加入洗净的枸杞。
④用小火煮30分钟至大米熟软，放入姜片、鹌鹑，搅匀。
⑤用小火煮15分钟至食材熟透，搅拌片刻，放入适量盐、鸡粉、胡椒粉。
⑥用锅勺拌匀调味，把煮好的粥盛出，装入大碗中，撒上葱花即可。

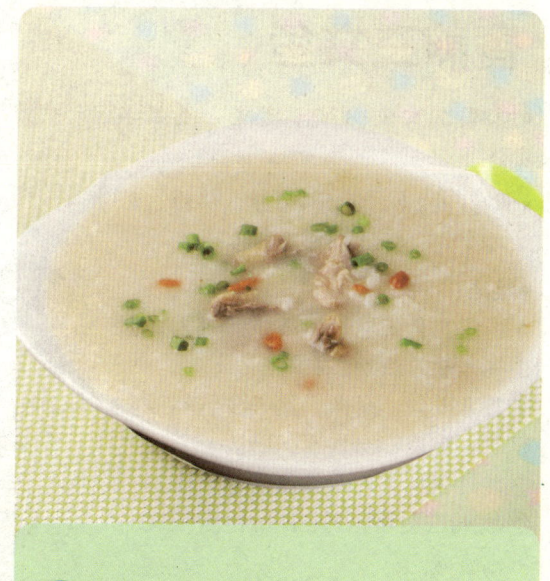

养生功效 中老年人常食鹌鹑肉能起到辅助治疗糖尿病、贫血、肝炎、营养不良等病症的作用。

三文鱼

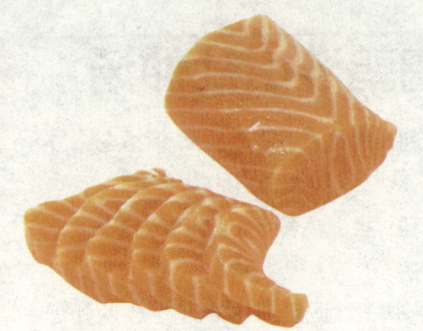

蛋白质含量：每100克含17.2克	别名：鲑鱼、北鳟鱼、罗锅鱼
	最佳食用方法 煎煮或生食
	每日最佳食用量 60~80克

对中老年人的好处 三文鱼中富含优质蛋白质，中老年人食用可维持正常代谢，生成抗体，抵抗病毒感染，预防衰老。且三文鱼中所含的Ω-3脂肪酸有增强脑功能的好处。

✓ **最佳营养搭配**

三文鱼+西红柿	抗衰老	三文鱼+芥末	除腥，补充营养

✗ **禁忌搭配**

三文鱼+荆芥	能令人吐血	三文鱼+河豚	易中毒

❗ **食用注意**：一般人群均可食用，适合心血管疾病患者、脑力劳动者、患有消瘦、水肿、消化不良等症人群食用，但过敏体质、痛风、高血压患者慎食。

香煎三文鱼

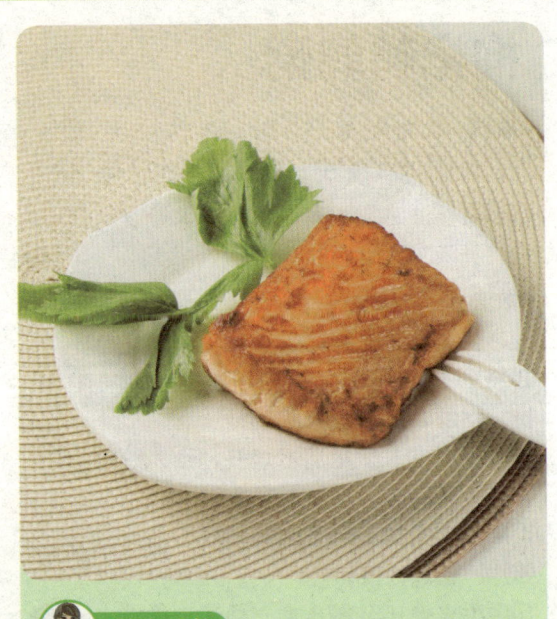

- **原料**：三文鱼180克，葱条、姜丝各少许
- **调料**：盐2克，生抽4毫升，鸡粉、白糖各少许，料酒、食用油各适量
- **做法**：
①将三文鱼洗净装入碗中，加入适量生抽、盐、鸡粉、白糖。
②放入姜丝、葱条，倒入少许料酒，抓匀，腌渍15分钟至入味。
③往炒锅中注入适量食用油烧热。
④放入三文鱼，煎约1分钟至三文鱼散出香味。
⑤翻动鱼块，煎至金黄色。
⑥把煎好的三文鱼盛出，将其装入盘中即可。

养生功效 三文鱼中富含蛋白质，能促进中老年人新陈代谢且对身体细胞的修复有较大的作用。

三文鱼泥

- 原料：三文鱼肉120克
- 调料：盐少许
- 做法：

①蒸锅上火烧开，放入处理好的三文鱼肉。
②盖上锅盖，用中火蒸约15分钟至其熟透。
③揭开锅盖，取出蒸好的三文鱼肉，放凉备用。
④取一个干净的大碗，放入三文鱼肉，压成泥状。
⑤加入少许盐，慢慢地搅拌均匀，至鱼肉入味。
⑥另取一个干净的小碗，盛入拌好的三文鱼即可。

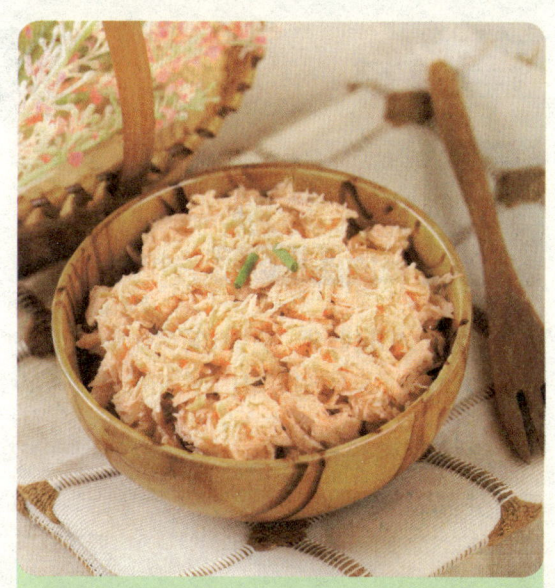

养生功效 三文鱼含有蛋白质、不饱和脂肪酸、维生素D等营养成分，能促进中老年人身体对钙的吸收利用。

蔬菜三文鱼粥

- 原料：水发大米180克，三文鱼120克，胡萝卜50克，芹菜20克
- 调料：盐、鸡粉、水淀粉各3克，食用油适量
- 做法：

①将芹菜、胡萝卜均洗净切成粒。
②将三文鱼切成片，加入盐、鸡粉、水淀粉，腌渍15分钟至入味。
③砂锅注水烧开，倒入水发大米、食用油，拌匀，用小火煲30分钟至熟透。
④倒入切好的胡萝卜粒，用小火煮5分钟至食材熟烂。
⑤加入三文鱼、芹菜，拌匀煮沸。加适量盐、鸡粉，拌匀调味。
⑥把煮好的粥盛出，将其装入碗中即可。

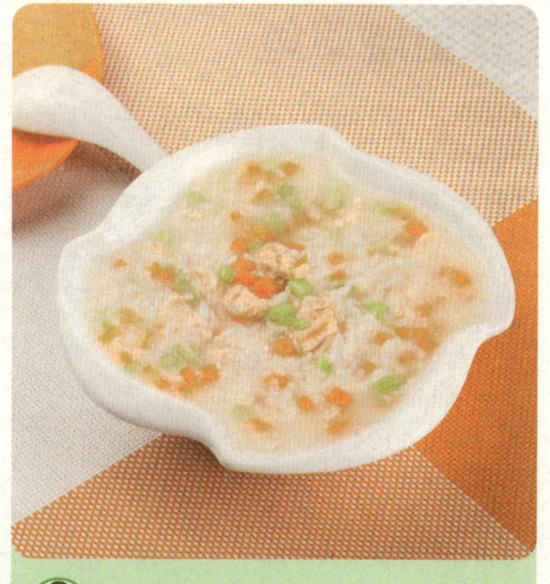

养生功效 三文鱼所含的优质蛋白对于中老年人而言，有增强身体机能、延缓骨骼退化的功效。

草鱼

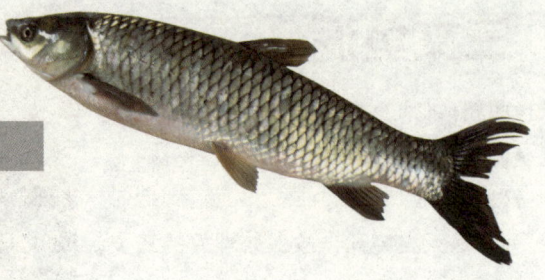

蛋白质含量：每100克含17.7克	别名：鲩鱼、草鲩、白鲩
	最佳食用方法 清炖
	每日最佳食用量 约100克

对中老年人的好处 草鱼中富含优质蛋白质，对于维持中老年人机体正常代谢、增强中老人免疫力、延缓衰老均具有重要作用。且草鱼肉富含不饱和脂肪酸，有助于预防动脉硬化。

✓ **最佳营养搭配**

草鱼+豆腐　　增强免疫力　　　　　草鱼+冬瓜　　祛风，清热，平肝

✗ **禁忌搭配**

草鱼+咸菜　　易生成有毒物质　　　草鱼+西红柿　　降低营养价值

❗ **食用注意：** 一般人均可食用，尤其适合冠心病、高血压、高血脂患者，水肿、肺结核、风湿头疼患者、气虚者以及女子在月经期均不宜食用。

蒜苗烧草鱼

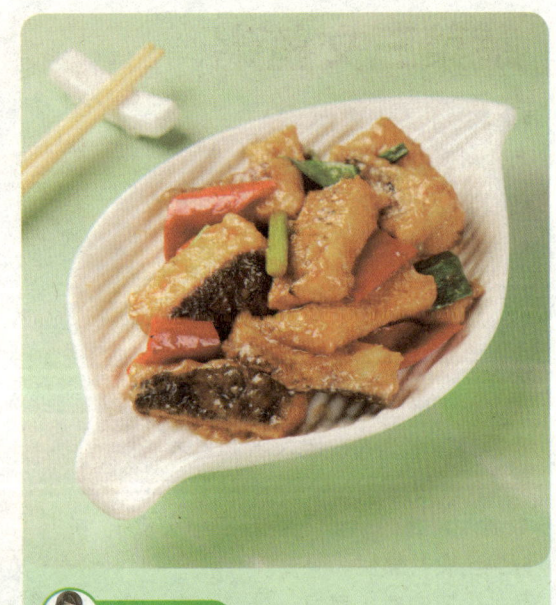

- **原料：** 草鱼肉250克，蒜苗100克，红椒30克
- **调料：** 盐3克，鸡粉2克，老抽、生抽各3毫升，料酒、生粉、水淀粉、食用油各适量
- **做法：**
① 将蒜苗、红椒切段，草鱼肉切块。
② 向鱼块中放盐、料酒、生粉，拌匀，腌渍约10分钟，至其入味。
③ 将鱼块放入热油锅中，用中火炸至金黄色，捞出，沥干油。
④ 用油起锅，放入蒜苗梗、草鱼块、料酒、清水。再加入盐、鸡粉、老抽、生抽、红椒，拌匀，煮至入味。
⑤ 放入蒜苗叶，倒入水淀粉，搅拌均匀。关火后盛出锅中的菜肴即可。

养生功效 蒜苗具有消积食、降血脂、保护肝脏等功效，中老年人吃蒜苗对促进肠胃消化有很大的益处。

木瓜草鱼汤

- 原料：草鱼肉300克，木瓜230克，姜片、葱花各少许
- 调料：盐、鸡粉各3克，水淀粉6毫升，炼乳、胡椒粉、食用油各适量
- 做法：
① 将木瓜、草鱼肉均洗净切成片。
② 向鱼片中加入盐、鸡粉、胡椒粉、水淀粉、食用油，腌渍至其入味。
③ 锅中注油烧热，倒入姜片、木瓜、清水，煮至沸。
④ 加入炼乳，煮至入味，加入少许盐、鸡粉、胡椒粉，搅拌均匀。
⑤ 倒入腌好的鱼片，继续搅动片刻，煮至沸。
⑥ 关火后盛出煮好的汤料，装入碗中，撒入葱花即可。

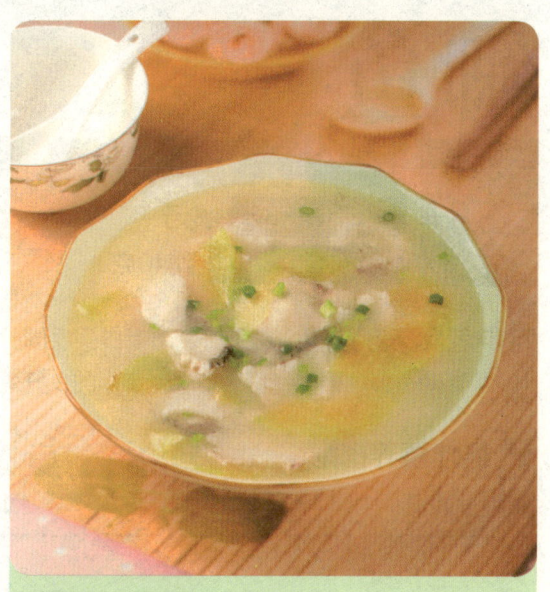

养生功效 草鱼是高蛋白、低脂肪的食物，可有效地清除中老年人血液中的垃圾，降低血液黏稠度。

茶树菇草鱼汤

- 原料：水发茶树菇90克，草鱼肉200克，姜片、葱花各少许
- 调料：盐、鸡粉各3克，胡椒粉2克，料酒5毫升，香油3毫升，水淀粉4克
- 做法：
① 茶树菇去老茎，草鱼肉切双飞片。
② 向鱼片中加料酒、盐、鸡粉、胡椒粉、水淀粉、香油，腌渍10分钟。
③ 往沸水锅中放入茶树菇，煮约1分钟，至其七成熟，沥水捞出，备用。
④ 另起锅，倒入清水烧开，倒入茶树菇、姜片，搅匀。再放入香油、盐、鸡粉、胡椒粉，用大火煮至沸。
⑤ 放入腌好的鱼片，煮至鱼片变色，盛出后撒入葱花即可。

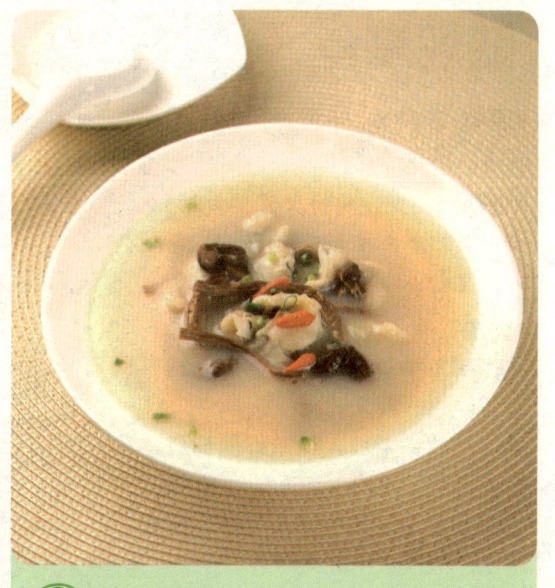

养生功效 茶树菇有健肾、平肝、明目的功效，中老年人食用可加速新陈代谢，降血糖。

鲫鱼

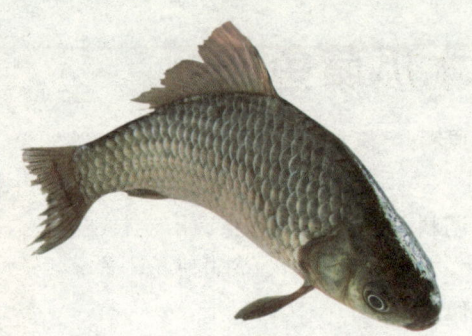

蛋白质含量：每100克含13克	别名：刀子鱼
	最佳食用方法 煲汤
	每日最佳食用量 约40克

对中老年人的好处 鲫鱼所含的蛋白质质优、齐全，易于消化吸收，对肌肤的弹力纤维构成能起到很好的强化作用，是中老年人的良好蛋白质来源，常食还可增强抗病能力。

✓ 最佳营养搭配

鲫鱼+蘑菇　美容　　　　　　鲫鱼+红豆　利水消肿

✗ 禁忌搭配

鲫鱼+蜂蜜　易中毒　　　　　鲫鱼+猪肉　不利营养的吸收

！食用注意： 一般人群均可食用，适宜慢性肾炎、肝硬化、营养不良性水肿、脾胃虚弱、饮食不香者食用，高血脂、胆固醇患者忌食。

醋焖鲫鱼

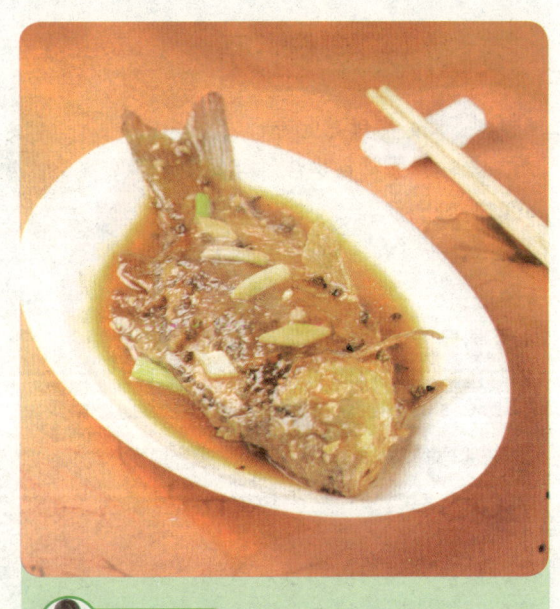

- **原料：** 净鲫鱼350克，花椒、姜片、蒜末、葱段各少许
- **调料：** 盐3克，鸡粉少许，白糖3克，老抽2毫升，生抽5毫升，陈醋10毫升，生粉、水淀粉、食用油各适量
- **做法：**
  ① 往鲫鱼中放入盐、生抽、生粉，裹匀，腌渍一会儿。
  ② 往热油锅中放入腌渍好的鲫鱼，炸至金黄色，捞出，沥干油，备用。
  ③ 锅底留油烧热，放入花椒、姜片、蒜末、葱段，用大火爆香。
  ④ 放入清水、生抽、白糖、盐、鸡粉、陈醋、鲫鱼、老抽，用小火煮约1分钟，至鱼肉入味。
  ⑤ 用水淀粉勾芡，把芡汁浇在鱼上即可。

养生功效 鲫鱼富含蛋白质等营养成分，对于中老年人来说，具有健脾利湿、活血通络、增强免疫力等功效。

鲫鱼苦瓜汤

- **原料**：净鲫鱼200克，苦瓜150克，姜片少许
- **调料**：盐2克，鸡粉少许，料酒3毫升，食用油适量
- **做法**：

①将苦瓜洗净对半切开，去瓤，再切成片，备用。
②锅中注油烧热，放入姜片，大火爆香。
③再放入鲫鱼，用小火煎一会儿，转动炒锅，煎出焦香味。
④翻转鱼身，用小火再煎至两面断生。
⑤淋上少许料酒，再注入适量清水。加入鸡粉、盐，放入苦瓜片。
⑥盖上锅盖，用大火煮约4分钟，至食材熟透即可。

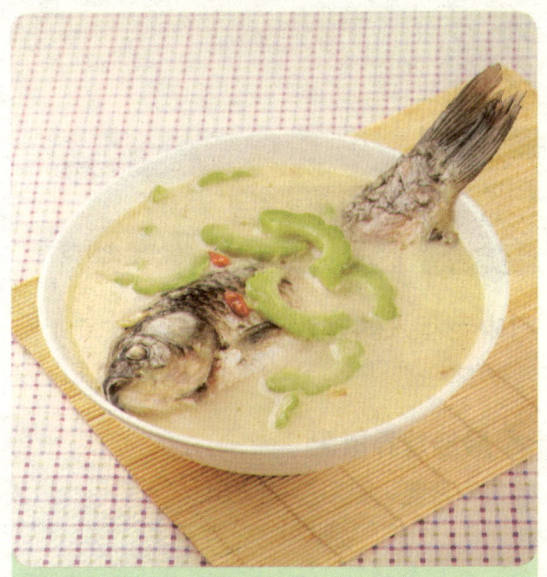

养生功效 鲫鱼中富含蛋白质，有和中开胃、活血通络之功效。中老年糖尿病患者常食能健脾利湿、收涩小便。

藿香鲫鱼汤

- **原料**：藿香、砂仁各8克，鲫鱼400克，姜片少许
- **调料**：盐、鸡粉各2克，生抽8毫升，料酒10毫升
- **做法**：

①锅中注入适量的清水，用大火将其烧开。
②加入适量生抽、料酒、鸡粉、盐。
③撒入姜片，放入洗净的藿香、砂仁，搅拌均匀，煮至沸。
④将煮好的汤盛出，装入碗中，再放入处理好的鲫鱼。
⑤将碗放入烧开的蒸锅中。盖上锅盖，用中火蒸20分钟，蒸至食材完全熟透。
⑥揭开盖，将蒸好的鲫鱼汤取出即可。

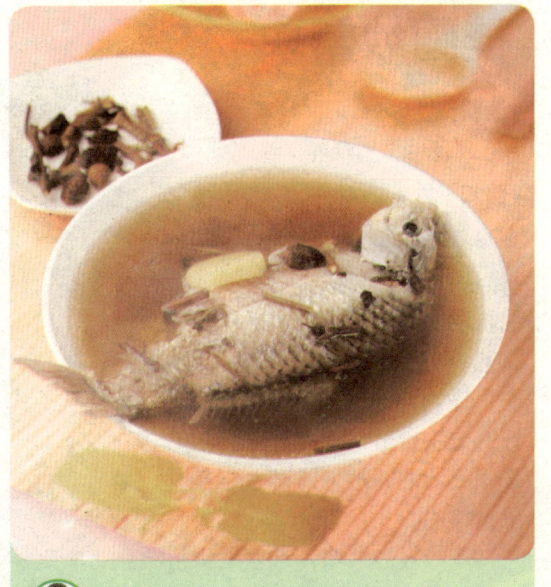

养生功效 鲫鱼中富含蛋白质，且易于消化吸收，中老年人常食能增强身体的抵抗力。

蟹

蛋白质含量：每100克含16克	别名：螃蟹
	最佳食用方法　煲汤
	每日最佳食用量　每次约80克

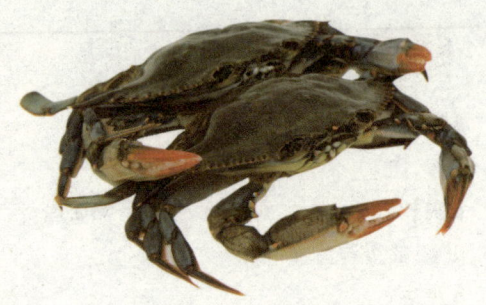

对中老年人的好处　蟹中含有丰富的蛋白质，蛋白质中有主要的氨基酸20种，而蟹内即有10余种，所以对术后、病后已消耗大量蛋白质需要补充营养的中老年人是大有益处的。

✓ 最佳营养搭配

螃蟹+大蒜　益精气，解毒　　　　　**螃蟹+黄酒**　开胃消食

✗ 禁忌搭配

螃蟹+红薯　易生结石　　　　　　　**螃蟹+橘子**　导致痰凝

! 食用注意：　一般人均可食用，因螃蟹肉质细嫩，易于消化，所以非常适合老年人与儿童以及体质虚弱者食用，但痰多、便溏者忌食。

桂圆炒蟹块

- **原料：** 蟹块400克，桂圆肉100克，姜片、洋葱片、葱段各少许
- **调料：** 料酒10毫升，生抽5毫升，生粉20克，盐、鸡粉各2克，食用油少许
- **做法：**

①蟹块洗净装盘，撒上生粉，拌匀。
②热锅注油，烧至六成热，放入蟹块，炸约半分钟至其呈鲜红色。把炸好的蟹块捞出，装盘备用。
③锅底留油，放入洋葱片、姜片、葱段，爆香。
④倒入炸好的蟹块，淋入适量料酒。
⑤放入少许盐、鸡粉，淋入生抽，翻炒均匀。倒入桂圆肉，炒匀。
⑥盛出炒好的蟹块，装入盘中即可。

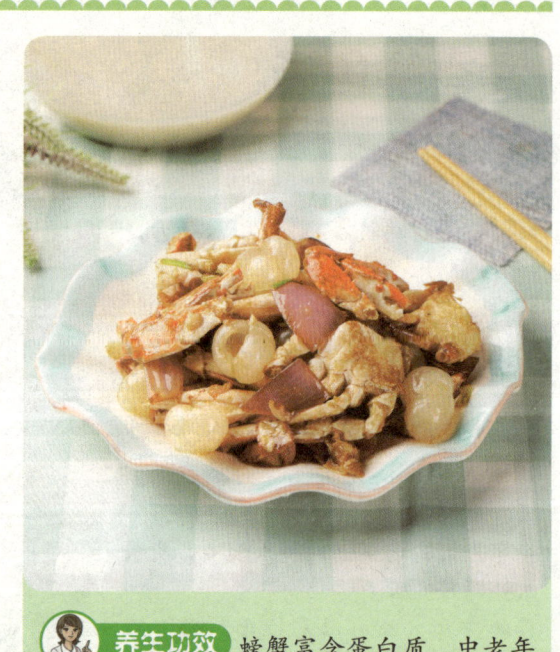

养生功效　螃蟹富含蛋白质，中老年人常食能起到舒筋益气、理胃消食、通经活络等功效。

花蟹冬瓜汤

- **原料：** 花蟹1只，冬瓜100克，姜片、葱花各少许
- **调料：** 盐、鸡粉各2克，胡椒粉少许，料酒5毫升，食用油适量
- **做法：**
  ① 将花蟹洗净切开，去除内脏，再切成小块，备用。冬瓜洗净去皮切成片。
  ② 锅中注油烧热，放入姜片，爆香。倒入冬瓜片，翻炒一会儿。
  ③ 倒入花蟹，再淋入料酒，炒香炒透。注入适量清水，搅拌几下。
  ④ 用中火煮约5分钟，至食材熟透。
  ⑤ 加入盐、鸡粉，撒上胡椒粉后拌匀调味，再煮片刻至入味。
  ⑥ 盛出冬瓜汤，撒上葱花即可。

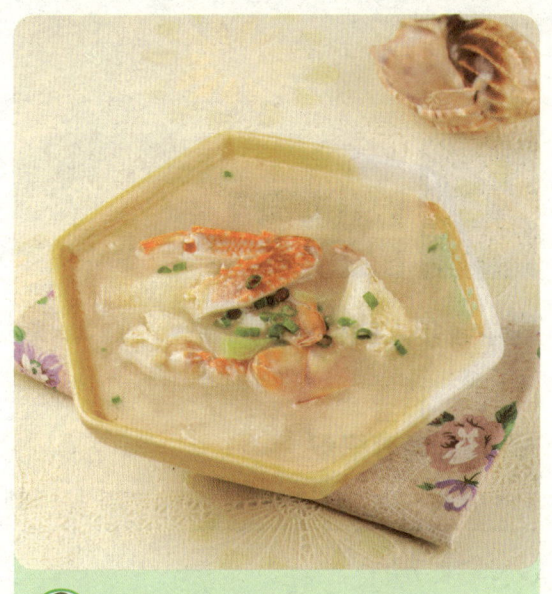

养生功效 冬瓜性凉，含有蛋白质等多种营养成分。中老年人常食有助于防止发胖。

美味蟹肉粥

- **原料：** 水发大米150克，花蟹100克，虾仁40克，姜丝、葱花各少许
- **调料：** 盐3克，鸡粉、胡椒粉各2克，香油少许
- **做法：**
  ① 将花蟹洗净斩开，去除蟹钳、内脏，再切成小块，装在盘中。
  ② 虾仁洗净切开背部，挑去虾线。
  ③ 锅中注入约800毫升清水烧开，放入洗好的大米，拌匀。
  ④ 煮沸后转小火煮约30分钟至大米熟软，撒入姜丝，搅匀，倒入蟹肉块，放入切好的虾仁，拌匀。
  ⑤ 续煮约2分钟至食材熟透，加入盐、鸡粉，撒上胡椒粉，再淋入香油，拌匀后盛入碗中，撒上葱花即可。

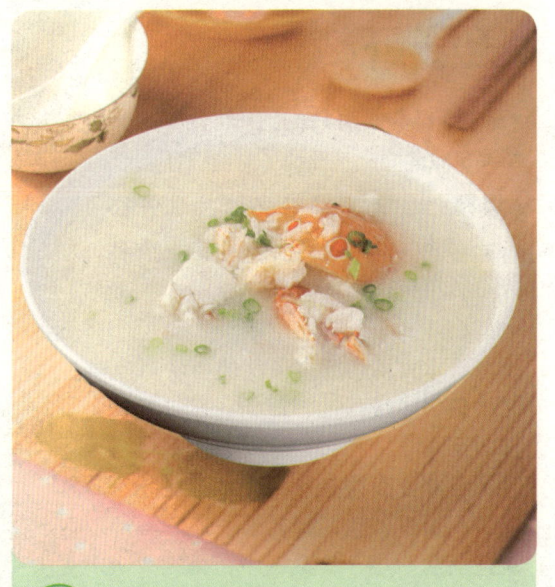

养生功效 蟹肉中富含蛋白质且易消化，对于身体虚弱及病后需要调养的中老年人有增强免疫力、强身健体之功效。

虾

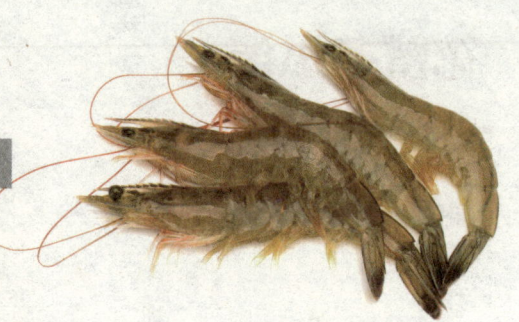

蛋白质含量：每100克含20.6克	别名：长须公、虎头公
	最佳食用方法 清炒
	每日最佳食用量 30～50克

对中老年人的好处 虾营养丰富，且其肉质松软，易消化，尤其适合中老年人食用。它能够为中老年人提供大量的优质蛋白，可促进身体的新陈代谢，提高抗病能力。

✔ 最佳营养搭配

虾+燕麦 护心解毒　　　　　　**虾+丝瓜** 润肺，补肾，美肤

✘ 禁忌搭配

虾+西瓜 易致腹痛、腹泻、恶心　　**虾+猪肉** 易耗人阴精

！食用注意： 一般人群均可食用，老年人、孕妇和心血管病患者更适合食用，但过敏性皮炎患者忌食。

玉子虾仁

- **原料：** 日本豆腐110克，虾仁60克，豌豆50克
- **调料：** 盐3克，鸡粉少许，生粉15克，老抽2毫升，生抽4毫升，水淀粉、食用油各适量
- **做法：**
  ① 将日本豆腐切成棋子状的小块。
  ② 向虾仁中放入盐、鸡粉、水淀粉，拌匀至入味。
  ③ 把日本豆腐摆在盘中，放上生粉、虾仁、豌豆、盐，制成玉子虾仁。
  ④ 把盘放入烧开的蒸锅中，用大火蒸约3分钟至全部食材熟透。
  ⑤ 另起油锅烧热，放入水、生抽、老抽、盐、鸡粉、水淀粉，制成味汁。
  ⑥ 浇在蒸好的玉子虾仁上即可。

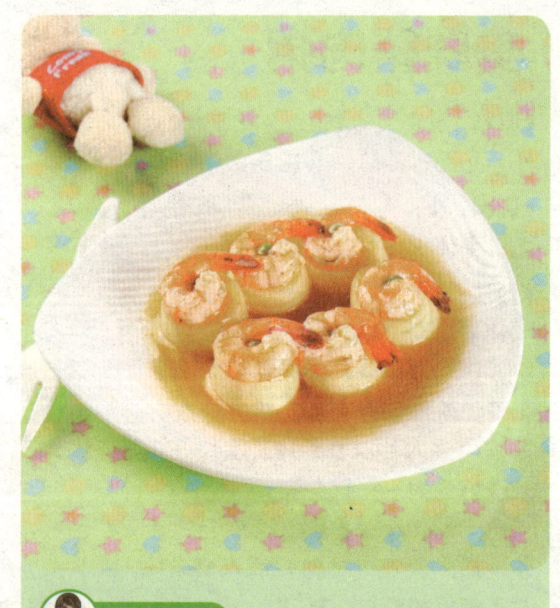

养生功效 豌豆含有蛋白质、膳食纤维、胡萝卜素等营养成分，可以提高中老年人身体的抵抗力，帮助其消化。

龙眼炒虾球

- 原料：虾仁200克，桂圆肉180克，胡萝卜片、姜片、葱段各少许
- 调料：盐、鸡粉各3克，料酒10毫升，水淀粉16克，食用油适量
- 做法：

① 虾仁由背部切开，去除虾线。
② 向虾仁中加盐、鸡粉、水淀粉、食用油，腌渍约10分钟，至其入味。
③ 往沸水锅中放入虾仁，煮至变色，捞出，沥干水分，备用。
④ 将虾仁倒入热油锅中，滑油片刻，捞出虾仁，备用。
⑤ 锅底留油，放入胡萝卜片、姜片、葱段、桂圆肉、虾仁、料酒，炒匀。
⑥ 加入鸡粉、盐，炒匀调味，倒入适量水淀粉，炒至食材入味即可。

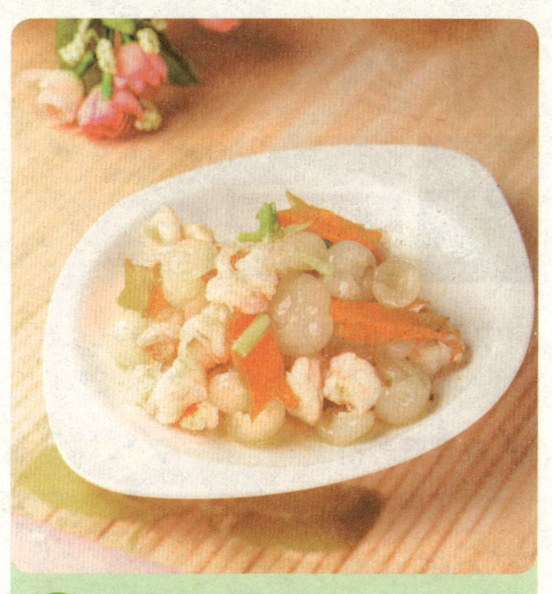

养生功效 虾肉中富含蛋白质，吃虾有助于中老年人补充优质的蛋白质，为日常生活提供所需营养。

清炒时蔬鲜虾

- 原料：西葫芦100克，鲜百合25克，虾仁40克，姜末、葱末各少许
- 调料：盐4克，鸡粉2克，料酒3毫升，水淀粉、食用油各适量
- 做法：

① 将西葫芦切薄片，虾仁切小丁。
② 向虾肉丁中放入盐、鸡粉、水淀粉、食用油，腌渍约10分钟至入味。
③ 沸水锅中放入食用油、盐、西葫芦片、百合，煮熟后沥水捞出，备用。
④ 锅中注油烧热，倒入姜末、葱末、虾仁丁，翻炒至虾肉呈淡红色。
⑤ 再淋入料酒，炒匀，放入焯煮过的食材，快速翻炒至食材熟透。
⑥ 转小火，调入盐、鸡粉，翻炒至入味，关火后把食材盛入碗中即可。

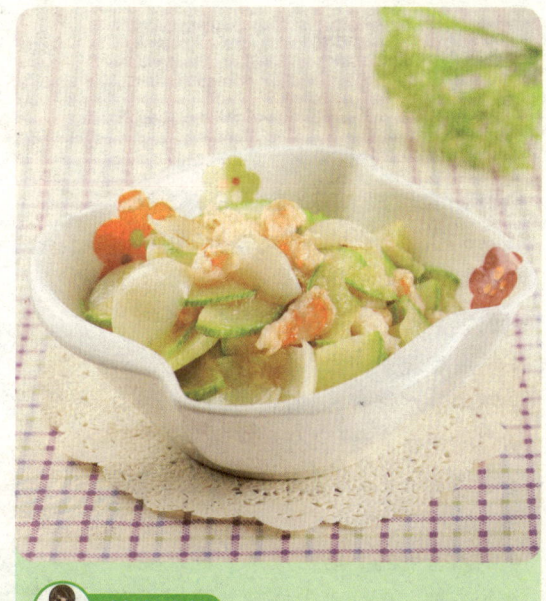

养生功效 西葫芦含有蛋白质和维生素C，中老年人常吃有清热利尿、除烦止渴的功能，且对补钙有极大的帮助。

海参

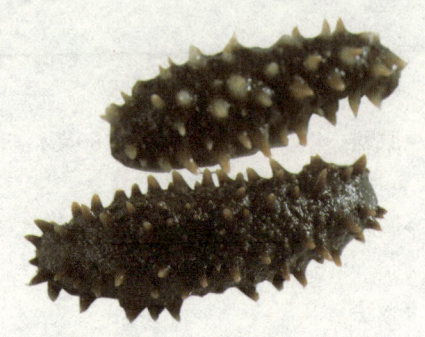

蛋白质含量：每100克含16克	别名：刺参、海鼠
	最佳食用方法 煲汤
	每日最佳食用量 每次半只

对中老年人的好处 海参中含有丰富的蛋白质，是人体免疫功能所必需的物质，所以中老年人常食海参不仅能增强和调节机体的免疫力，而且有明显的抗疲劳作用。

✓ 最佳营养搭配

海参+羊肉　养血润燥　　　　　　海参+豆腐　健脑益智，生肌健体

✗ 禁忌搭配

海参+山楂　不易消化　　　　　　海参+柿子　不易消化

！食用注意： 一般人均可食用，因海参肉质细嫩，易于消化，所以非常适合老年人与儿童以及体质虚弱者食用，但痰多、便溏者忌食。

葱爆海参

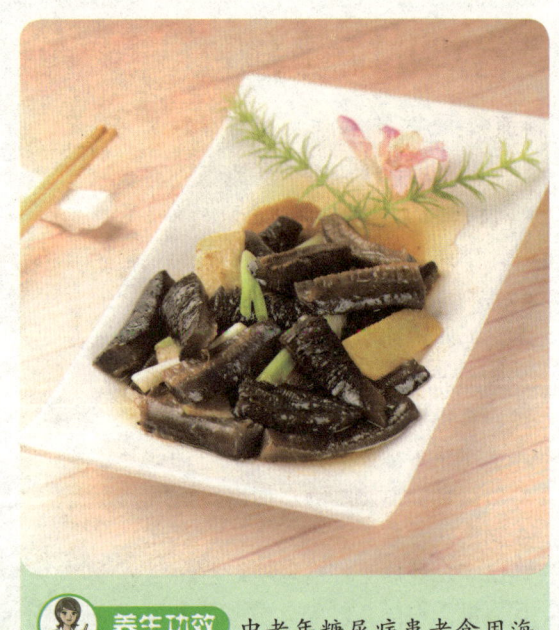

- **原料：** 海参300克，葱段50克，姜片40克，高汤200毫升
- **调料：** 盐、鸡粉各3克，白糖2克，蚝油5克，料酒4毫升，生抽6毫升，水淀粉、食用油各适量
- **做法：**

①将海参洗净切段，再切条。
②锅中注水烧开，加盐、鸡粉，倒入切好的海参，煮约1分钟，捞出。
③往热油锅中放入姜片、部分葱段，爆香。放入汆过水的海参、料酒，炒匀。
④倒入备好的高汤，放入少许蚝油，淋入生抽，再加入少许盐、鸡粉、白糖，炒匀调味。
⑤转大火收汁，撒上剩余的葱段，再倒入适量水淀粉，翻炒至汤汁收浓即可。

养生功效 中老年糖尿病患者食用海参，对调节血糖水平、降低血糖值有很大的益处，且海参富含蛋白质。

海参虫草煲鸡

●原料：水发海参50克，虫草花40克，鸡肉块60克，高汤适量，蜜枣、干贝、姜片、黄芪、党参各少许

●做法：
①锅中注入适量清水烧开，倒入备好的鸡肉块，搅散，汆去血水。
②将焯煮好的鸡块捞出，沥干水分。把鸡肉块清洗干净。
③砂锅中倒入高汤烧开，放入洗净切好的海参，倒入洗净的虫草花。
④倒入鸡肉块、蜜枣、干贝、姜片、黄芪、党参，搅拌均匀。
⑤盖上锅盖，烧开后转小火煮3小时至食材入味。
⑥揭开锅盖，将煮好的汤料盛出，装入碗中即可。

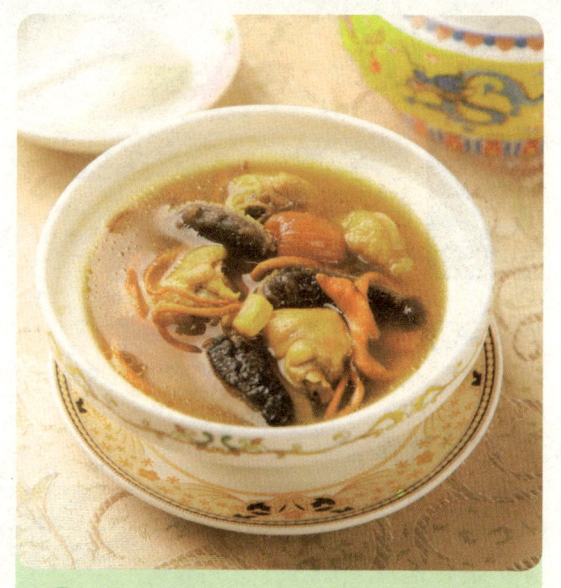

养生功效 鸡肉中的蛋白质不但含量比例高，而且种类多，消化率也高，中老年人常食能起到增强体力的作用。

海参当归粥

●原料：荷兰豆60克，当归8克，金针菇、海参各100克，水发大米180克，姜片、葱花各少许

●调料：盐3克，鸡粉2克，香油3毫升，食用油适量

●做法：
①将海参洗净切小块，装入碗中。
②砂锅中注入约700毫升清水烧开，倒入洗净的大米，再淋入食用油，放入洗净的当归，用大火煮沸。
③转小火煮约30分钟至米粒熟软，倒入海参，拌匀。
④续煮约10分钟至海参熟软，放入荷兰豆、金针菇，搅匀，再煮3分钟，放入盐、姜片、鸡粉、香油，拌煮入味，装碗后撒上葱花即可。

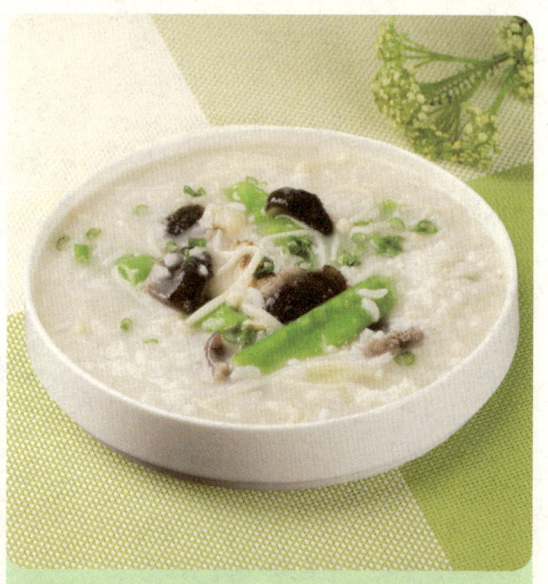

养生功效 海参是高蛋白、低脂肪、低糖、无胆固醇的营养食品，对中老年人增强血管弹性、预防高血压有益处。

扇贝

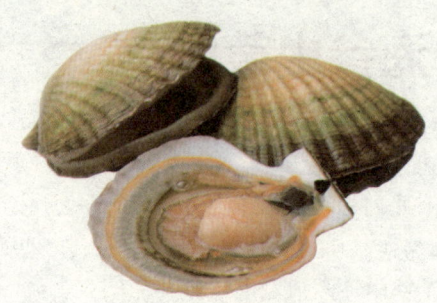

蛋白质含量：每100克含11.1克

别名：带子、元贝、海扇
最佳食用方法　煲汤
每日最佳食用量　约50克

对中老年人的好处　扇贝中富含蛋白质、Ω-3脂肪酸，且热量低、不含饱和脂肪，是中老年人强身健体的佳品。常吃扇贝有助于中老年人预防心脏病、中风及阿尔茨海默病。

✔ 最佳营养搭配

扇贝+红酒　补血，降血压　　　　扇贝+瘦肉　养脾补虚

✘ 禁忌搭配

扇贝+啤酒　引起痛风　　　　扇贝+蚕豆　影响锌的吸收

❗食用注意：一般人群均可食用，适宜高胆固醇、高血脂体质的人以及患有甲状腺肿大、支气管炎、胃病等疾病的人食用，但脾胃虚寒者忌食。

扇贝拌菠菜

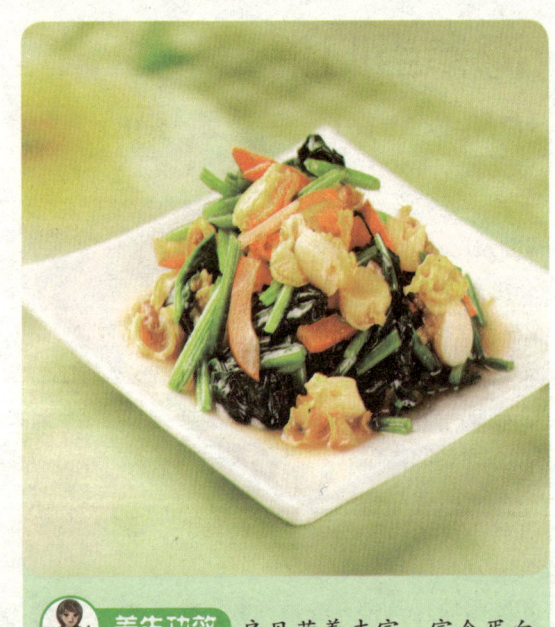

- **原料：** 扇贝600克，菠菜180克，彩椒40克
- **调料：** 盐、鸡粉各3克，生抽10毫升，香油、食用油各适量
- **做法：**

①锅中注水烧开，倒入洗净的扇贝，煮至贝壳张开后捞出，沥干水分。
②煮好的扇贝去除壳和内脏，留取扇贝肉洗净，切开。菠菜洗净切去根部，再切段。彩椒洗净切丝。
③往沸水锅注入食用油，倒入菠菜、彩椒丝，煮半分钟至食材断生后捞出。
④沸水锅中放入扇贝肉，煮软捞出。
⑤碗中放入焯过水的菠菜、彩椒丝、扇贝肉，加盐、鸡粉、生抽、香油，搅拌至食材入味即可。

养生功效　扇贝营养丰富，富含蛋白质，能够维持大脑功能必需的能源，中老年人常食能起到健脑强身的作用。

豆腐白玉菇扇贝汤

- 原料：豆腐块30克，白玉菇段30克，扇贝40克，姜片、葱花各少许
- 调料：盐、鸡粉各2克，胡椒粉、食用油各适量
- 做法：

①锅中注入适量的清水烧开，放入豆腐块，煮2分钟。
②将豆腐捞出，备用。
③另起锅注水烧开，依次倒入白玉菇、扇贝、姜片、豆腐，搅匀。
④加入适量的食用油。
⑤盖上锅盖，煮5分钟至食材熟透。
⑥揭开锅盖，加入鸡粉、胡椒粉、盐，搅拌均匀。
⑦将煮好的汤料盛出，装入碗中，撒上葱花即可。

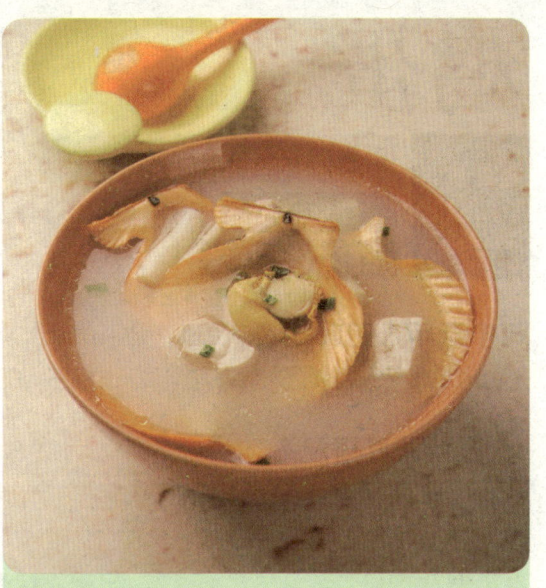

养生功效 中老年人常吃豆腐对于血管硬化、骨质疏松等症有良好的辅助食疗作用。

佛手瓜扇贝鲜汤

- 原料：佛手瓜块100克，扇贝40克，姜丝、葱花各少许
- 调料：盐、鸡粉各2克，胡椒粉、香油、食用油各适量
- 做法：

①锅中注入适量的清水烧开，倒入少许食用油，搅拌均匀。
②依次将扇贝、佛手瓜、姜丝倒入锅中，搅拌均匀。
③盖上锅盖，煮5分钟至食材熟透。
④揭开锅盖，放入少许香油、胡椒粉、鸡粉、盐。
⑤搅拌片刻，使食材入味。
⑥将煮好的汤料盛出，装入碗中，撒上葱花即可。

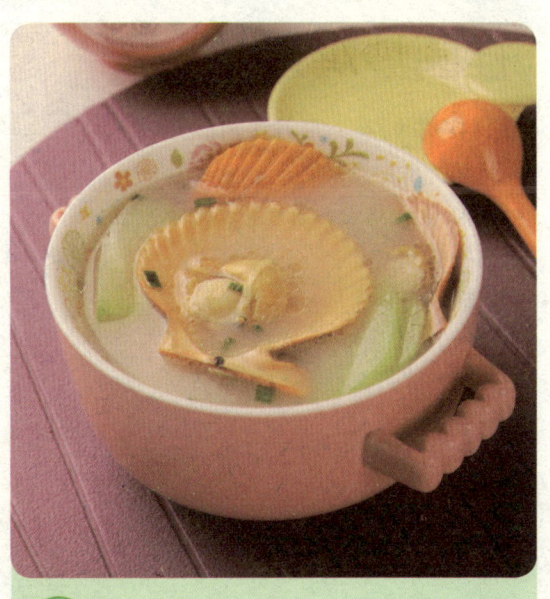

养生功效 佛手瓜含丰富蛋白质，中老年人常食可增强抵抗疾病的能力。此外，也有扩张血管、降血压的效果。

鸡蛋

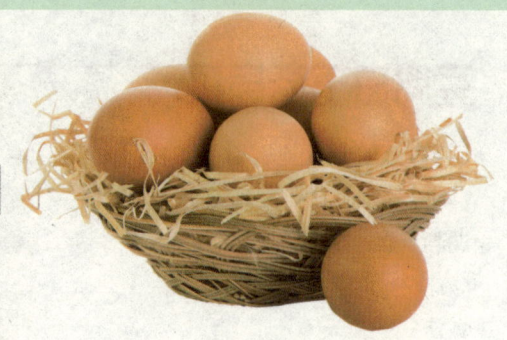

蛋白质含量：每100克含14.7克	别名：鸡卵、鸡子
	最佳食用方法 蒸煮
	每日最佳食用量 1~2个

对中老年人的好处 鸡蛋的蛋白质品质最佳，其中含有人体必需的8种氨基酸，并与人体蛋白的组成极为近似，人体对其蛋白质的吸收率可高达98%，适合中老年人补充蛋白质。

✓ 最佳营养搭配

鸡蛋+紫菜　有利于营养素的吸收　　鸡蛋+黄豆　降低胆固醇

✗ 禁忌搭配

鸡蛋+豆浆　降低营养价值　　鸡蛋+白糖　产生不利于吸收的物质

! 食用注意： 一般人都适合，更是婴幼儿、孕妇、产妇、病人的理想食品。但老年高血压、高血脂、冠心病人，宜少量食用。

桂圆炒鸡蛋

- **原料：** 鸡蛋3个，鲜桂圆肉60克，水发枸杞10克，葱花少许
- **调料：** 盐、鸡粉各2克，水淀粉、食用油各适量
- **做法：**
① 取一个洗净的碗，将鸡蛋打入碗中，加入少许盐、鸡粉、水淀粉，打散后调匀。
② 锅中注油烧热，倒入调好的蛋液，炒至成形。
③ 放入备好的鲜桂圆肉，翻炒均匀。
④ 加入枸杞，炒至入味。
⑤ 关火后将炒好的食材装入盘中，撒上葱花即可。

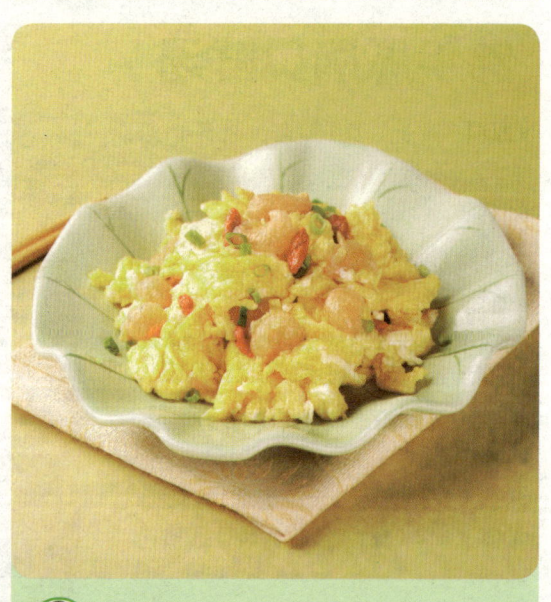

养生功效 鸡蛋含有蛋白质、多种维生素，可促进中老年人身体对营养的吸收和利用，保证中老年人身体的健康。

紫菜鸡蛋汤

- ●原料：水发紫菜100克，蛋液60克，葱花少许
- ●调料：盐、鸡粉各2克，胡椒粉3克
- ●做法：

①锅中注水烧开，放入洗净的紫菜，拌匀。
②用大火煮约2分钟，煮至食材完全熟透。
③加入少许盐、鸡粉、胡椒粉，拌匀调味。
④倒入蛋液，边倒边搅拌，稍煮片刻，至蛋花成形。
⑤关火后盛出煮好的汤料，装入碗中，撒上葱花即可。

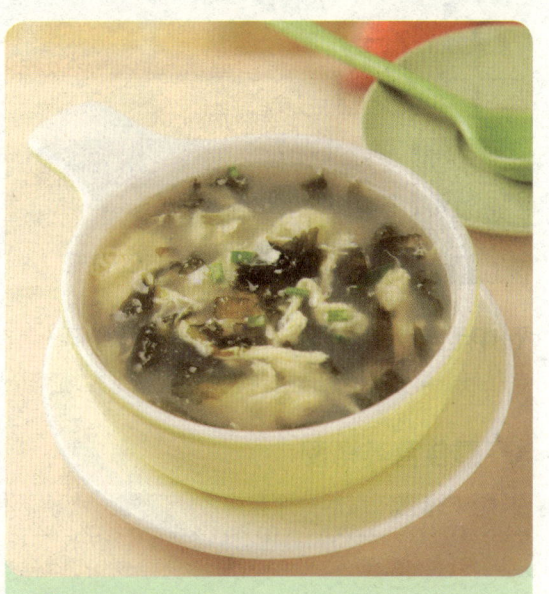

养生功效 鸡蛋含有丰富的蛋白质和少量醋酸，中老年人食用可以增强皮肤的弹性，滋养肌肤。

虾米花蛤蒸蛋羹

- ●原料：鸡蛋2个，虾米20克，蛤蜊肉45克，葱花少许
- ●调料：盐、鸡粉各1克
- ●做法：

①取一个大碗，打入鸡蛋，倒入洗净的蛤蜊肉、虾米。
②加入少许盐、鸡粉，注入适量温开水，快速搅拌均匀，制成蛋液。
③取一个蒸碗，倒入调好的蛋液，搅拌均匀。
④蒸锅上火烧开，放入蒸碗。
⑤盖上锅盖，用中火蒸约10分钟至蛋液凝固。
⑥揭开锅盖，取出蒸碗，再撒上葱花即可。

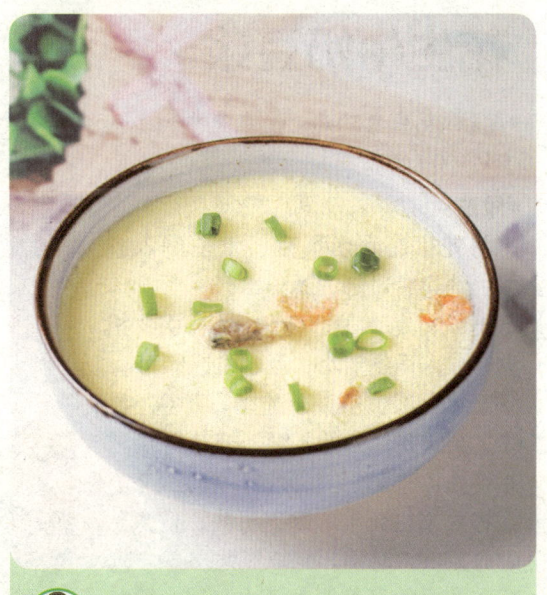

养生功效 虾米中富含高蛋白，可以补充中老年人所需的营养，还有镇静安神、理气开胃等功效。

牛奶

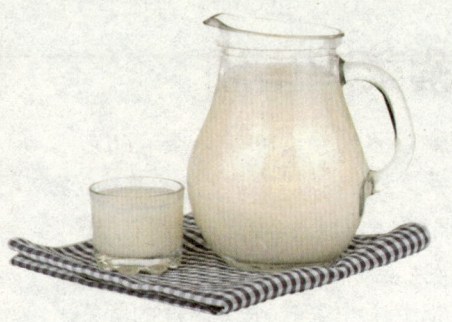

蛋白质含量:每100克含3.5克	别名:牛乳
	最佳食用方法 煮熟食用
	每日最佳食用量 约500毫升

对中老年人的好处 牛奶中含有人体必需的氨基酸和优质蛋白质,易消化吸收,且胆固醇含量较低。常食有助于预防老年人肌肉减少症,预防人体老化造成的神经和肌肉机能退化。

✓ 最佳营养搭配

牛奶+蜂蜜　缓解贫血和痛经　　　　　牛奶+木瓜　养颜美容

✗ 禁忌搭配

牛奶+醋　久食易生结石　　　　　　　牛奶+红糖　降低牛奶的营养价值

！食用注意: 一般人群均可食用,脱脂奶适合老年人及血压偏高的人群;高钙奶适合中等及严重缺钙的人和少儿、老年人;对易怒、失眠者以及工作压力大的女性也非常适宜。

花生牛奶豆浆

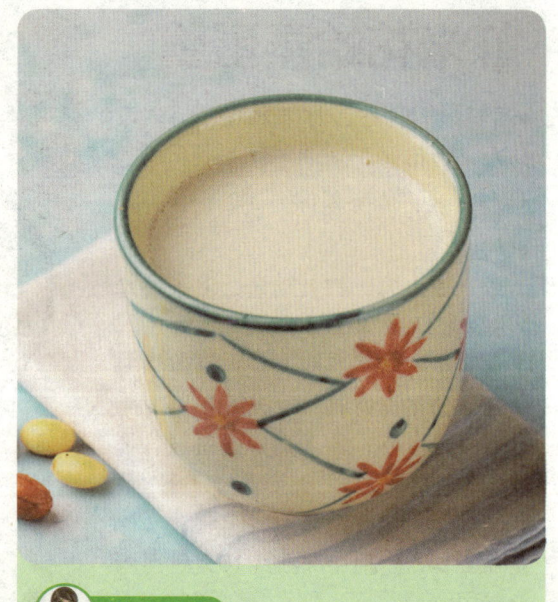

●**原料:** 花生米30克,水发黄豆50克,牛奶100毫升

●**做法:**

① 将花生、水发黄豆、清水倒入碗中,洗净后过滤,沥干水分。
② 把洗好的黄豆、花生倒入豆浆机中,注入适量清水,至水位线即可。
③ 盖上豆浆机机头,选择"五谷"程序,再选择"开始"键,开始打浆。
④ 待豆浆机运转约15分钟,即成豆浆。
⑤ 将豆浆机断电,取下机头,把煮熟的豆浆倒入滤网,滤取豆浆。
⑥ 将滤好的豆浆倒入杯中,用汤匙捞去浮沫,待稍微放凉后加入牛奶饮用即可。

养生功效 牛奶含有蛋白质、B族维生素等成分,中老年人饮用后可有效缓解失眠状况,有助睡眠。

香蕉牛奶糊

- 原料：香蕉1根，牛奶100毫升
- 调料：白糖少许
- 做法：

①将香蕉去皮，果肉压碎，剁成泥状，装入碗中，备用。
②往汤锅中注入适量的清水，再倒入适量的牛奶。
③加入适量的白糖，用锅勺沿顺时针方向，轻轻搅拌均匀。
④转小火，煮1分30秒左右，至白糖溶化。
⑤倒入香蕉泥，用锅勺拌匀，将其煮至沸腾。
⑥起锅，将做好的香蕉奶糊盛入碗中即可食用。

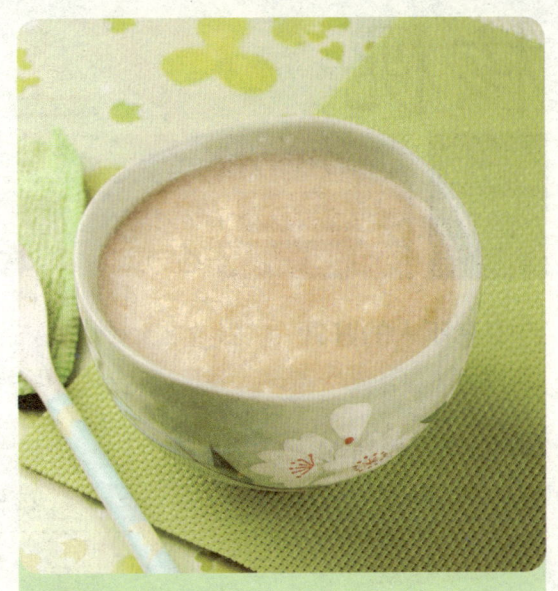

养生功效 香蕉中富含蛋白质，且其蛋白质中带有氨基酸，有安抚神经的功效，中老年人食用后可以安定情绪。

甘蔗雪梨牛奶

- 原料：雪梨110克，甘蔗100克，冰糖40克，牛奶150毫升
- 做法：

①甘蔗洗净去皮，切成长短均匀的段，雪梨洗好切开，去核，改切成小块。
②砂锅中注入适量清水烧开，倒入切好的甘蔗、雪梨。
③盖上盖，大火烧开后改用小火炖20分钟左右。
④揭开盖，放入冰糖，搅匀。
⑤再盖上盖，用小火再炖5分钟，至食材熟透、入味。
⑥揭开盖，倒入备好的牛奶，搅拌匀，煮至沸，装入汤碗中即可。

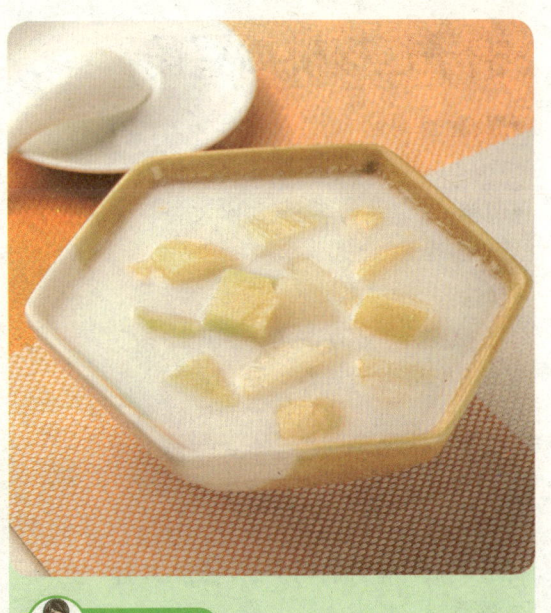

养生功效 牛奶是中老年人蛋白质的来源，非常适合中老年人饮用，有利于身体组织细胞的修复及骨骼的养护。

核桃

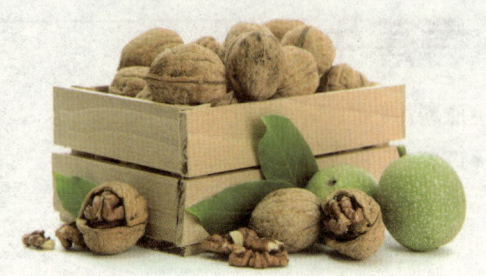

蛋白质含量 每100克含 15~20克	别名：羌桃、胡桃
	最佳食用方法　熬煮
	每日最佳食用量　约20克

对中老年人的好处　核桃中含有大量优质的蛋白质，这种蛋白极易被人体吸收，所以对于中老年人患有头晕、失眠、健忘、心悸等症状有辅助治疗效果。

✓ **最佳营养搭配**

核桃+鳝鱼　降低血糖　　　　　核桃+红枣　美容养颜

✗ **禁忌搭配**

核桃+白酒　同食导致血热　　　核桃+黄豆　易引发腹痛、腹胀

! **食用注意：**一般人皆可食用，但腹泻、阴虚火旺者不宜服用，痰热咳嗽、便溏腹泻、素有内热盛及痰湿重者不宜服用。

柏子仁核桃炒豆角

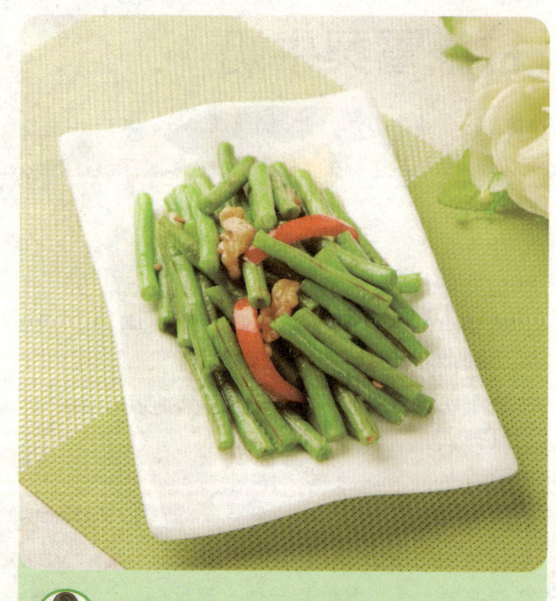

- **原料：**豆角300克，核桃仁30克，彩椒10克，柏子仁、姜片、葱段各少许
- **调料：**盐、鸡粉各2克，水淀粉、食用油各适量
- **做法：**

①彩椒洗好切条形，豆角洗净切成长段。
②锅中注水烧开，放入豆角，加入少许食用油、盐，煮至豆角呈深绿色，放入彩椒，拌匀，煮至断生，捞出焯煮好的食材，沥干水分，备用。
③锅中注油烧热，倒入姜片、葱段，爆香。放入备好的柏子仁，倒入焯过水的食材，炒匀。
④放入核桃仁、盐、鸡粉、水淀粉，翻炒匀，至食材熟软入味即可。

养生功效　豆角中含有丰富的维生素B、维生素C和植物蛋白质，中老年人常食能补脑健脑，增强抵抗力。

养颜茯苓核桃瘦肉汤

- **原料：** 茯苓15克，核桃仁50克，猪瘦肉300克
- **调料：** 盐、鸡粉各2克，料酒10毫升
- **做法：**

① 猪瘦肉洗净切成条，再切成丁，备用。
② 砂锅中注入适量清水烧开。
③ 倒入洗好的茯苓、核桃仁，放入瘦肉丁，搅拌均匀，淋入适量料酒。
④ 盖上盖，烧开后用小火炖1小时，至食材熟透。
⑤ 揭开盖，放入少许盐、鸡粉，搅拌片刻，至食材入味。
⑥ 关火后盛出煮好的汤料，装入碗中即可食用。

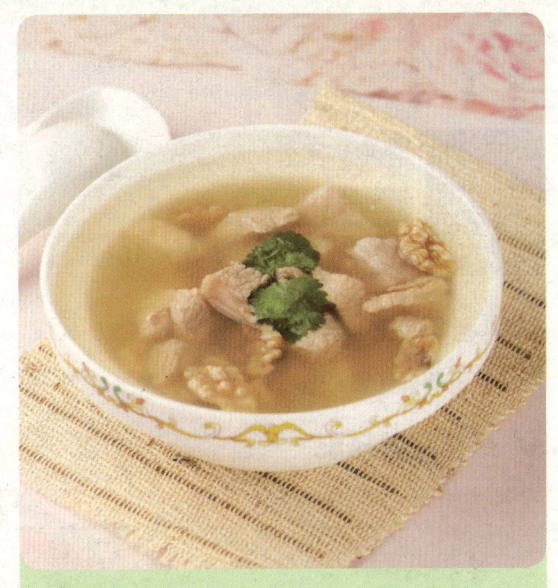

养生功效 茯苓中含有蛋白质等多种营养物质，中老年人常食能有助于增强免疫力，改善体倦乏力的身体状况。

菊花核桃粥

- **原料：** 水发大米95克，胡萝卜75克，核桃仁20克，菊花10克，葱花少许
- **做法：**

① 将胡萝卜洗净去皮切成丁，备用。
② 砂锅中注入适量清水，用大火烧开，倒入备好的胡萝卜、大米、核桃仁，拌匀。
③ 盖上盖，用大火烧开后，改用小火煮约30分钟左右，至食材熟透。
④ 揭开盖，倒入洗净的菊花，拌匀，煮出香味。
⑤ 撒上葱花，拌匀。
⑥ 关火后盛出煮好的粥即可。

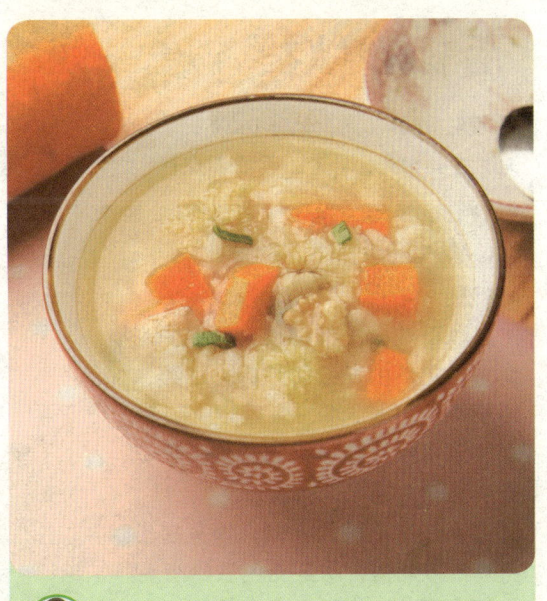

养生功效 核桃是干果中最好的蛋白质来源。中老年人常食有助于改善脑循环，补充脑力，还有益于头发健康。

杏仁

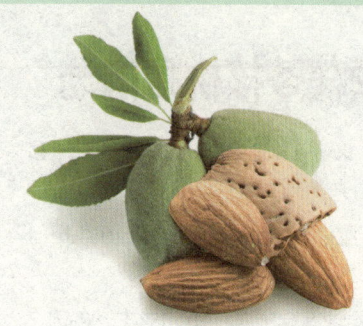

蛋白质含量：每100克约含26克	别名：杏核仁、杏子
	最佳食用方法 熬煮
	每日最佳食用量 每次10粒

对中老年人的好处 杏仁中含有丰富的优质植物蛋白，它不但不含坏胆固醇，还可以提供较多的膳食纤维、维生素E等健康成分，中老年人常食可降低患心血管疾病的危险。

✓ 最佳营养搭配

杏仁+桔梗　止咳，降气，祛痰　　　杏仁+桑叶　疏散风热，宣肺止咳

✗ 禁忌搭配

杏仁+菱角　不利于蛋白质的吸收　　杏仁+猪肉　不利于蛋白质的吸收

! 食用注意： 一般人皆可食用，杏仁有通便作用，所以消化功能差、大便稀、常腹泻者要少吃。除此外，产妇、幼儿、湿热体质的人也不宜吃杏仁及其制品。

杏仁炒秋葵

- **原料：** 虾仁70克，秋葵100克，彩椒80克，杏仁40克，姜片、葱段各少许
- **调料：** 盐4克，鸡粉3克，水淀粉6克，料酒5毫升，食用油适量
- **做法：**

①将秋葵洗净去蒂切段，洗好的彩椒切块，虾仁由背部切开，去虾线，加鸡粉、盐、水淀粉、食用油，腌渍。
②往沸水锅放盐，倒入彩椒、秋葵，煮半分钟，捞出，备用。
③热锅注油，放入杏仁，炸黄捞出。将虾仁入油锅，炸至变色后捞出。
④锅底留油，爆香姜片、葱段，倒入秋葵、彩椒、虾仁，淋入料酒，炒匀。
⑤加鸡粉、盐，炒匀，倒入水淀粉勾芡，盛出后放上杏仁即可。

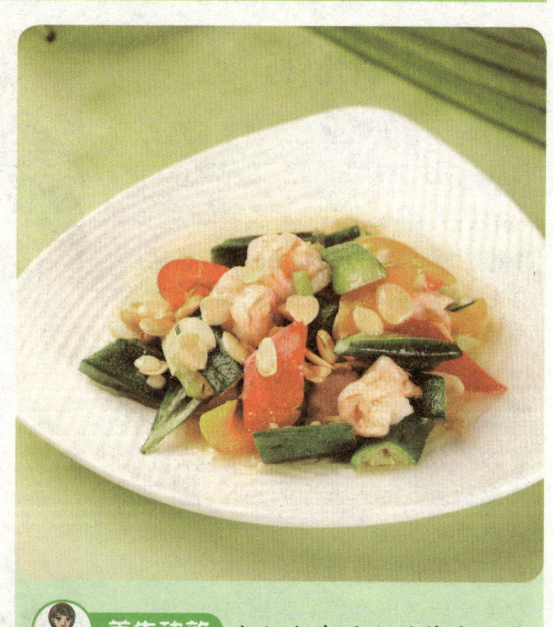

养生功效 杏仁含有蛋白质等多种营养成分，被人们称为"抗癌之果"，是中老年人抗癌的绝佳食材。

杏仁百合白萝卜汤

- **原料：** 杏仁15克，干百合20克，白萝卜200克
- **调料：** 盐3克，鸡粉2克
- **做法：**

①将白萝卜洗净切块，再切条，改切成丁。
②砂锅中注入适量清水烧开，放入洗好的百合、杏仁。
③再加入白萝卜丁，拌匀。
④盖上盖，用小火煮20分钟左右，至其熟软。
⑤揭开锅盖，放入少许盐、鸡粉，拌匀调味。
⑥关火后盛出煮好的萝卜汤，装入碗中即可。

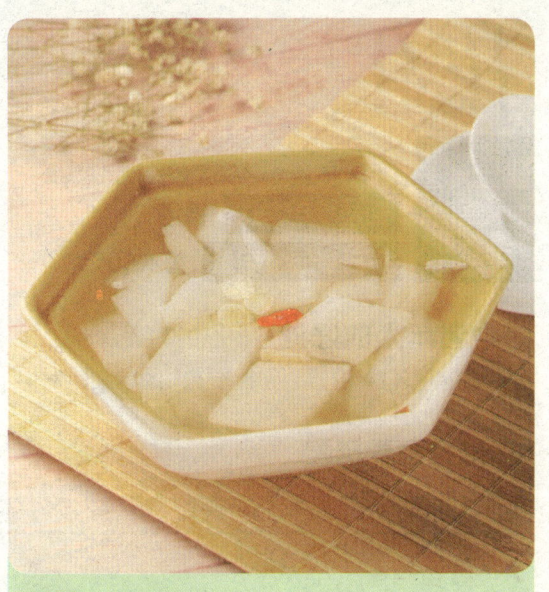

养生功效 百合含有蛋白质等多种营养成分，中老年人常食有润肺止咳、宁心安神、美容养颜等功效。

川贝杏仁粥

- **原料：** 水发大米75克，杏仁20克，川贝母少许
- **做法：**

①砂锅中注入适量的清水，用大火烧热，再倒入备好的杏仁、川贝母。
②盖上盖，转中火煮10分钟左右至散发出香味。
③揭开盖，倒入事先准备好的水发大米，拌匀。
④再盖上盖，烧开后用小火煮约30分钟至食材熟透。
⑤揭开盖，用勺子将食材轻轻地搅拌均匀。
⑥关火后盛出煮好的粥即可。

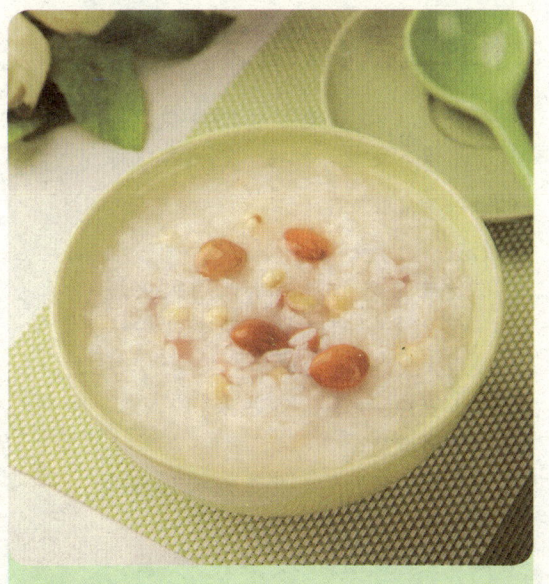

养生功效 大米中富含蛋白质，中老年人常食有健脾开胃、滋阴润肺、通络血脉等功效。

花生

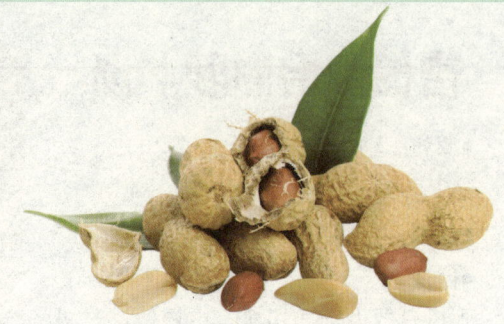

蛋白质含量：每100克含24.6克	别名：落生、落花生、金果
	最佳食用方法　煲汤
	每日最佳食用量　每次100克

对中老年人的好处　花生中富含蛋白质，而其蛋白质中含有十几种人体所需要的氨基酸，这些氨基酸可以促使中老年人的脑细胞发育、增加记忆力，并能防止过早衰老。

✔ 最佳营养搭配

花生+红酒　保心脏，畅通血管　　花生+红枣　健脾，止血

✘ 禁忌搭配

花生+螃蟹　易导致肠胃不适、腹泻　　花生+蕨菜　易导致腹泻、消化不良

！食用注意： 因花生中油脂含量多，在消化时需要多耗胆汁，所以胆病患者不宜食用。此外，肠滑便泄、体寒湿滞、糖尿病患者不宜多食。

柏仁煮花生米

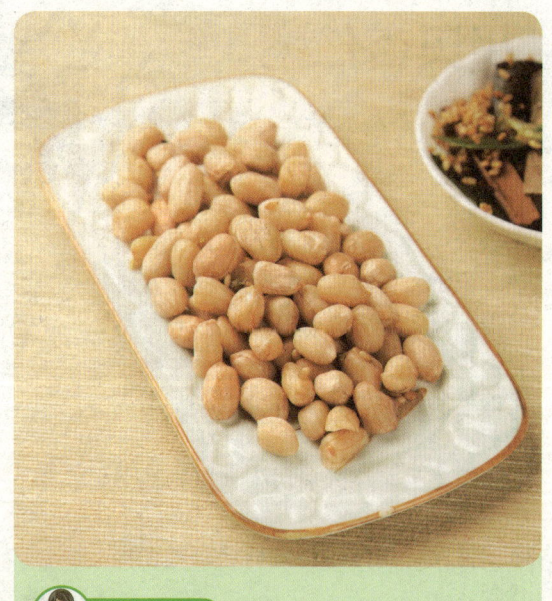

- **原料：** 花生米150克，柏子仁15克，姜片、葱段各适量，桂皮、花椒各少许
- **调料：** 盐2克
- **做法：**

① 砂锅中注入适量清水，用大火烧热，倒入备好的桂皮、花椒、柏子仁，用大火略煮。
② 放入姜片、葱段、花生米。
③ 加入适量盐。
④ 盖上盖，烧开后转小火煮约30分钟至食材熟透。
⑤ 揭开盖，拣出葱段、姜片、桂皮，捞出花椒。
⑥ 盛出卤好的花生米，装入盘中即可食用。

养生功效　花生中富含蛋白质，且其蛋白质是优质蛋白质，中老年人常食能预防中风、维持心血管健康。

佛手胡萝卜花生汤

●原料：猪瘦肉200克，佛手瓜100克，胡萝卜、水发花生米、水发薏米各80克

●调料：盐2克，鸡粉少许，料酒5毫升

●做法：

①将猪瘦肉洗净切丁，胡萝卜洗净去皮切丁，佛手瓜洗净去皮切丁。

②砂锅中注入适量清水烧开。倒入洗净的花生米，放入洗好的薏米。再倒入瘦肉丁，轻轻搅匀。

③淋入料酒提味，用大火煮沸，盖上盖，转小火煮30分钟，至米粒变软。

④揭盖，放入胡萝卜丁、佛手瓜丁，用小火继续煮约20分钟，至食材熟透。

⑤转大火，加入盐、鸡粉，拌匀调味，续煮片刻，至汤汁入味即可。

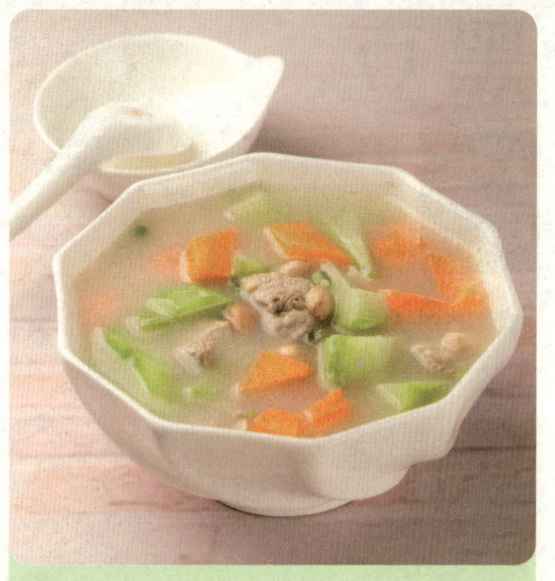

养生功效 薏米的蛋白质含量比稻米、小麦、玉米等高。所以薏仁米为中老年人日常滋补和美容佳品。

花生牛肉粥

●原料：水发大米120克，牛肉50克，花生米40克，姜片、葱花各少许

●调料：盐、鸡粉各2克，料酒适量

●做法：

①将牛肉洗好切成片，再切条，改切成丁，用刀剁成末。

②锅中注入适量清水烧开，倒入牛肉。淋入适量料酒，搅拌均匀，汆去血水。捞出牛肉，沥干水分，备用。

③砂锅中注水烧开，倒入牛肉。再放入姜片、花生米，倒入大米，拌匀。

④盖上锅盖，烧开后用小火煮约30分钟至食材熟软。

⑤揭开锅盖，加入适量盐、鸡粉，搅匀调味。撒入备好的葱花，搅匀，煮出葱香味。

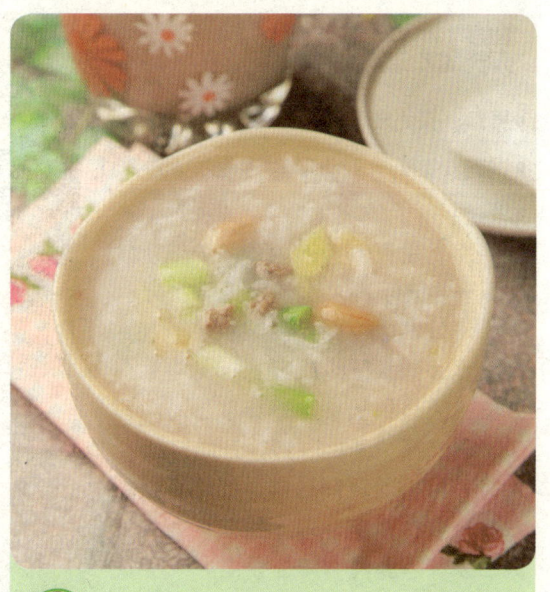

养生功效 花生中富含蛋白质，中老年人常食可促进脑细胞发育、增强记忆力，且还有健脾和胃、止血等功效。

黑豆

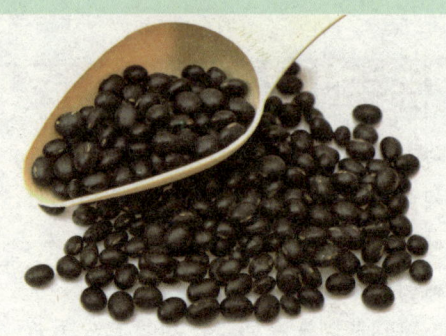

蛋白质含量：每100克含36克	别名：黑大豆、乌豆
	最佳食用方法 熬煮
	每日最佳食用量 约40克

对中老年人的好处 黑豆不含胆固醇，还具有抑制人体吸收胆固醇，降低血液中胆固醇含量的作用。对中老年人而言，能软化血管、滋润皮肤，延缓衰老。

✓ 最佳营养搭配

黑豆+牛奶　有利于维生素B₁₂的吸收　　黑豆+橙子　营养丰富

✗ 禁忌搭配

黑豆+蓖麻子　易致身体不适　　黑豆+茄子　不利于身体健康

! 食用注意： 一般人都可食用，适合盗汗、眩晕、头痛、水肿、胀满、风毒、脚气、黄疸、水肿等症患者食用。

黑豆豆浆

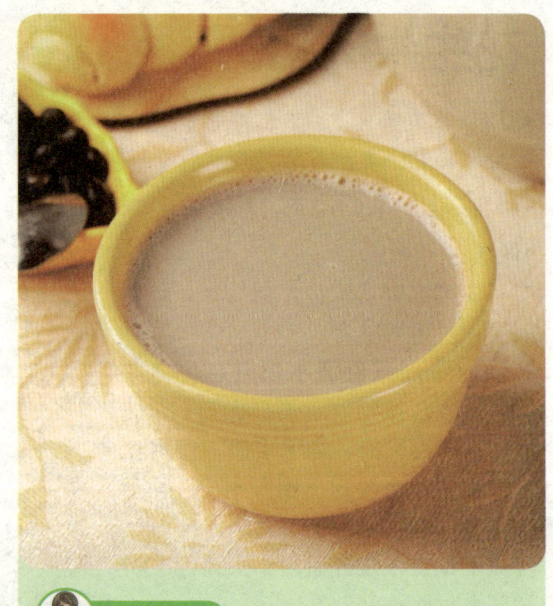

- **原料：** 水发黑豆100克
- **调料：** 白糖、矿泉水各适量
- **做法：**

①将水发黑豆倒入碗中，加入清水，将豆子搓洗干净，过滤网沥干水分。
②将洗好的黑豆倒入豆浆机中。加入矿泉水，至水位线即可。
③盖上豆浆机机头，选择"五谷"程序，再选择"开始"键，开始打浆。
④待豆浆机运转15分钟，即成豆浆。
⑤将豆浆机断电，取下机头，把榨好的豆浆倒入滤网，滤去豆渣。
⑥将煮好的豆浆倒入碗中，加入适量白糖，搅拌均匀至其溶化。
⑦待稍微放凉后即可饮用。

养生功效 黑豆是高蛋白、低能量的食物，易于吸收，可加速中老年人体内胆固醇的排出，避免其在体内的堆积。

黑豆益母草瘦肉汤

- 原料：水发黑豆70克，水发薏米60克，益母草10克，枸杞8克，猪瘦肉250克
- 调料：料酒10毫升，盐、鸡粉各2克
- 做法：

①将猪瘦肉洗净切成丁，备用。
②往沸水锅中倒入瘦肉丁，搅散，汆至变色，将其沥水捞出。
③砂锅中注水烧开，倒入备好的黑豆、薏米、益母草、枸杞。
④放入汆过水的瘦肉丁，淋入适量料酒。盖上盖，用小火炖1小时，至药材析出有效成分。
⑤揭开盖，放入少许盐、鸡粉，搅拌片刻，至食材入味。
⑥关火后，将瘦肉汤盛入碗中即可。

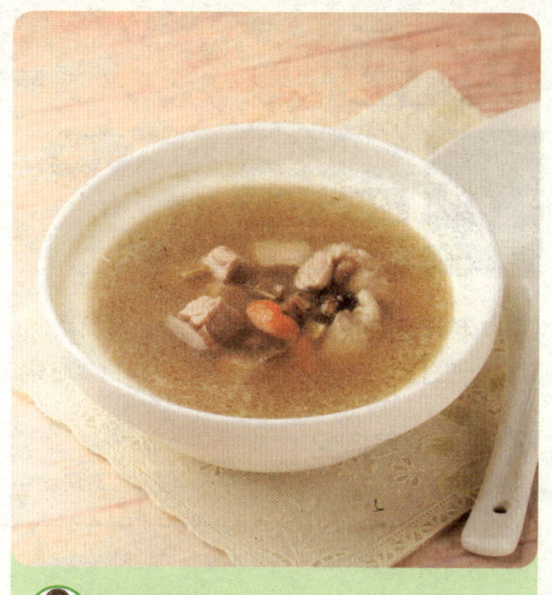

养生功效 瘦肉对于中老年人而言比较容易消化和吸收，且具有丰富的蛋白质及其他营养成分。

山药黑豆粥

- 原料：小米70克，山药90克，水发黑豆80克，水发薏米45克，葱花少许
- 调料：盐2克
- 做法：

①将山药洗净去皮，切成丁。
②往沸水锅中倒入黑豆、薏米，用锅勺搅拌均匀，倒入备好的小米。
③盖上锅盖，烧开后用小火煮30分钟，至食材熟软。
④揭开锅盖，放入山药，搅拌均匀。盖上盖，续煮15分钟，至全部食材熟透。
⑤揭开锅盖，放入盐，快速拌匀至入味。
⑥关火，将煮好的粥盛出，装入碗中，放上葱花即可。

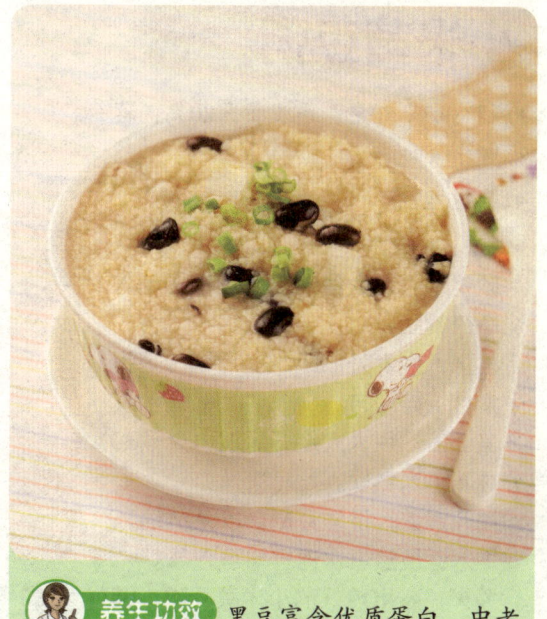

养生功效 黑豆富含优质蛋白，中老年人常吃可缓解内脏平滑肌的紧张，有扩张血管、促进血液流通的作用。

黄豆

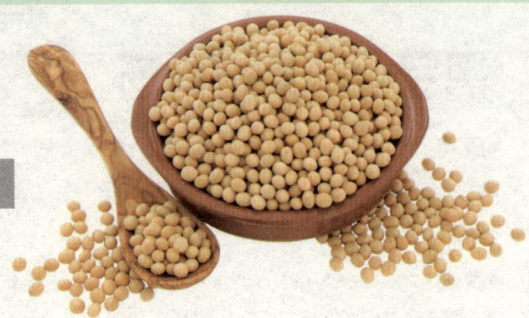

蛋白质含量：每100克含36.3克

别名：大豆、黄大豆

最佳食用方法 熬煮

每日最佳食用量 约40克

对中老年人的好处 黄豆含植物性蛋白质，有"植物肉"的美称。中老年人通过食用黄豆补充蛋白质，可避免食用肉类补充蛋白质而导致胆固醇升高以及免疫力下降等问题。

✓ **最佳营养搭配**

黄豆+香菜　健脾宽中，祛风解毒　　　黄豆+白菜　预防乳腺癌

✗ **禁忌搭配**

黄豆+虾米　影响钙的消化吸收　　　黄豆+核桃　易导致腹胀、消化不良

❗ **食用注意：** 一般人均可食用。黄豆是更年期妇女、糖尿病及心血管病患者的理想食品。但患有严重肝病、肾病、痛风、动脉硬化、低碘和对黄豆过敏者禁食。

小米黄豆粥

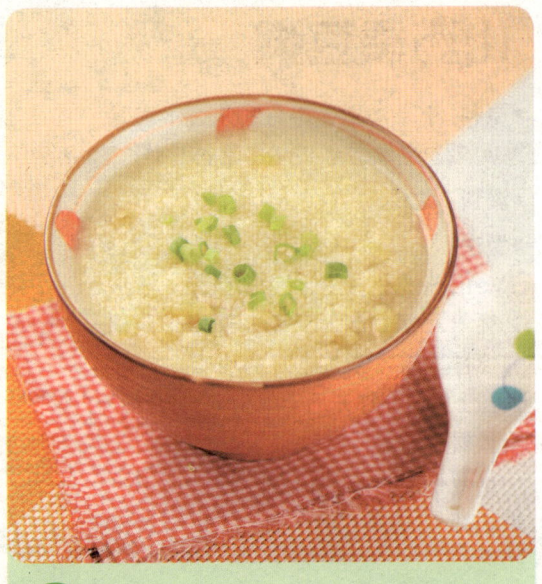

- 原料：小米50克，水发黄豆80克，葱花少许
- 调料：盐2克
- 做法：

①砂锅中注入适量清水后烧开，倒入洗净的黄豆。
②再加入泡发好的小米，用锅勺将锅中食材搅拌均匀。
③盖上盖，用大火烧开后调小火煮30分钟至小米熟软。
④揭开锅盖，搅拌片刻，以免粘锅。
⑤加入适量盐，快速拌匀至入味。
⑥关火，盛出熬好的小米黄豆粥，装入碗中，再放上适量葱花即可。

养生功效 黄豆中富含优质蛋白质，可以营养中老年人的肌肤、毛发，令其肌体更加丰满结实，毛发乌黑。

茭白烧黄豆

- 原料：茭白180克，彩椒45克，水发黄豆200克，蒜末、葱花各少许
- 调料：盐3克，蚝油10克，水淀粉4克，香油2毫升，食用油适量
- 做法：
①将茭白洗净去皮切成丁，彩椒洗净切成丁。
②锅中注入清水烧开，放入盐、茭白、彩椒，倒入洗净的黄豆，拌匀，煮至五成熟捞出，沥干水分。
③锅中倒入食用油烧热，放入蒜末，爆香。倒入焯过水的食材，翻炒匀。
④放入适量蚝油、盐，炒匀调味，加入清水，用大火收汁。
⑤淋入水淀粉，放入少许香油，加入葱花，翻炒均匀，装入盘中即可。

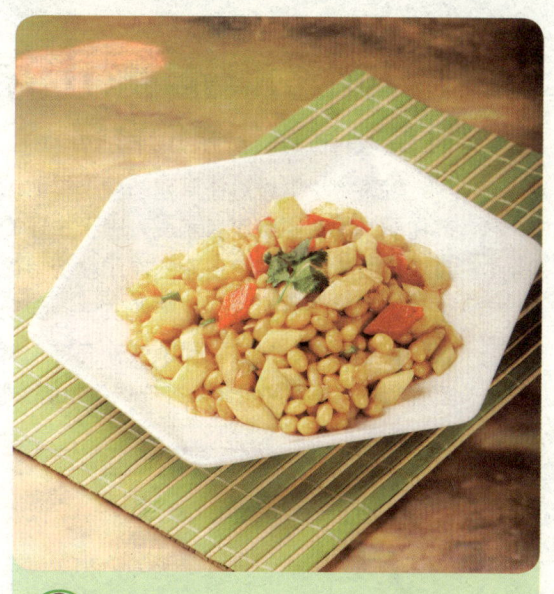

养生功效 黄豆含有优质的蛋白质，能促进术后中老年人伤口血液的凝固和愈合，同时还有助于稳定血压。

黄豆蛤蜊豆腐汤

- 原料：水发黄豆95克，豆腐、蛤蜊各200克，姜片、葱花各少许
- 调料：盐2克，鸡粉、胡椒粉各适量
- 做法：
①将豆腐洗净切成小方块，将蛤蜊打开，洗净，备用。
②锅中注入适量清水烧开，倒入洗净的黄豆，盖上盖，用小火煮20分钟，至其熟软。
③揭开盖，倒入豆腐、蛤蜊，然后再放入姜片。
④加入适量盐、鸡粉，搅匀调味。
⑤盖上盖，用小火再煮8分钟，至食材熟透。
⑥揭开盖，撒入胡椒粉，搅拌均匀，装入碗中，撒上葱花即可。

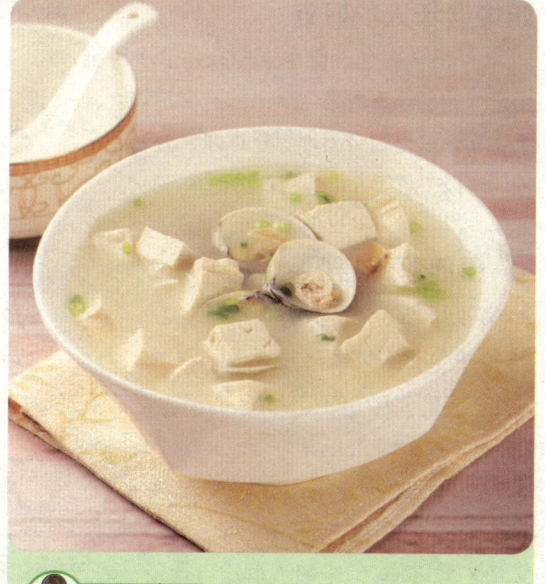

养生功效 蛤蜊中富含高蛋白，能增强中老年人身体免疫力，抗疲劳，同时也是防治中老年人慢性病的理想食品。

各项健康指标正常的中老年人
宜食富含维生素的食物

维生素是维持机体生命活动不可缺少的营养物质。而对中老年人来说，由于生理的老化及抵抗力的降低，维生素的作用就变得更为重要。为了防止维生素缺乏症的发生，实现健康长寿，中老年人应注意摄取或补充维生素，下面介绍一些适宜中老年人补充维生素的食物。

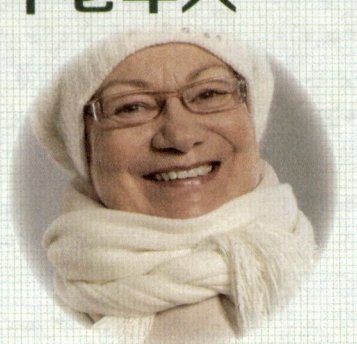

芦笋

维生素B_1含量：每100克含1.8毫克	别名：石刁柏
	最佳食用方法　清炒
	每日最佳食用量　约50克

对中老年人的好处

芦笋含有包括维生素B_1在内的多种维生素。中老年人对维生素B_1的需求量较大，维生素B_1缺乏则会出现感觉迟钝、心音异常等。所以中老年人可适当食用芦笋。

✔ **最佳营养搭配**

芦笋+沙拉　消除疲劳　　　　芦笋+百合　降压降脂
芦笋+冬瓜　降压降脂　　　　芦笋+海参　防癌抗癌

✘ **禁忌搭配**

芦笋+羊肉　导致腹泻　　　　芦笋+羊肝　降低营养价值

❗ **食用注意**：一般人群均可食用，痛风和糖尿病人不宜食用，由于蔬菜中芦笋的嘌呤含量相对较高，会加重尿酸的代谢障碍。

草菇烩芦笋

- **原料**：草菇、芦笋各100克，彩椒50克，姜片、蒜末、葱段各少许
- **调料**：盐3克，鸡粉2克，料酒5毫升，水淀粉、食用油各适量
- **做法**：
① 芦笋切段，草菇切片，彩椒切块。
② 往沸水锅中加入盐、食用油、草菇、芦笋，略煮片刻，放彩椒块，拌匀。
③ 煮约半分钟，至食材断生，捞出焯煮好的食材，沥干水分，备用。
④ 锅中注油烧热，放姜片、蒜末、葱段，爆香，倒入焯过水的食材，翻炒均匀。
⑤ 淋入少许料酒，炒匀提味，注入少许清水，再加入盐、鸡粉、水淀粉，翻炒至食材熟透。
⑥ 关火后盛出食材，装盘即可。

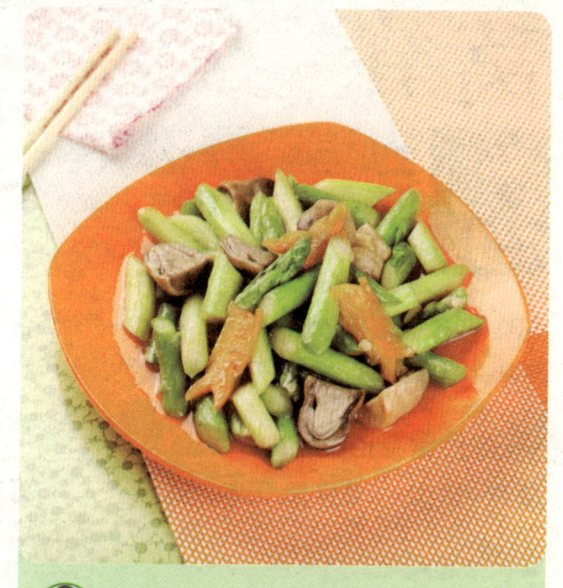

养生功效 草菇对补充中老年人身体的营养、提高食欲等很有益处。此外，草菇还含有多糖，对降低血压有益处。

芦笋炒百合

- **原料**：芦笋110克，彩椒50克，鲜百合45克，姜片、葱段各少许
- **调料**：盐3克，鸡粉2克，料酒4毫升，水淀粉、食用油各适量
- **做法**：
① 将芦笋切小段，彩椒切成小块。
② 往沸水锅中放入食用油、盐、芦笋段、彩椒块，再倒入洗净的百合。
③ 轻搅片刻，续煮至全部食材断生后沥水捞出，备用。
④ 将姜片、葱段倒入油锅中爆香，倒入焯好的食材，大火炒至析出水分。
⑤ 再淋入料酒，加入鸡粉、盐，炒匀调味，再倒入少许水淀粉，翻炒几下，至全部食材入味。
⑥ 关火后盛出食材，装在盘中即可。

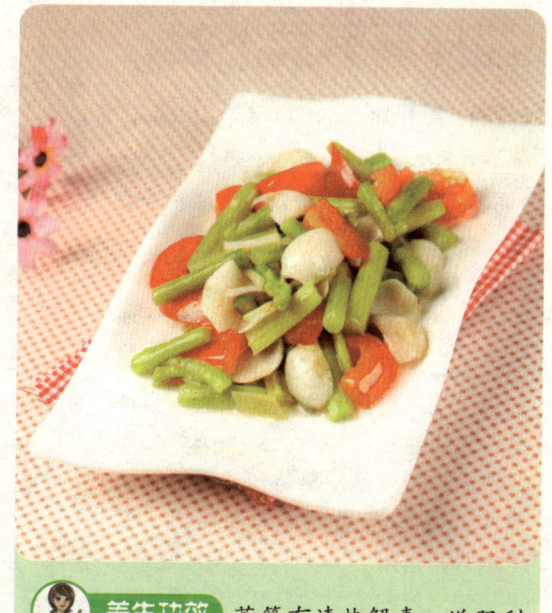

养生功效 芦笋有清热解毒、滋阴利水的功效，对高血压、心脏病有一定的辅助治疗作用。

莴笋

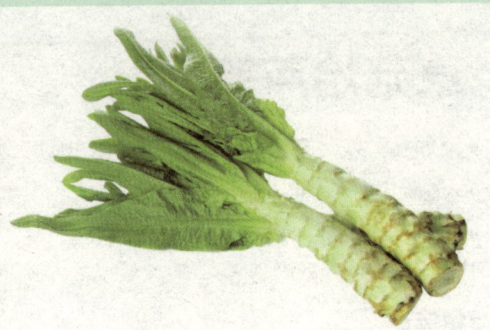

维生素C含量：每100克含4毫克

别名：莴苣、莴苣笋、莴苣菜
最佳食用方法 清炒
每日最佳食用量 每次约60克

对中老年人的好处 莴笋中有一种乳白色浆液，具有安神镇静作用，且没有毒性，最适宜神经衰弱失眠者；且莴笋富含维生素C，中老年人常食有软化血管、降低血脂的功效。

✓ 最佳营养搭配

莴笋+猪肉　补虚强身，丰肌泽肤

莴笋+青蒜　对糖尿病患者非常有益

✗ 禁忌搭配

莴笋+石榴　易产生毒素

莴笋+蜂蜜　易造成脾胃呆滞

！食用注意： 一般人群均可食用，老人、儿童尤其适合。但莴笋中的一些特定物质对视神经有刺激作用，故视力弱者不宜多食，有眼疾特别是夜盲症的人也应少食。

醋拌莴笋萝卜丝

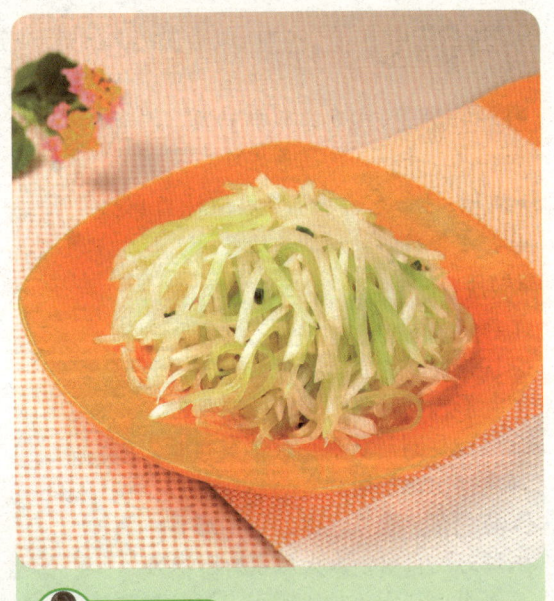

- **原料：** 莴笋140克，白萝卜200克，蒜末、葱花各少许
- **调料：** 盐3克，鸡粉2克，陈醋5毫升，食用油适量
- **做法：**
  ① 将白萝卜洗净去皮切细丝，莴笋洗净去皮后切成细丝。
  ② 锅中注入适量清水烧开，放入少许盐、食用油。
  ③ 倒入白萝卜丝、莴笋丝，搅匀，再煮约1分钟。至食材熟软后捞出，沥干水分，备用。
  ④ 将焯煮好的食材放在碗中，撒上蒜末、葱花。
  ⑤ 加入盐、鸡粉，淋入陈醋。搅拌至食材入味，装盘。

养生功效 白萝卜中含有丰富的维生素A、维生素C等各种维生素，中老年人常食能保持皮肤的白嫩，防治老年斑。

蒜苗炒莴笋

- **原料**：蒜苗50克，莴笋180克，彩椒50克
- **调料**：盐3克，鸡粉2克，生抽、水淀粉、食用油各适量

- **做法**：
① 将蒜苗洗净切成段，彩椒洗净后切开，去籽，切成丝。将莴笋洗净去皮切段，再切成片，改切成丝。
② 锅中注水烧开，放入适量食用油、盐。倒入莴笋丝，煮约半分钟至断生。将焯煮好的莴笋捞出，备用。
③ 起油锅，放入蒜苗，炒香。倒入莴笋丝，翻炒匀，再放入彩椒，炒匀。
④ 加入适量盐、鸡粉、生抽，调味。
⑤ 倒入适量水淀粉，快速翻炒均匀。
⑥ 将炒好的食材盛入盘中即可。

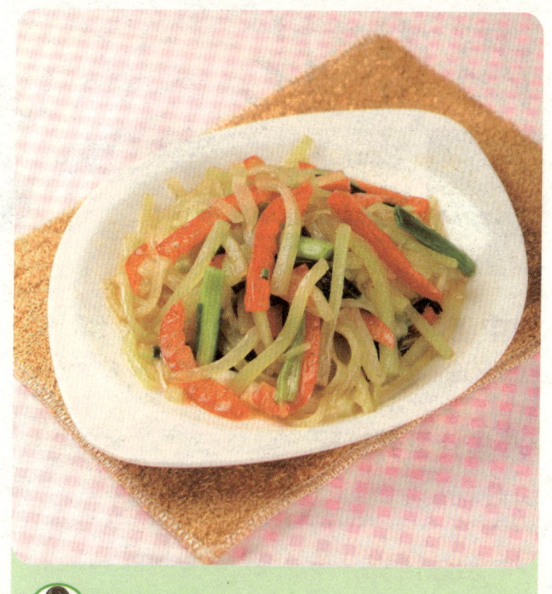

养生功效 莴笋中维生素C的含量较高，中老年人常食可促进人体对铁元素的吸收，从而起到补血作用。

莴笋莲藕排骨汤

- **原料**：排骨段300克，莲藕200克，莴笋85克，八角、香叶、姜片各少许
- **调料**：盐3克，鸡粉、胡椒粉各2克，料酒10毫升

- **做法**：
① 将所有材料洗净备用。
② 锅中注水烧开，放排骨段、料酒搅匀。再放入八角、香叶，用大火煮一会儿，余去排骨上的血渍，捞出备用。
③ 砂锅中注水烧开，倒入余煮过的材料、姜片、料酒提鲜。加盖煮沸后转小火煮约30分钟，至香料散出香味。
④ 揭盖加莲藕、莴笋块搅匀。加盖用小火再煮约20分钟，至食材熟透。
⑤ 揭盖加少许盐、鸡粉、胡椒粉。搅匀调味，续煮至汤汁入味。

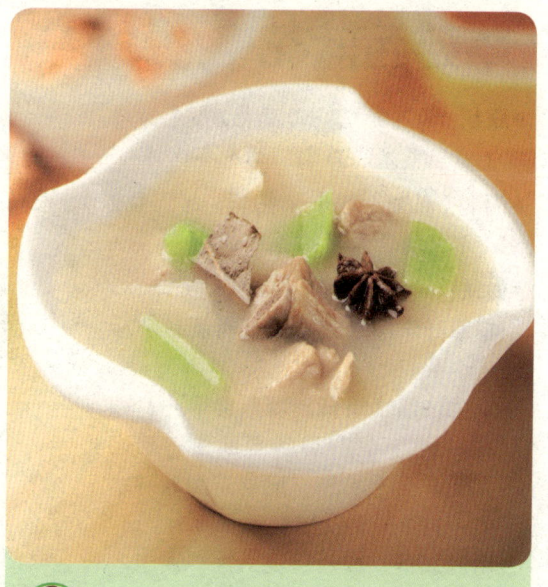

养生功效 莲藕中含有丰富的维生素K，具有止血的作用，对于瘀血、吐血、尿血、便血的中老年人十分适宜。

西蓝花

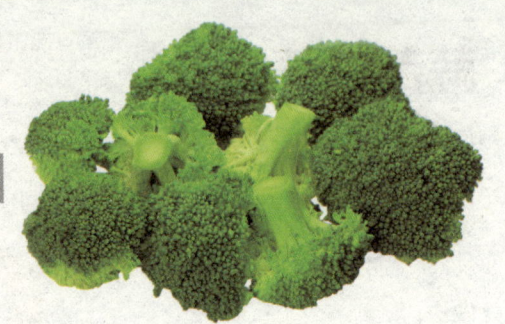

维生素A含量：每100克含1.2毫克	别名：西兰花、青花菜
	最佳食用方法 清炒
	每日最佳食用量 1/3朵

对中老年人的好处 西蓝花中富含维生素A，具有防癌抗癌的功效，尤其是在防治胃癌、乳腺癌方面效果尤佳。且还能提高人体免疫功能，促进肝脏解毒，增强体质。

✓ 最佳营养搭配

西蓝花+胡萝卜　预防消化系统疾病　　西蓝花+西红柿　防癌抗癌

✗ 禁忌搭配

西蓝花+牛奶　影响钙质吸收　　西蓝花+猪肺　令人气滞

❗ 食用注意： 一般人群均可食用，适宜于中老年人、小孩和脾胃虚弱、消化功能不强者食用，但红斑狼疮患者忌食。

草菇西蓝花

- **原料：** 草菇90克，西蓝花200克，胡萝卜片、姜末、蒜末、葱段各少许
- **调料：** 料酒8毫升，蚝油8克，盐2克，水淀粉、食用油各适量
- **做法：**
  ① 将草菇洗净切成小块，西蓝花洗净切成小朵。
  ② 锅中注清水烧开，加入食用油、西蓝花，搅匀，煮1分钟至断生，捞出西蓝花，沥干水分；把草菇倒入沸水锅中，煮半分钟捞出，沥干水分。
  ③ 用油起锅，放入胡萝卜片、姜末、蒜末、葱段、草菇，翻炒匀，加入料酒、蚝油、盐，炒匀调味，淋入清水，炒匀，倒入水淀粉，快速炒匀。
  ④ 将西蓝花摆盘中，盛入草菇即可。

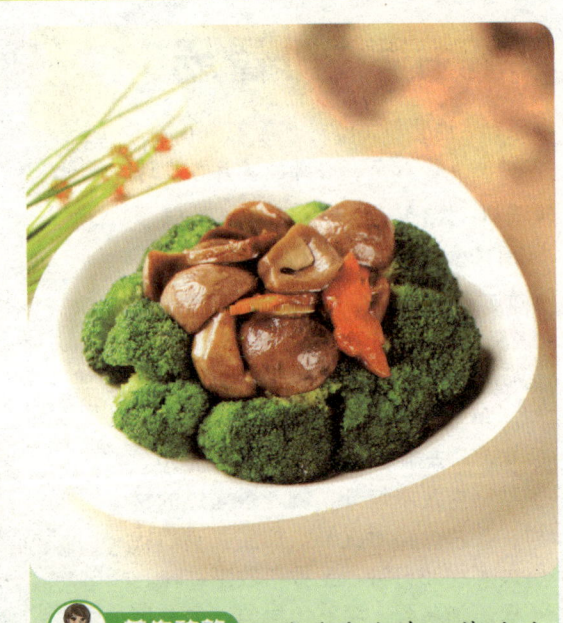

养生功效 西蓝花中含有独特的叶酸，中老年人适量食用西蓝花可补充叶酸，减轻贫血状况。

西蓝花炒鸡片

- 原料：西蓝花、鸡胸肉各200克，胡萝卜50克，姜片、蒜末、葱白各少许
- 调料：盐8克，鸡粉4克，料酒5毫升，水淀粉、食用油各适量
- 做法：

① 将西蓝花切小朵，胡萝卜切上花刀，再切成片，鸡胸肉切成片。
② 将鸡肉片加盐、鸡粉、水淀粉、食用油，腌渍5分钟。
③ 往沸水锅中放入食用油、盐、胡萝卜、西蓝花，煮至熟透，捞出备用。
④ 将胡萝卜片、姜片、蒜末、葱白、腌渍好的肉片倒入油锅中，翻炒匀。
⑤ 放入料酒、水、盐、鸡粉调味，翻炒均匀，倒入少许水淀粉勾芡。
⑥ 盛出食材，再用西蓝花装饰即可。

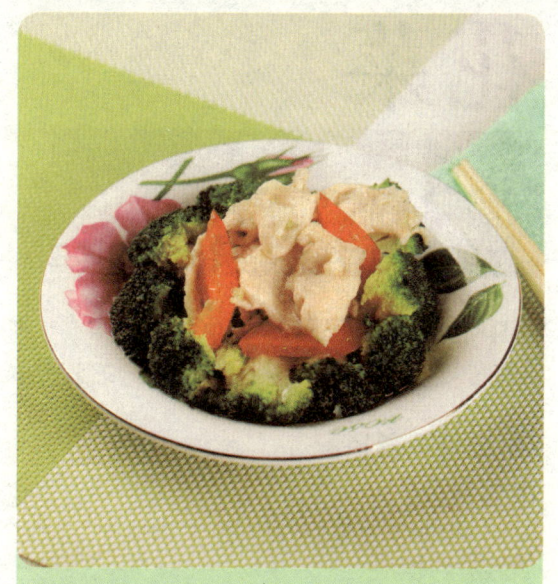

养生功效 西蓝花中含多种维生素，能降低血脂、防止血小板凝结成块，从而减少中老年人患心脏病的危险。

虾仁西蓝花

- 原料：西蓝花230克，虾仁6克
- 调料：盐、鸡粉、水淀粉各少许，食用油适量
- 做法：

① 往沸水锅中放入食用油、盐、西蓝花，煮至断生，沥水捞出，备用。
② 将西蓝花取菜花部分，虾仁切段。
③ 向虾仁中加少许盐、鸡粉、水淀粉，拌匀，腌渍10分钟，备用。
④ 炒锅注油烧热，注入适量清水，加少许盐、鸡粉。
⑤ 倒入腌渍好的虾仁，拌匀，煮至虾身卷起并呈淡红色。
⑥ 关火，取一盘，摆上西蓝花，盛入锅中的虾仁即可。

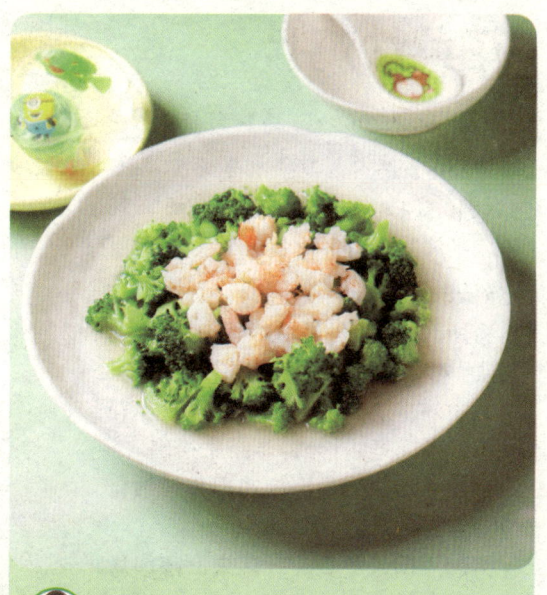

养生功效 西蓝花中富含维生素C，可增强中老年人肝脏的解毒能力，并能防止感冒和坏血病的发生。

花菜

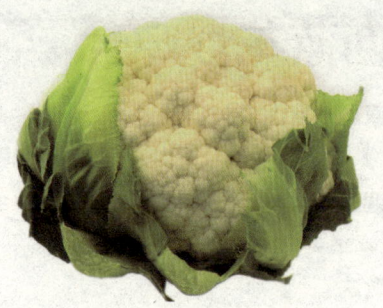

维生素C含量：每100克含61毫克	别名：菜花、椰菜花
	最佳食用方法 清炒
	每日最佳食用量 每次约100克

对中老年人的好处 花菜中维生素C含量极高，不但有利于人的生长发育，更重要的是能提高人体免疫功能，促进肝脏解毒，增强人的抗病能力。

✔ **最佳营养搭配**

花菜+蚝油　健脾开胃　　　　　花菜+辣椒　防癌抗癌

✘ **禁忌搭配**

花菜+猪肝　阻碍营养物质的吸收　　花菜+牛肝　不利身体健康

❗ **食用注意：** 一般人群均可食用，特别适合食欲不振、大便干结、癌症等中老年患者，但尿路结石者不宜吃。

花菜炒鸡片

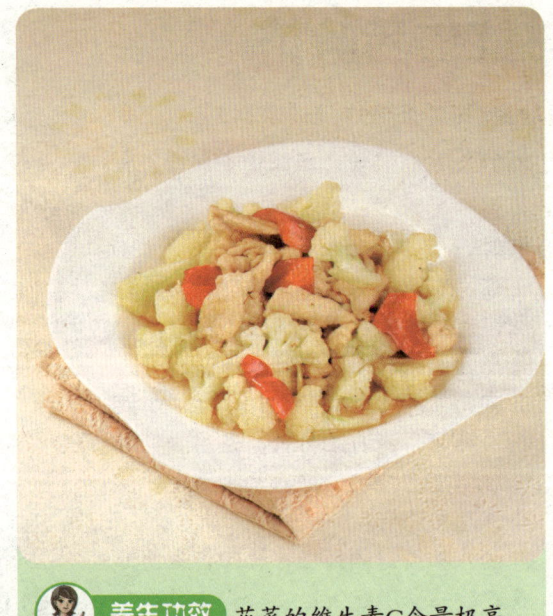

- **原料：** 花菜200克，鸡胸肉180克，红椒40克，姜片、蒜末、葱段各少许
- **调料：** 盐4克，鸡粉3克，料酒、蚝油、水淀粉、食用油各适量
- **做法：**
① 将所有材料洗净备用。鸡胸肉装碗，加盐、鸡粉、水淀粉、食用油抓匀腌渍。
② 锅中注水烧开，加食用油、盐、花菜、红椒，煮约1分钟至断生捞出。
③ 锅中注油烧热，倒入鸡肉片搅散，滑油至变色捞出。
④ 另起油锅，放姜片、蒜末、葱段爆香。倒入花菜和红椒、鸡肉片，淋入适量料酒，炒香。
⑤ 加入适量盐、鸡粉、蚝油，炒匀调味。倒入水淀粉，快速炒匀盛出即可。

养生功效 花菜的维生素C含量极高，中老年人常食能提高人体免疫功能，促进肝脏解毒，增强人的体质。

慈菇花菜汤

- 原料：慈菇120克，鲜香菇50克，花菜200克，彩椒50克，葱花少许
- 调料：盐、鸡粉各2克，食用油适量
- 做法：

①将慈菇洗净去蒂，切片。花菜洗净切成小块。香菇洗净切成片。彩椒洗净后切开，去籽，切成小块，将全部食材装碗备用。
②锅中注入适量清水烧开，淋入适量食用油，加入少许盐、鸡粉。
③倒入切好的食材，搅匀。盖上盖，用中火煮5分钟，至食材熟透。
④揭开盖子，搅拌片刻。
⑤关火后盛出煮好的慈姑花菜汤，装入汤碗中。
⑥撒上葱花即可。

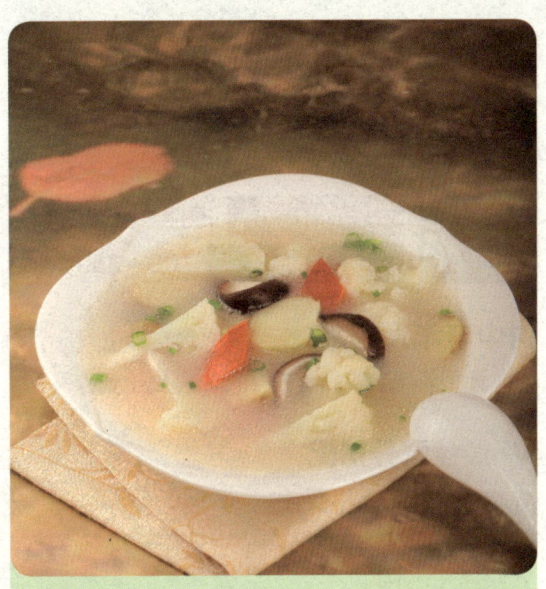

养生功效 彩椒中富含维生素C及微量元素，中老年人常食不仅可改善黑斑及雀斑，还有消暑、补血等功效。

花菜菠萝稀粥

- 原料：菠萝肉160克，花菜120克，水发大米85克
- 做法：

①将菠萝肉去皮洗净切片，再切成细丝，改切成小丁块。花菜洗好去除根部，切片，改切成小朵，备用。
②砂锅中注入适量清水烧开，倒入洗净的大米，拌匀。
③盖上盖，烧开后用小火煮30分钟。揭盖，倒入花菜，拌匀。
④再盖上盖，用小火续煮10分钟。
⑤揭盖，倒入菠萝，拌匀，用小火续煮3分钟。
⑥关火后盛出煮好的稀粥即可。

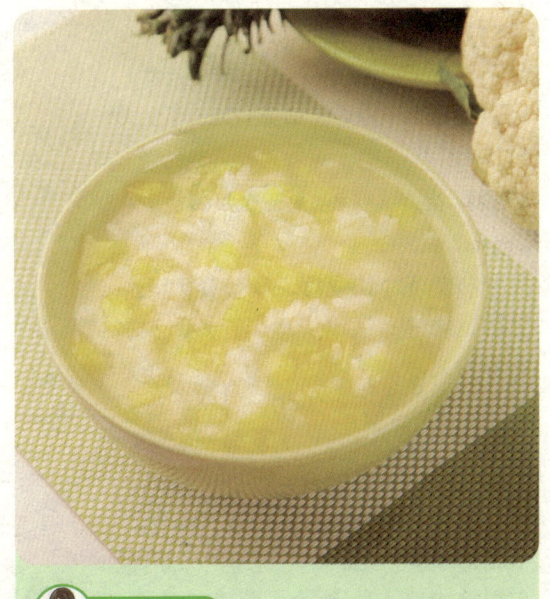

养生功效 菠萝中含有丰富的维生素B，中老年人常食能有效地滋养肌肤，防止皮肤干裂，滋润头发。

菠菜

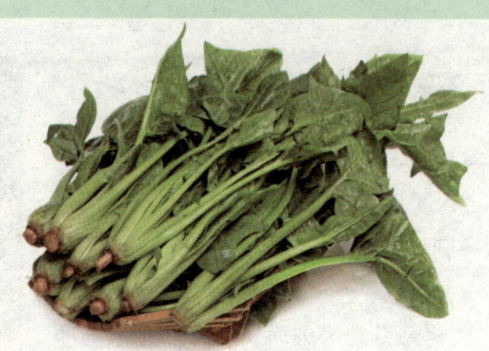

维生素B₃含量：每100克含0.6毫克	别名：鼠根菜、赤根菜
	最佳食用方法　凉拌
	每日最佳食用量　100~250克

对中老年人的好处　菠菜中含有维生素B_3，维生素B_3又称为烟酸、尼克酸，具有扩张末梢血管和降低血胆固醇的作用，可用于治疗高脂血症、缺血性心脏病、动脉硬化等疾病。

✓ 最佳营养搭配

菠菜+海带　防止结石　　　　　　　菠菜+猪肝　防治贫血

✗ 禁忌搭配

菠菜+豆腐　不利于钙的吸收　　　　菠菜+韭菜　有滑肠作用，易引起腹泻

！食用注意：一般人群均可食用。特别适合老、幼、病、弱者食用，长期使用电脑者、爱美人士也应常食菠菜，但肾炎患者、肾结石患者不宜食用，脾虚便溏者不宜多食。

菠菜蛋黄粥

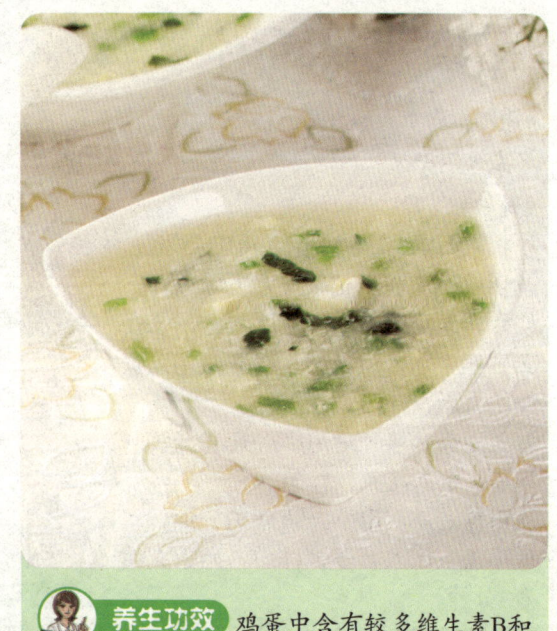

- **原料：** 菠菜100克，鸡蛋1个，水发大米150克
- **调料：** 盐、鸡粉各2克，食用油适量
- **做法：**

① 把菠菜洗净切成粒，取蛋黄备用。
② 砂锅中注入适量清水烧开，倒入水发好的大米，拌匀。
③ 盖上盖，用小火煲40分钟至大米完全熟烂。
④ 揭盖，倒入菠菜粒，拌匀，煮沸，放入适量盐、鸡粉、食用油，拌匀。
⑤ 将鸡蛋黄打散，倒入米粥中，用锅勺搅拌均匀，煮沸。
⑥ 把煮好的粥盛出，装入碗中即可。

养生功效　鸡蛋中含有较多维生素B和其他微量元素，可以分解中老年人体内的致癌物质，具有防癌作用。

菠菜银耳粥

- 原料：菠菜100克，水发银耳150克，水发大米180克
- 调料：盐、鸡粉各2克，食用油适量
- 做法：

①将银耳洗净切去黄色根部，再切成小块，菠菜洗好切成段。
②砂锅中注入适量清水，用大火烧开，倒入泡好的大米，搅匀。
③盖上盖，烧开后用小火煮30分钟，至大米熟软。
④揭盖，放入银耳，拌匀，盖好盖，续煮15分钟，至食材熟烂。
⑤揭盖，放入菠菜，拌匀，倒入适量食用油，搅拌匀。
⑥加入鸡粉、盐，用锅勺拌匀调味，把煮好的粥盛出，装入碗中即可。

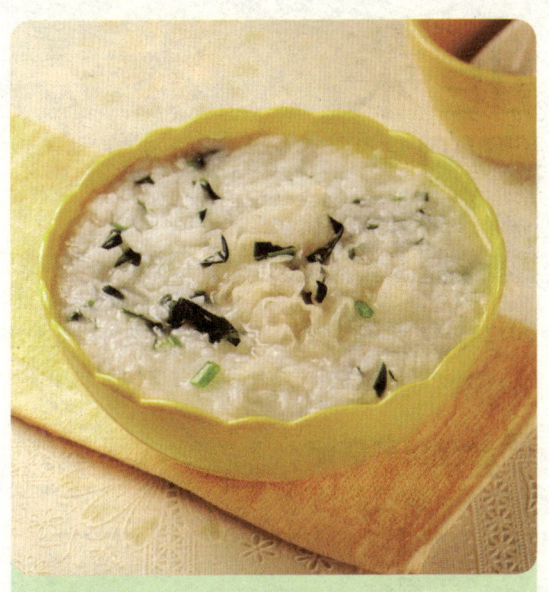

养生功效 菠菜富含维生素C，能够提高中老年人的免疫力，改善心血管疾病，同时又能防止黑色素沉着。

海米拌菠菜

- 原料：菠菜200克，海米20克，蒜末、葱花各少许
- 调料：盐、鸡粉各2克，生抽、食用油各适量
- 做法：

①菠菜切成段，装入盘中，备用。
②往沸水锅中放入食用油、菠菜，搅匀，煮1分钟至熟，捞出，备用。
③将海米倒入油锅中炒香，盛出，装碗备用。
④将菠菜倒入碗中，放入蒜末、海米。
⑤倒入适量生抽，加入盐、鸡粉，用筷子拌匀调味。
⑥将拌好的材料盛出，将其装入盘中即可。

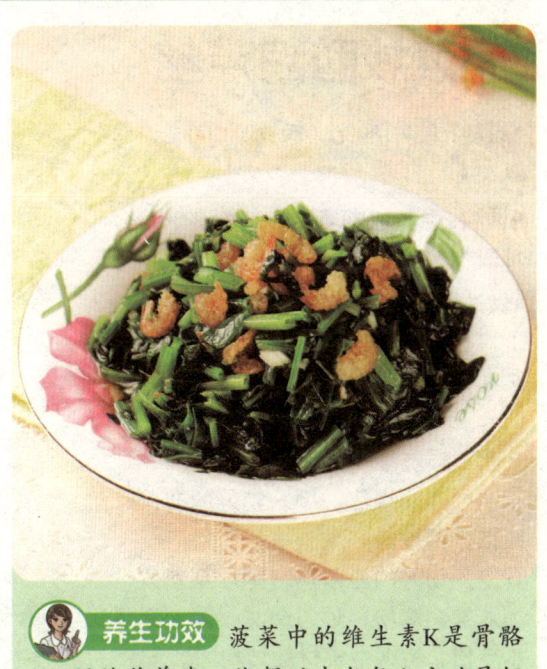

养生功效 菠菜中的维生素K是骨骼强健营养素，能帮助中老年人启动骨钙素，防治骨质疏松等病症。

韭菜

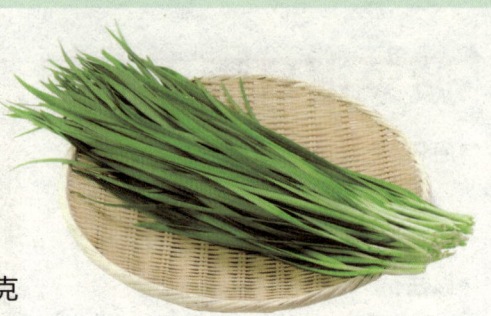

维生素B_1含量：每100克含13毫克	别名：壮阳草、长生草
	最佳食用方法　清炒
	每日最佳食用量　每次80~100克

对中老年人的好处　韭菜有益于人体降低血脂，防治冠心病、贫血、动脉硬化，富含的维生素B_1对神经组织和精神状态有良好的影响；中老年人常食能保持良好的精神状态。

✔ 最佳营养搭配

韭菜+豆腐　防治便秘　　　　　　韭菜+鸡蛋　补肾，止痛

✘ 禁忌搭配

韭菜+蜂蜜　易引起腹泻　　　　　韭菜+菠菜　易引起腹泻

❗食用注意：　一般人群均可食用。夜盲症、皮肤粗糙、便秘、眼干燥症的中老年患者可以多食，但有阳亢及热性病症的中老年人忌食。

韭菜炒西葫芦丝

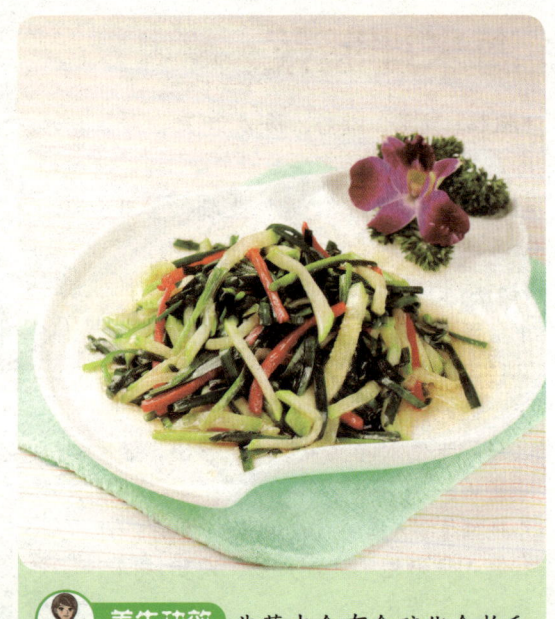

- **原料：** 韭菜180克，西葫芦200克，红椒20克
- **调料：** 盐、鸡粉各2克，水淀粉、食用油各适量
- **做法：**

①将韭菜洗净切成段。
②红椒洗净后对半切开，去籽，再切成丝。
③西葫芦洗净切片，改切成丝。
④锅中注油烧热，倒入切好的韭菜、红椒，翻炒匀。
⑤倒入切好的西葫芦，翻炒至熟软，加入盐、鸡粉，炒匀调味，淋入适量水淀粉，将锅中食材翻炒均匀。
⑥关火后把炒好的菜盛入盘中即可。

养生功效　韭菜中含有含硫化合物和维生素B族元素，具有降血脂及扩张血脉的作用，对心脑血管疾病有食疗作用。

绿豆芽韭菜汤

- 原料：韭菜60克，绿豆芽70克，高汤适量
- 调料：鸡粉、盐各2克，食用油适量
- 做法：

①热锅注油烧热，放入洗净的韭菜段，炒香。
②倒入洗净的绿豆芽，翻炒均匀，并炒香。
③加入高汤，用勺拌匀，用大火煮约1分钟至食材熟透。
④加少许鸡粉、盐调味，拌煮片刻至食材入味。
⑤关火后盛出煮好的汤料即可。

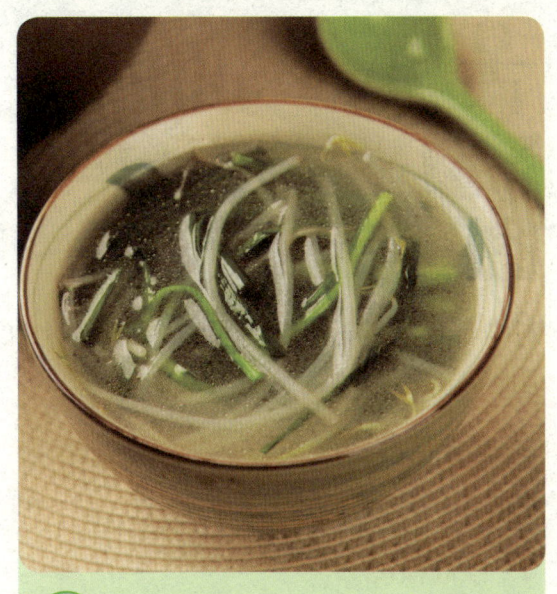

养生功效　韭菜含有维生素B_1、烟酸、维生素C、胡萝卜素及多种矿物质，具有补肾温阳、益肝健胃的功效。

韭菜鲜虾粥

- 原料：韭菜85克，基围虾80克，水发大米150克，姜丝少许
- 调料：盐、鸡粉各2克，食用油适量
- 做法：

①将基围虾洗净除去头、须，将背部切开。韭菜洗净切段，备用。
②砂锅中注入适量清水烧开，倒入洗净的大米，搅拌均匀。
③加少许食用油，搅匀。盖上盖，烧开后用小火煮30分钟，至大米熟软。
④揭盖，放入姜丝，倒入处理好的基围虾，搅匀。盖上盖，用小火续煮5分钟。
⑤揭开盖，放入切好的韭菜。加入适量盐、鸡粉，搅匀调味。
⑥关火后盛出煮好的粥，装入碗中。

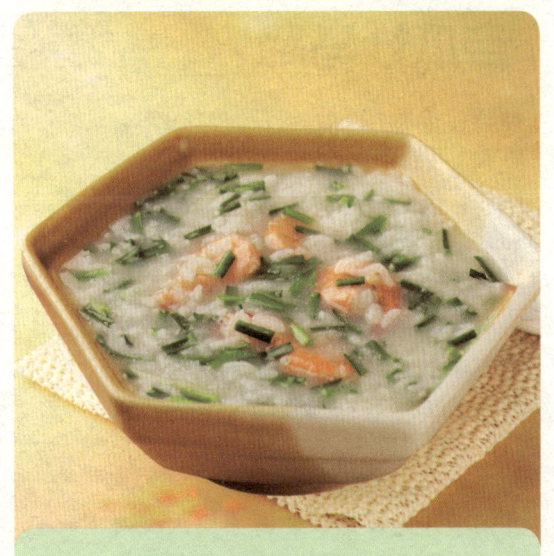

养生功效　韭菜中富含维生素A，中老年人多吃不仅能明目润肺，还能降低患伤风感冒、寒喘等疾病的概率。

苦瓜

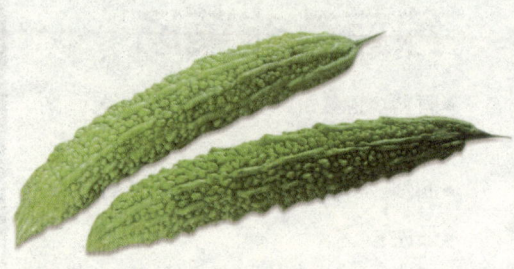

维生素C含量：每100克含84毫克	别名：凉瓜、癞瓜、锦荔枝
	最佳食用方法 清炒
	每日最佳食用量 每次约80克

对中老年人的好处 苦瓜中的维生素C的含量很高，而维生素C能阻止亚硝酸盐和仲胺在胃内结合成致癌物质——亚脱胺，从而减低癌的发病率。

✔ 最佳营养搭配

苦瓜+洋葱　提高机体免疫力　　　苦瓜+辣椒　排毒瘦身

✘ 禁忌搭配

苦瓜+豆腐　易形成结石　　　苦瓜+黄瓜　降低营养价值

❗ 食用注意： 一般人群均可以食用，尤其适宜糖尿病、癌症、痱子的中老年患者；但苦瓜性凉，如若中老年人的脾胃虚寒，则不宜食用。

苦瓜炒马蹄

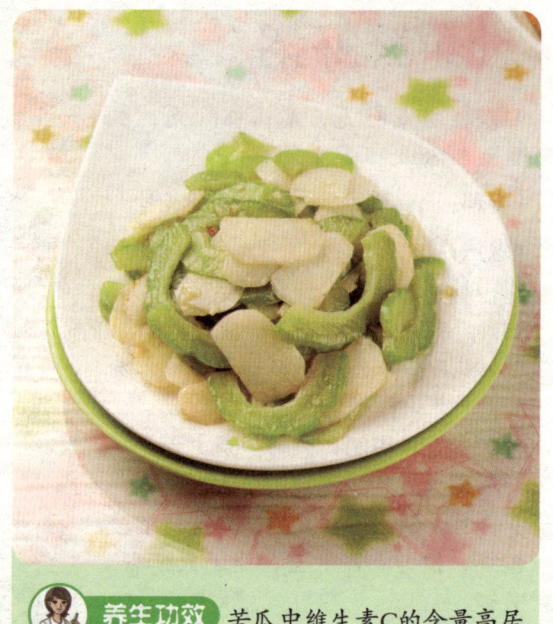

- **原料：** 苦瓜120克，马蹄肉100克，蒜末、葱花各少许
- **调料：** 盐3克，鸡粉2克，白糖3克，水淀粉、食用油各适量
- **做法：**

①将材料洗净备用。苦瓜片装碗，加少许盐，拌至其肉质变软腌渍。
②锅中注水烧开，倒入腌好的苦瓜拌匀，煮至其断生。捞出焯好的苦瓜，沥干水分。放在盘中，备用。
③锅中注油烧热，倒蒜末用大火爆香。放马蹄肉，翻炒几下。再倒入焯煮过的苦瓜，快速炒至食材断生。
④加入盐、鸡粉、白糖炒匀调味。再淋上适量水淀粉，翻炒几下至食材入味。撒上葱花，炒匀后盛出即可。

养生功效 苦瓜中维生素C的含量高居各种瓜类之首，中老年人常食能提高机体应激和自身免疫能力。

苦瓜花蛤汤

- 原料：花蛤250克，苦瓜片300克，姜片、葱段各少许
- 调料：盐、鸡粉、胡椒粉各2克，食用油少许
- 做法：
  ①锅中注入适量食用油，放入姜片、葱段，爆香。
  ②倒入洗净的花蛤，翻炒均匀。
  ③向锅中加入适量清水，搅拌匀，煮约2分钟至沸腾。
  ④倒入洗净且切好的苦瓜，煮大约3分钟。
  ⑤加入鸡粉、盐、胡椒粉，搅拌均匀调味。
  ⑥盛出煮好的汤料，装入碗中即可。

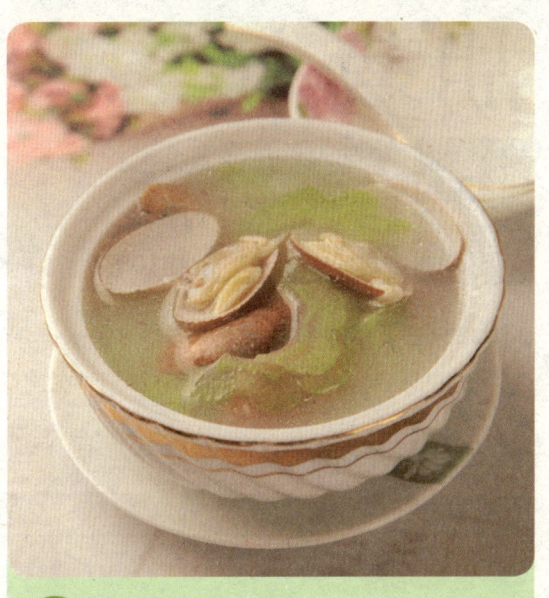

养生功效 苦瓜含有蛋白质、膳食纤维、胡萝卜素、维生素等营养成分，具有清热解毒、解劳清心等功效。

桃仁苦瓜粥

- 原料：水发大米120克，苦瓜160克，桃仁少许
- 做法：
  ①苦瓜洗净沥干水分，用刀切开，去瓤，把果肉切条，再切成小丁块，备用。
  ②砂锅中注入适量清水，大火烧开，倒入备好的桃仁、大米、苦瓜，用勺子拌匀。
  ③盖上盖，烧开后用小火煮约40分钟至食材熟透。
  ④揭开盖，用勺子搅拌均匀。
  ⑤关火后盛出煮好的粥即可。

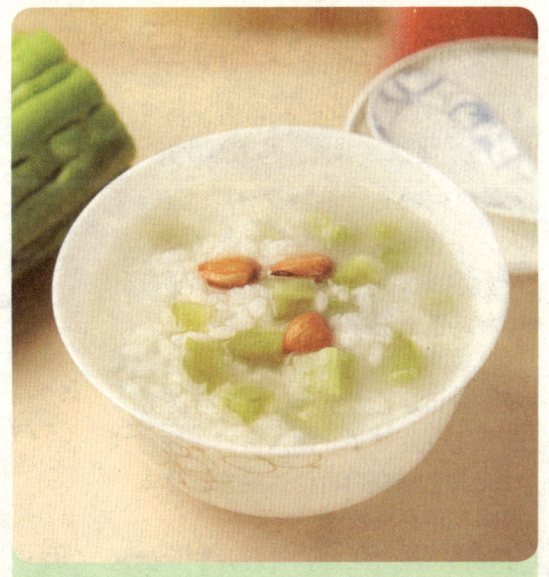

养生功效 苦瓜味苦、寒，维生素C含量丰富，中老年人常食能起到除邪热、清心明目、益气壮阳的功效。

胡萝卜

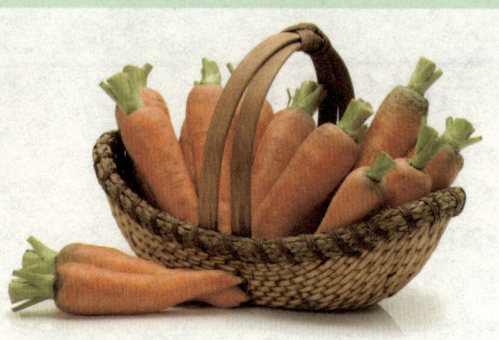

胡萝卜素含量：每100克含2.11毫克

别名：红萝卜、黄萝卜
最佳食用方法：炖食
每日最佳食用量：约100克

对中老年人的好处 胡萝卜素经肠胃消化分解成维生素A，维生素A能维护上皮组织健康，增强抗病能力，具有抗癌作用，对于中老年人保持健康十分重要。

✔ 最佳营养搭配

胡萝卜+山药　健胃补脾　　　　胡萝卜+蜂蜜　排毒

✘ 禁忌搭配

胡萝卜+啤酒　产生毒素，引发肝病　　胡萝卜+橘子　降低营养价值

！食用注意：一般人都可食用，尤其适宜癌症、高血压、夜盲症、眼干燥症患者以及营养不良、食欲不振、皮肤粗糙者食用。

肉末胡萝卜炒青豆

- **原料**：肉末、青豆各90克，胡萝卜100克，姜末、蒜末、葱末各少许
- **调料**：盐3克，鸡粉少许，生抽4毫升，水淀粉、食用油各适量
- **做法**：

①将胡萝卜洗净切成粒。
②往沸水锅中倒入盐、胡萝卜粒、青豆、食用油，煮至食材断生后捞出。
③锅中注油烧热，倒入肉末，快速翻炒至其色泽变白时倒入姜末、蒜末、葱末，炒香、炒透。
④再淋入少许生抽，拌炒片刻，倒入焯煮过的食材，用中火翻炒匀。
⑤转小火，调入盐、鸡粉，翻炒至熟，淋入少许水淀粉，再用中火将其炒匀入味即可。

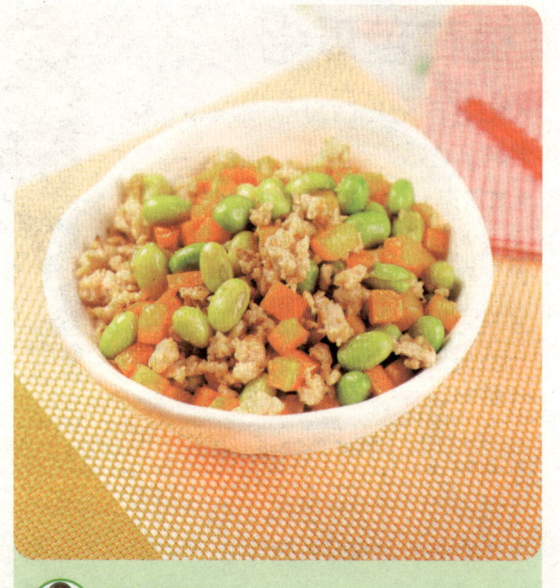

养生功效 青豆富含维生素C，能有效提高中老年人的免疫力，在容易感冒的时节里，多吃胡萝卜还有助于抵抗感冒。

胡萝卜炒杏鲍菇

- 原料：胡萝卜100克，杏鲍菇90克，姜片、蒜末、葱段各少许
- 调料：盐3克，鸡粉少许，蚝油4克，料酒3毫升，食用油、水淀粉各适量
- 做法：
① 将杏鲍菇、洗净去皮的胡萝卜切成片。
② 往水锅中放入食用油、盐、胡萝卜片、杏鲍菇，煮1分钟，沥水捞出。
③ 将姜片、蒜末、葱段、焯煮好的食材、料酒倒入油锅中，用大火炒香、炒透。
④ 转小火，加入盐、鸡粉，放入蚝油，翻炒一会儿，至食材熟透。
⑤ 倒入适量水淀粉勾芡，关火后盛出炒好的菜肴，装在盘中即可。

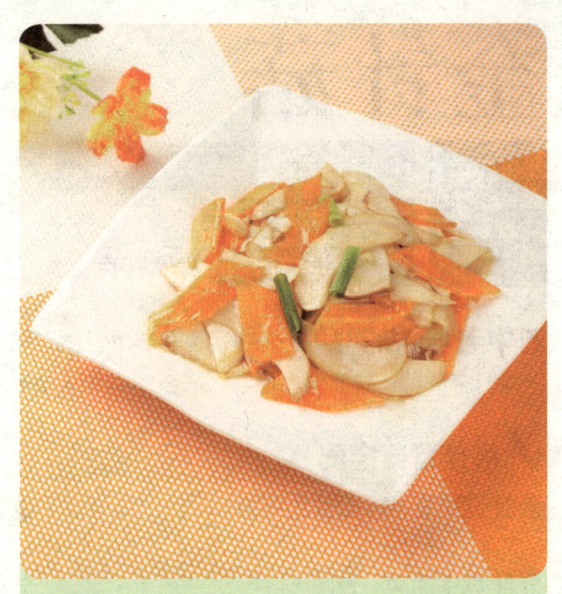

养生功效 胡萝卜含有丰富的维生素A原，其在体内可转化为维生素A。中老年人常食胡萝卜可防治皮肤粗糙。

茯苓胡萝卜鸡汤

- 原料：鸡肉块500克，胡萝卜100克，茯苓25克，姜片、葱段各少许
- 调料：料酒16毫升，盐、鸡粉各2克
- 做法：
① 将胡萝卜洗净去皮切成小块。
② 锅中注入适量清水烧开，倒入洗好的鸡肉块，搅散。
③ 淋入适量料酒，汆去血水。捞出汆煮好的鸡肉，装入盘中，备用。
④ 砂锅中注入适量清水烧开，放入备好的姜片、茯苓。
⑤ 倒入汆过水的鸡肉块，放入胡萝卜块。淋入少许料酒，盖上盖，用小火炖煮1小时至食材熟透。
⑥ 揭开盖，加盐、鸡粉，拌匀调味。关火后盛出汤料，装入碗中即可。

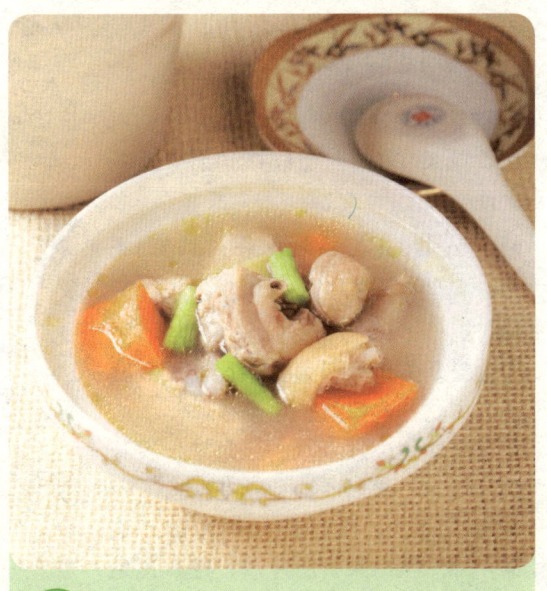

养生功效 胡萝卜含有丰富的胡萝卜素以及多种维生素，中老年人食用可以提高新陈代谢，自然地降低体重。

金针菇

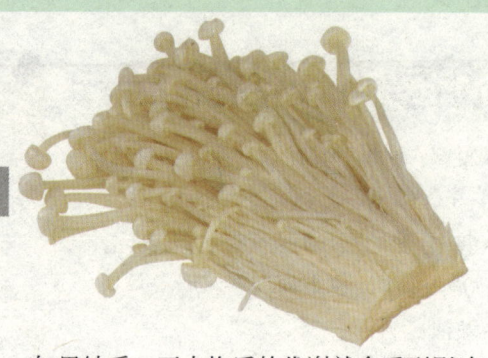

维生素B₂含量：每100克含0.19毫克	别名：金菇、冬菇
	最佳食用方法 清炒
	每日最佳食用量 鲜品50克

对中老年人的好处 金针菇含有维生素B_2，如果缺乏，三大物质的代谢就会受到影响，出现口舌溃疡、脂溢性皮炎等，所以中老年人可多食用金针菇来补充维生素B_2。

✓ 最佳营养搭配

金针菇+豆腐　增强免疫力　　　　金针菇+芹菜　抗秋燥

金针菇+油菜　预防大肠癌和胃癌　　金针菇+豆芽　清热解毒

！食用注意： 一般人群均可食用，尤其适合气血不足、营养不良的老人和儿童、癌症患者，以及肝脏病、胃肠道溃疡、心脑血管疾病患者食用。脾胃虚寒者不宜多食。

金针白玉汤

- **原料：** 豆腐150克，大白菜120克，水发黄花菜100克，金针菇80克，葱花少许
- **调料：** 盐3克，鸡粉少许，料酒3毫升，食用油适量
- **做法：**

①金针菇去老根，大白菜切丝，豆腐切小方块，黄花菜去除花蒂。
②往沸水锅中放入盐、豆腐块、黄花菜，搅匀，煮1分钟，沥水捞出。
③将白菜丝、金针菇、料酒倒入油锅，翻炒至白菜析出汁水，注入适量清水，用大火煮沸。
④倒入焯好的食材、盐、鸡粉，拌匀，再煮至食材入味。
⑤关火后盛入碗中，撒上葱花即可。

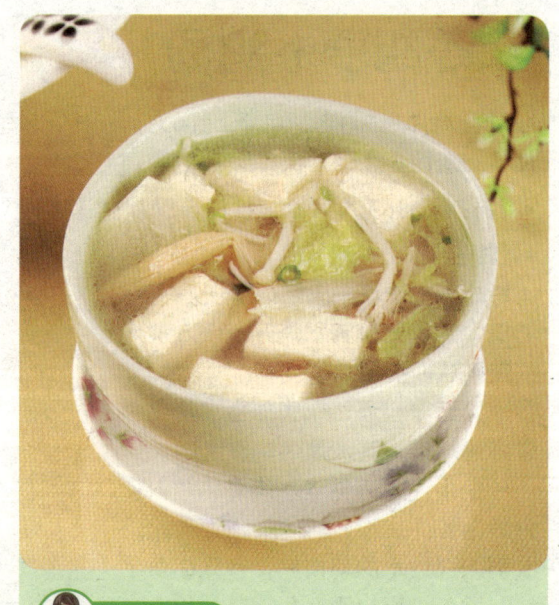

养生功效 黄花菜中富含维生素A，有保护中老年人皮肤的功效，具有减缓身体机能退化的作用，还能防止夜盲症。

金针菇拌黄瓜

●**原料：** 金针菇110克，黄瓜90克，胡萝卜40克，蒜末、葱花各少许

●**调料：** 盐3克，陈醋3毫升，生抽5毫升，鸡粉、辣椒油、香油、食用油各适量

●**做法：**
①将黄瓜、胡萝卜洗净后切丝，金针菇洗净去根。
②往沸水锅中放入食用油、盐、胡萝卜、金针菇，煮至食材熟透后捞出。
③将黄瓜丝倒入碗中，放入盐，拌匀，倒入金针菇、胡萝卜丝。
④放入少许蒜末、葱花，加入适量鸡粉、陈醋、生抽。
⑤淋入少许辣椒油、香油，拌匀，将拌好的食材装入盘中即可。

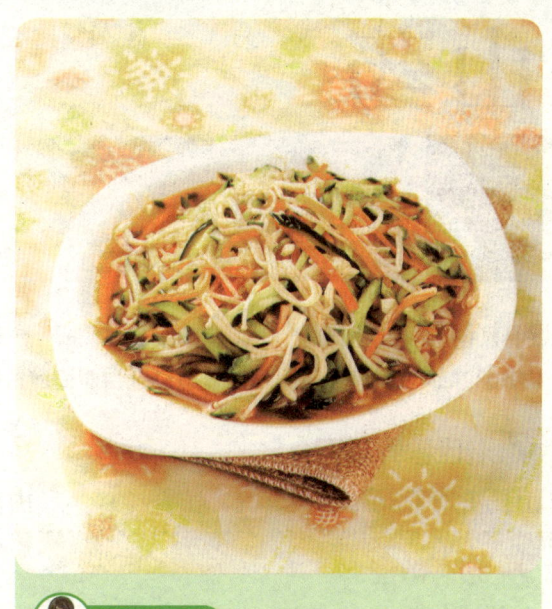

养生功效 金针菇中富含维生素B₂，中老年人常食可预防口角炎、唇炎、眼结膜炎等炎症，使身体保持良好状态。

金针菇炒肚丝

●**原料：** 猪肚150克，金针菇100克，红椒20克，香叶、八角、姜片、蒜末、葱段各少许

●**调料：** 盐4克，料酒6毫升，生抽10毫升，水淀粉、食用油各适量

●**做法：**
①往沸水锅中倒入香叶、八角、猪肚。
②再放入盐、料酒、生抽，搅匀，煮30分钟至熟，捞出，放凉，备用。
③将金针菇去根部，红椒、猪肚均切丝。
④锅中注油烧热，放入姜片、蒜末、葱段、金针菇、猪肚、红椒丝，炒至全部食材熟软。
⑤转小火，加入盐、生抽，翻炒至食材入味，再倒入适量水淀粉勾芡。

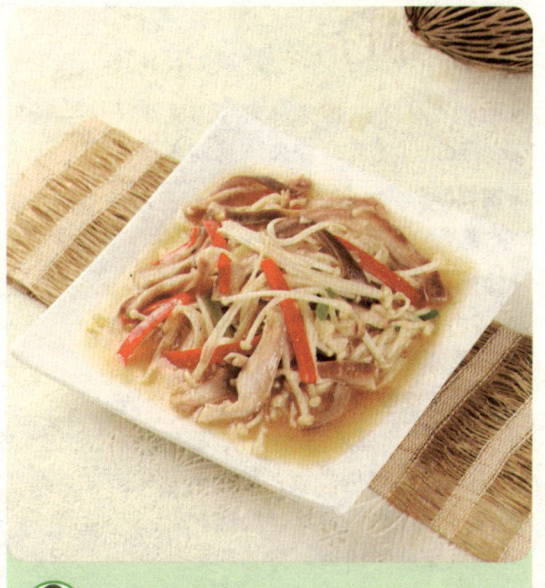

养生功效 金针菇含有人体必需的多种维生素，中老年人常食具有抵抗疲劳、抗菌消炎、抗肿瘤等作用。

山药

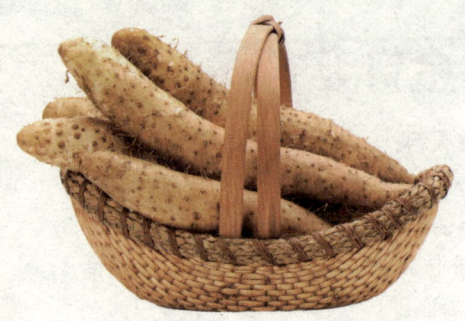

维生素E含量：每100克含0.24毫克	别名：淮山、薯蓣
	最佳食用方法　清蒸
	每日最佳食用量　约100克

对中老年人的好处　山药中的维生素E是一种有效的抗氧化剂，能减少体内脂质过氧化物的产生，减缓衰老过程。且还有降低血胆固醇浓度、抑制动脉粥样硬化发展的作用。

✓ 最佳营养搭配

山药+莲子　健脾补肾，抗衰益寿　　　山药+黄芪　益气补肾

✗ 禁忌搭配

山药+油菜　会降低食疗功效　　　山药+柿子　引发胃胀、腹痛、呕吐

！食用注意：一般人群均可食用，对糖尿病患者、腹胀、病后虚弱者、慢性肾炎患者、长期腹泻者尤其适宜。

山药肚片

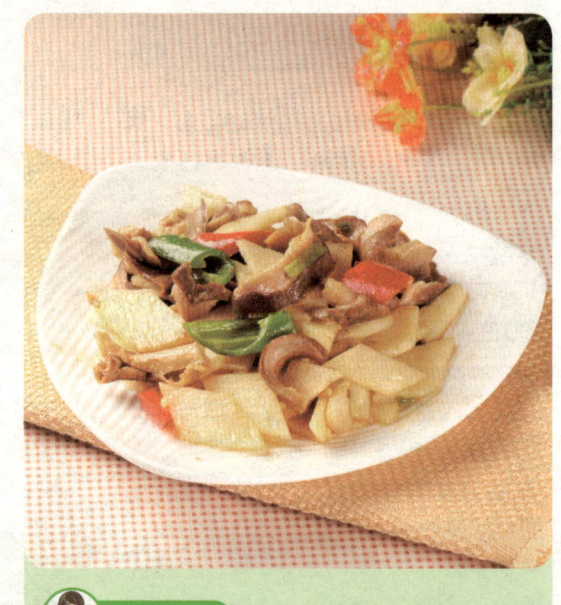

- **原料：** 山药、熟猪肚各300克，青椒、红椒、姜片、蒜末、葱段各少许
- **调料：** 盐、鸡粉各2克，料酒、生抽各5毫升，水淀粉、食用油各适量
- **做法：**

①将山药、熟猪肚切片，青椒、红椒均切成小块。
②往沸水锅中放入食用油、山药片、青椒、红椒，煮熟后沥水捞出，备用。
③锅中注油烧热，放入姜片、蒜末、葱段、焯过水的食材，炒透。
④放入猪肚、料酒，将其炒香。
⑤再加入生抽、盐、鸡粉、水淀粉，大火炒至食材熟软、入味。
⑥关火后盛出炒好的菜肴，装在盘中即可。

养生功效　山药含有多种营养成分，能防止血脂沉积在血管壁上，中老年人常食有益志安神、益气补血的功效。

白芍山药鸡汤

●原料：白芍12克，水发莲子50克，枸杞10克，山药100克，鸡肉400克
●调料：料酒8毫升，盐、鸡粉各2克
●做法：
①将山药洗净去皮切成丁。
②往沸水锅中倒入洗净的鸡肉，汆去血水，将汆煮好的鸡肉捞出，备用。
③砂锅中注入适量清水烧开，倒入洗好的白芍、莲子、枸杞，放入山药丁，倒入汆过水的鸡块。
④淋入适量料酒，搅匀，盖上盖，用小火煮40分钟，至鸡块熟透。
⑤揭开盖，放入少许盐、鸡粉，搅拌片刻，至食材入味。
⑥关火后盛出煮好的鸡汤，装入碗中即可。

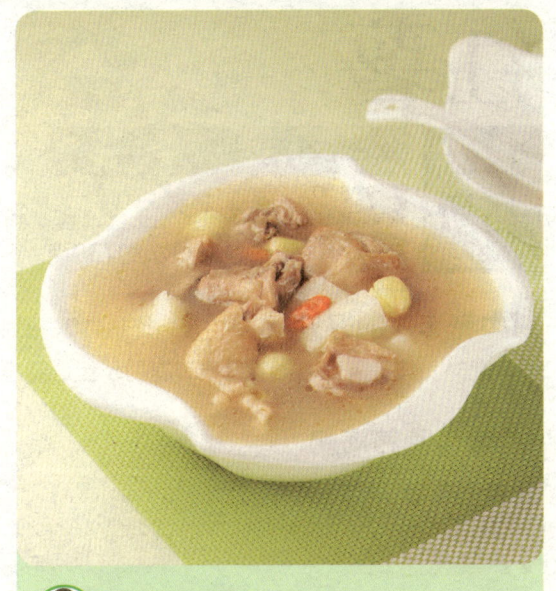

养生功效 山药中富含B族维生素，具有消除疲劳、保护皮肤的作用，中老年人食用可减轻身体疲劳，保护眼睛。

山药知母雪梨粥

●原料：山药220克，雪梨200克，水发大米150克，知母10克
●调料：冰糖30克
●做法：
①将雪梨去核切块，山药切成丁。
②砂锅中注水烧开，放入知母，盖上盖，小火煲煮至其析出有效成分。
③拣出药材，倒入大米，煮沸后转小火煲煮约30分钟，至米粒熟软。
④倒入山药丁、雪梨块，轻轻搅拌片刻，用小火续煮15分钟，至材料熟透。
⑤取下盖子，加入适量冰糖，快速搅拌均匀，转中火略煮至糖分溶化。
⑥关火后盛出煮好的雪梨粥，装入碗中即可。

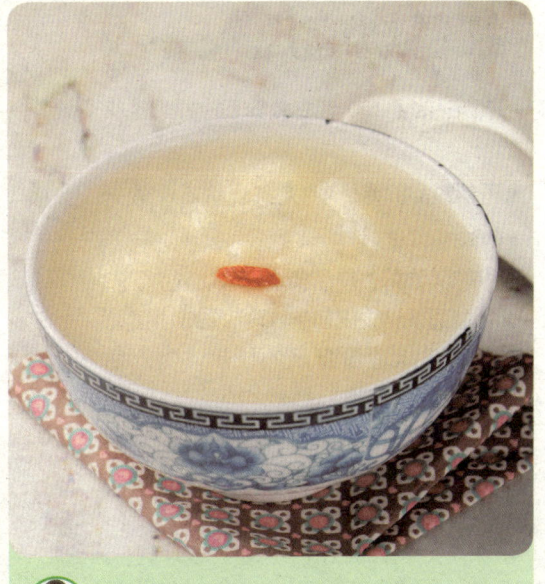

养生功效 梨中含有多种维生素及钾、钙元素，对高血压、心脏病且伴有心悸、耳鸣的病症有一定效果。

红薯

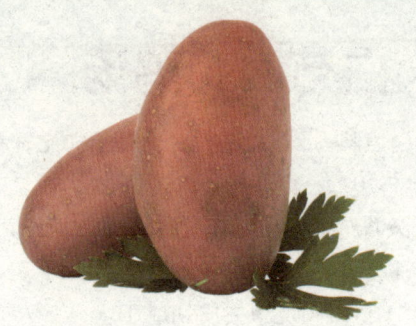

维生素C含量：每100克含0.32毫克	别名：番薯、甘薯、白薯
	最佳食用方法　蒸煮
	每日最佳食用量　每次约130克

对中老年人的好处　红薯中富含维生素C，而维生素C的抗氧化作用，有助于延缓衰老过程。此外，红薯富含的膳食纤维，有助于促进肠道蠕动，维护肠道健康。

✓ 最佳营养搭配

红薯+糙米　减肥　　　　　　红薯+芹菜　降血压

✗ 禁忌搭配

红薯+柿子　易引发胃出血或胃溃疡　　　红薯+鸡蛋　易导致腹痛

❗食用注意： 一般人群都可食用，但红薯中糖分多，身体一时吸收不完，剩余部分停留在肠道里容易发酵，使腹部不适。所以湿阻脾胃、气滞食积以及患有糖尿病者应慎食红薯。

红薯烧南瓜

●原料：红薯100克，南瓜120克，葱花少许

●调料：盐、鸡粉各2克，食用油适量

●做法：

①将南瓜洗好去皮切条块，改切成小丁。

②将红薯洗净去皮切条块，改切成小丁。

③锅中注入适量食用油烧热，倒入切好的红薯、南瓜，翻炒均匀。

④加入适量清水，盖上盖，用小火焖10分钟。

⑤揭开盖，放入适量盐、鸡粉，炒匀调味。用大火收汁，快速翻炒片刻。

⑥关火后将锅中食材盛出，装入盘中，撒上葱花即可。

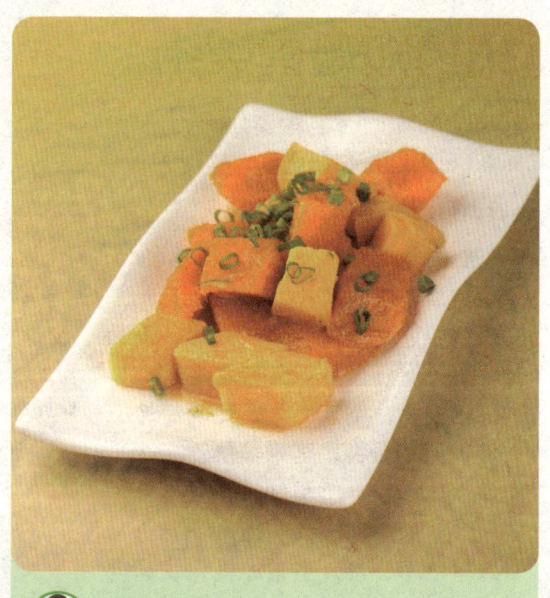

养生功效　南瓜中富含维生素A，维生素A能保护胃肠黏膜，防止胃溃疡等疾患发生，中老年人常食能收到壮骨强筋之功。

红薯板栗排骨汤

●原料：红薯150克，排骨段350克，板栗肉60克，姜片少许

●调料：盐、鸡粉各2克，料酒5毫升

●做法：

①将红薯洗净，与板栗肉一同切块。
②锅中注水烧开，放入洗净的排骨段搅匀，汆煮一会儿。捞出煮好的排骨段，沥干水分备用。
③砂锅中注水烧开，倒入汆煮过的排骨、板栗肉、姜片，淋入少许料酒。加盖煮沸后用小火煮至食材熟软。
④揭盖倒红薯块搅拌几下，再加盖，用小火续煮15分钟，至全部食材熟透。
⑤取下盖子，加入盐、鸡粉。搅匀调味，再煮一小会儿，至食材入味。
⑥关火后盛出煮好的排骨汤。

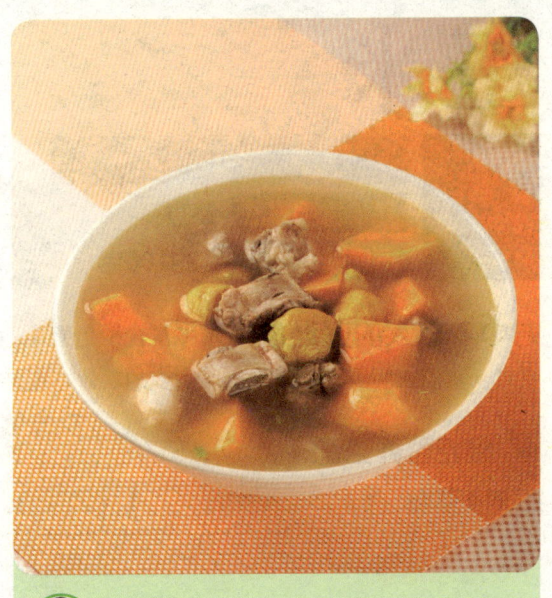

养生功效 红薯中维生素C、维生素A的含量非常丰富，中老年人在平时多吃，具有很好的降胆固醇、益气力等功效。

红薯莲子粥

●原料：红薯80克，水发莲子70克，水发大米160克

●做法：

①将泡好的莲子去心，备用。
②将红薯洗好去皮切片，再切条，改切成丁。
③砂锅中注入适量清水，用大火烧开，放入去心的莲子。
④倒入泡好的大米，用勺子搅匀。盖上盖，烧开后用小火煮约30分钟，至食材熟软。
⑤揭盖，放入红薯丁，搅匀。盖上盖，用小火煮15分钟，至食材熟烂。
⑥揭盖，将锅中食材搅拌均匀。将煮好的粥盛出，装入碗中即可。

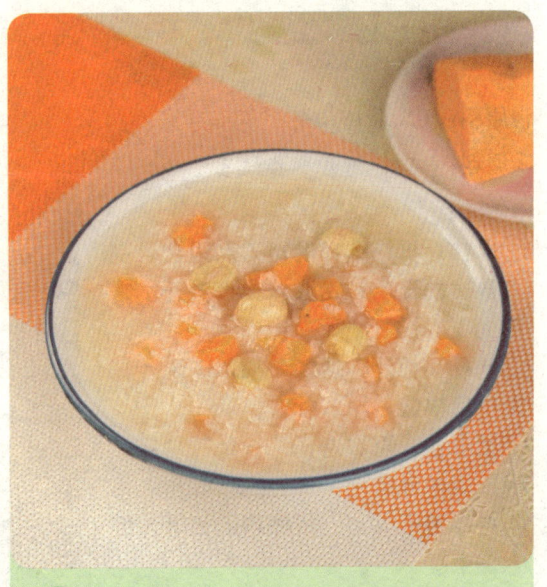

养生功效 莲子中的B族维生素是天然的抒压剂，尤其是维生素B_1的含量十分高。中老年人常食有助于消除疲劳。

玉米

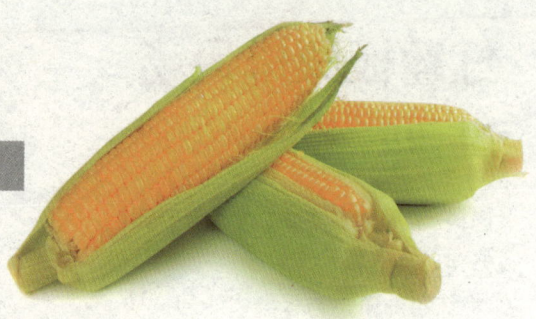

维生素E含量：每100克含0.46毫克	别名：苞米、苞谷
	最佳食用方法 蒸煮
	每日最佳食用量 约100克

对中老年人的好处 鲜玉米中富含维生素E，中老年人常食有促进细胞分裂、延迟细胞变老、降低血胆固醇、防止皮肤病变的功效，还能减轻动脉硬化和脑功能衰退的症状。

✓ 最佳营养搭配

玉米+草莓　可防黑斑和雀斑　　　玉米+大蒜　养心健胃，食疗养生

✗ 禁忌搭配

玉米+海螺　身体不适　　　玉米+田螺　中毒

！食用注意： 一般人均可食用，尤适宜脾胃气虚、气血不足、营养不良、动脉硬化、高血压、高脂血症、冠心病、心血管疾病、脂肪肝、记忆力减退者食用。

玉米汁

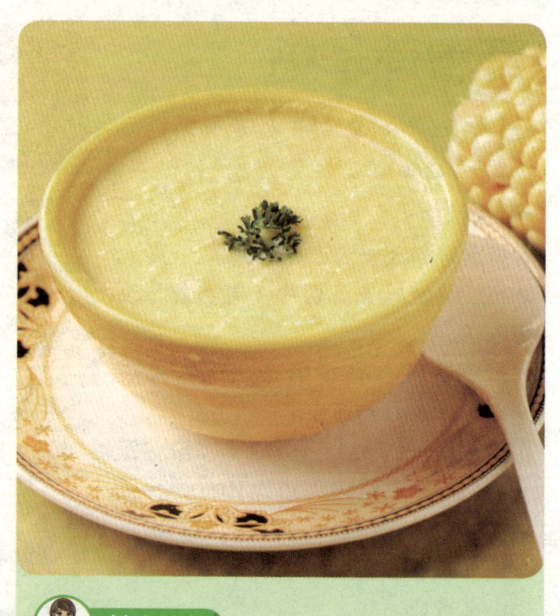

- **原料：** 鲜玉米粒70克
- **调料：** 白糖、温开水各适量
- **做法：**

①取榨汁机，选择搅拌刀座组合，倒入洗净的玉米粒，注入少许温开水，盖上盖。
②选择"榨汁"功能，榨取玉米汁，断电后揭盖，加入白糖。
③盖上盖，再次选择"榨汁"功能，搅拌至糖分溶化。
④将锅置于火上，将榨好的玉米汁倒入锅中。
⑤大火烧开后用中小火煮3分钟至熟，边煮边拌匀。
⑥将煮好的玉米汁倒入杯中即可。

养生功效 玉米中富含维生素E，能十分有效地延缓衰老，对防治中老年人动脉硬化、心血管疾病有较好作用。

莲子松仁玉米

- **原料：** 鲜莲子150克，鲜玉米粒160克，松子70克，胡萝卜50克，姜片、蒜末、葱段、葱花各少许
- **调料：** 盐4克，鸡粉2克，水淀粉、食用油各适量
- **做法：**
①将胡萝卜切丁，用牙签挑去莲子心。
②往沸水锅中放入盐、胡萝卜、玉米粒、莲子，大火煮至八成熟，捞出。
③将松子放入热油锅中，用小火滑油1分钟至熟，捞出，沥干油，备用。
④锅中注油烧热，放入姜片、蒜末、葱段、玉米粒、胡萝卜、莲子，炒匀。
⑤放入盐、鸡粉、水淀粉，炒匀。
⑥将锅中材料盛出装盘，撒上松子和葱花即可。

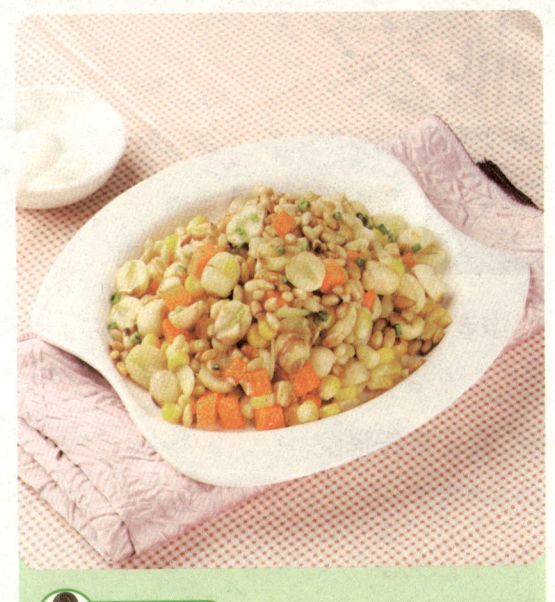

养生功效 玉米全身都是宝，玉米中富含维生素E，可以作为药用。中老年人常食玉米具有减肥、利尿之功效。

玉米炒豌豆

- **原料：** 豌豆250克，鲜玉米粒150克，红椒片、姜片、葱白各少许
- **调料：** 盐、味精、白糖、水淀粉、食用油各适量
- **做法：**
①往锅中注水，加少许食用油烧开，加适量盐煮沸，将玉米和豌豆焯水捞出。
②锅中注油烧热，倒入红椒片、姜片和葱白煸香。
③倒入焯水后的玉米粒和豌豆，将玉米粒和豌豆翻炒均匀。
④加盐、味精，放入白糖炒匀调味，加少许水淀粉勾芡，翻炒均匀。
⑤关火后出锅装盘即可。

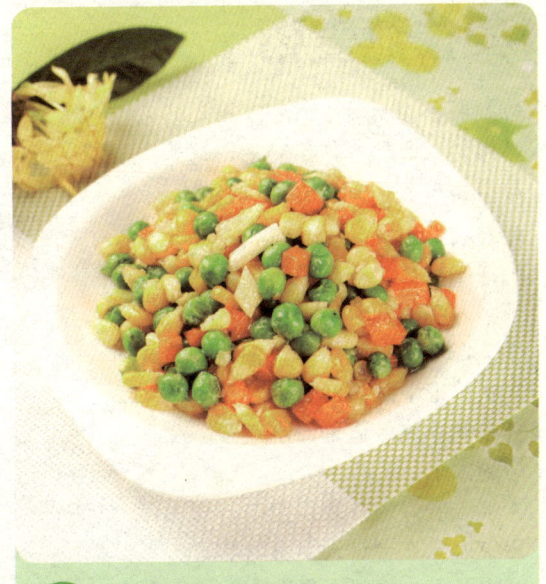

养生功效 豌豆中富含维生素C，有美容美肤、增强免疫力、防癌抗癌的作用，中老年人常食可抗癌防老。

燕麦

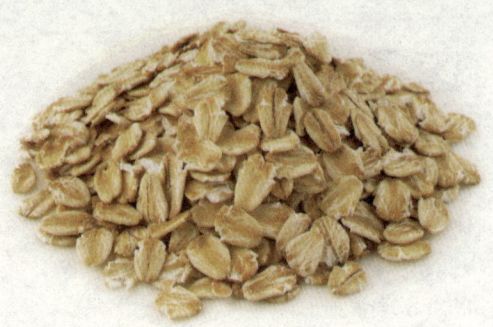

维生素B₃含量：每100克含1.34毫克

别名：莜麦、玉麦
最佳食用方法：煮粥
每日最佳食用量：约40克

对中老年人的好处 燕麦具有降压作用，能预防动脉粥样硬化的斑块形成。它含有维生素B₃，可用于缓解和辅助治疗高脂血症、缺血性心脏病、动脉硬化等疾病。

✓ **最佳营养搭配**

燕麦+橙子　预防胆结石　　　　燕麦+小麦　减肥，降血糖，降血压

✗ **禁忌搭配**

燕麦+白糖　易产生胀气　　　　燕麦+红薯　易导致胃痉挛、胀气

❗ **食用注意**：一般人群均可食用，尤其适宜哺乳期女性及中老年人，但虚寒症患者忌食。

果仁燕麦粥

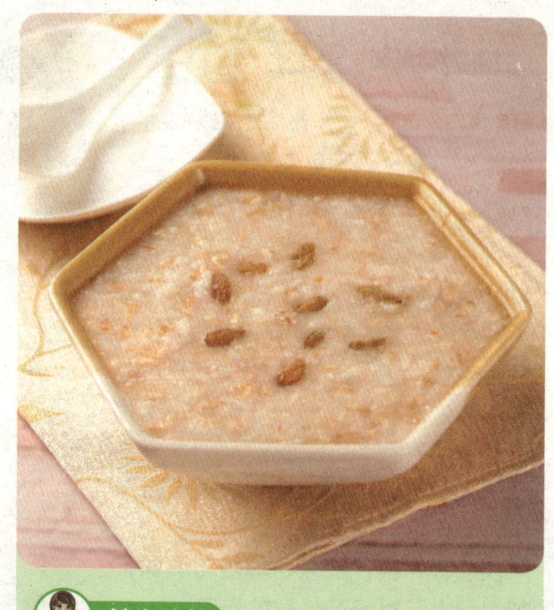

● **原料**：水发大米120克，燕麦85克，核桃仁、巴旦木仁各35克，腰果、葡萄干各20克

● **做法**：
① 把干果放入榨汁机干磨杯中，套上干磨刀座，再套在榨汁机上。
② 选择"干磨"功能，把干果磨成粉末状，把干果粉末倒出，备用。
③ 砂锅中注入适量清水烧开，倒入洗净的大米，搅散。
④ 加入洗好的燕麦，搅匀，盖上盖，用小火煮30分钟，至食材熟透。
⑤ 揭开盖，倒入干果粉末，放入部分洗好的葡萄干，略煮片刻。
⑥ 把粥盛入碗中，撒上葡萄干即可。

养生功效 燕麦中富含B族维生素，其中维生素B₁可以维持中老年人体内碳水化合物的正常代谢。

糙米燕麦饭

●**原料：** 燕麦30克，水发大米、水发糙米、水发薏米各85克

●**做法：**
①往碗中倒入适量清水，放入准备好的原料。
②将碗中的原料淘洗干净，沥干水分备用。
③把淘洗净的原料装入另一个碗中，加入适量清水。
④放入烧开的蒸锅中。
⑤盖上盖，用中火蒸30分钟，至食材熟透。
⑥揭开盖，把蒸好的糙米燕麦饭取出即可。

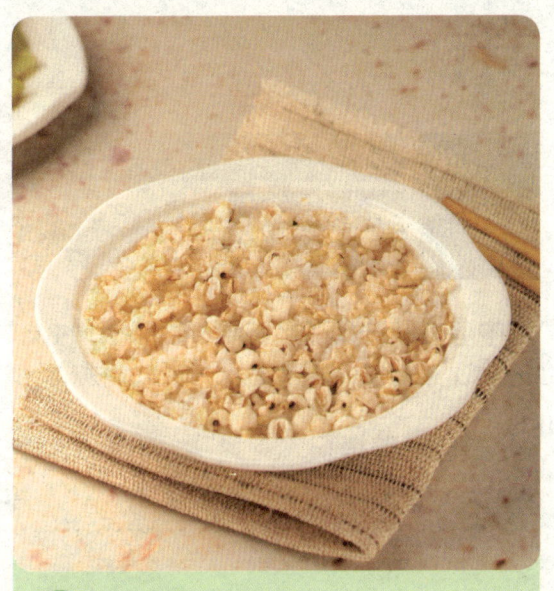

养生功效 燕麦含有B族维生素、膳食纤维等营养成分，中老年人常吃有助于稳定血糖值，适合糖尿病患者食用。

奶香燕麦粥

●**原料：** 燕麦片75克，松仁20克，配方奶粉30克

●**做法：**
①往汤锅中注入适量清水，用大火将其烧开。
②倒入准备好的燕麦片。
③再放入适量松仁，用锅勺将其搅拌均匀。
④盖上盖，用小火煮30分钟至食材全部熟烂。
⑤揭盖，放入配方奶粉，搅拌均匀，用大火煮开。
⑥把煮好的粥盛出，装入碗中即可。

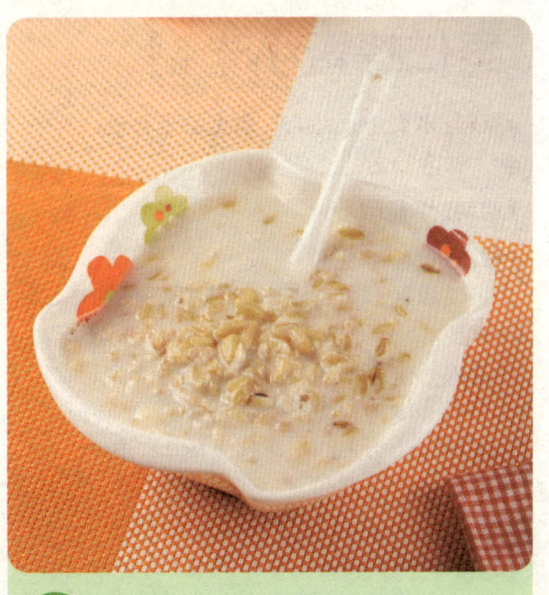

养生功效 燕麦片中富含维生素E，具有很强的抗氧化性，可以帮助中老年人清除自由基，增强机体免疫功能。

枣

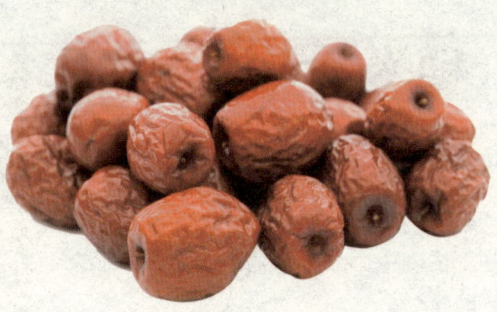

维生素C含量：每100克含14毫克	别名：无
	最佳食用方法 熬煮
	每日最佳食用量 50~200克

对中老年人的好处 新鲜的枣中富含维生素C，中老年人适量食用能够延缓衰老和减少老年斑。常食则具有软化血管、防治动脉硬化、降压、降低血脂之功效。

✓ 最佳营养搭配

枣+人参　气血双补　　　　　　　枣+甘草　气血双补

✗ 禁忌搭配

枣+黄瓜　破坏维生素C　　　　　　枣+虾米　易引起身体不适

❗ 食用注意： 一般人均可食用，中老年人、青少年、女性尤宜食用；有宿疾者应慎食，脾胃虚寒者不宜多吃，牙病患者不宜食用，便秘患者应慎食。

枣仁蜂蜜小米粥

- **原料：** 水发小米75克，水发酸枣仁适量，红枣20克
- **调料：** 蜂蜜10克
- **做法：**

①将砂锅置于火上烧热，倒入洗好的酸枣仁。
②注入适量清水，盖上盖，用中火煮20分钟，揭盖，捞出酸枣仁。
③将洗净的小米、红枣倒入锅中，用勺子拌匀。
④盖上盖，烧开后用小火煮40分钟。
⑤揭盖，倒入蜂蜜，搅匀。
⑥关火后盛出煮好的粥即可。

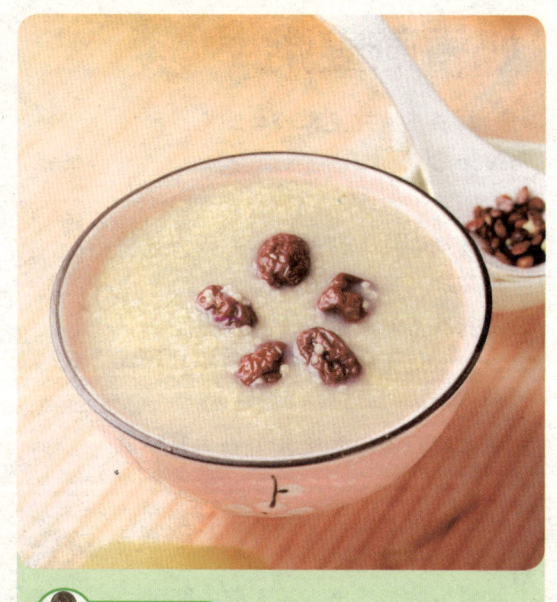

养生功效 红枣中富含维生素C，能使体内多余的胆固醇转变为胆汁酸。中老年人常食能降低患胆结石的概率。

枸杞红枣莲子银耳羹

●原料：水发银耳30克，水发莲子25克，红枣15克，枸杞10克

●调料：冰糖适量

●做法：
① 锅中倒入适量清水烧开。
② 倒入切好的银耳，再加入洗净的莲子、红枣。
③ 搅拌片刻，盖上锅盖，烧开后用中火煮30分钟至食材熟软。
④ 揭开锅盖，倒入备好的枸杞，稍煮一会儿。
⑤ 倒入冰糖，搅匀，煮至冰糖完全溶化。
⑥ 将煮好的甜汤盛出，装入碗中，待稍微放凉即可食用。

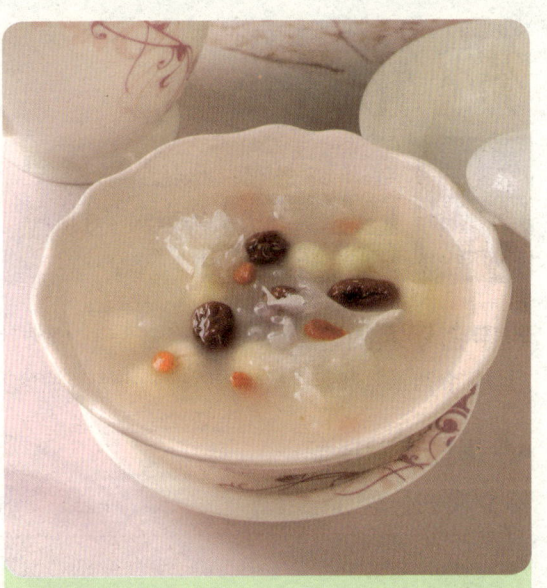

养生功效 红枣性温，味甘，富含多种维生素，还含有胡萝卜素等。中老年人常吃可达到养颜、抗衰老的功效。

红枣薏米鸭肉汤

●原料：薏米100克，红枣、葱花各少许，鸭肉块300克，高汤适量

●调料：盐2克

●做法：
① 锅中注入适量清水烧开，放入洗净的鸭肉，搅匀。
② 大火煮2分钟后氽去血水，捞出后过冷水，盛入盘中备用。
③ 另起锅，注入适量高汤烧开，加入鸭肉、薏米、红枣，拌匀。
④ 盖上锅盖，调至大火，煮开后调至中火，炖3小时至食材熟透。
⑤ 揭开锅盖，加入适量盐，搅拌均匀，至食材入味。
⑥ 将煮好的汤料盛出，装入碗中，撒上葱花即可。

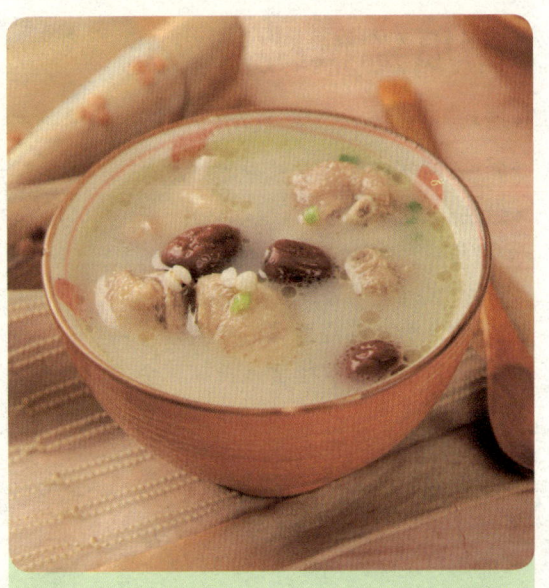

养生功效 红枣中富含多种维生素及微量元素，具有益气补血的功效。中老年人常食能够健壮筋骨，预防癌症。

猕猴桃

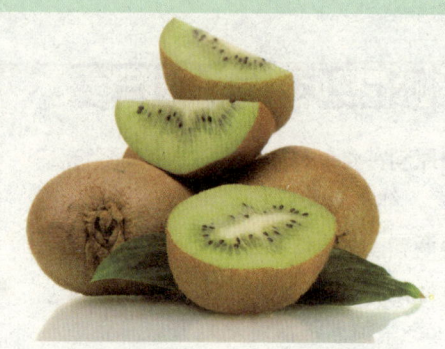

别名：奇异果、猕猴梨

维生素C含量：每100克含62毫克

最佳食用方法　生食或榨汁饮用

每日最佳食用量　1~2个

对中老年人的好处　猕猴桃中富含维生素C，对保持人体健康、防病治病具有重要的作用。常食可预防老年骨质疏松，抑制胆固醇的沉积，从而防治动脉硬化。

✓ 最佳营养搭配

猕猴桃+生姜　清热和胃　　　　猕猴桃+薏米　抑制癌细胞

✗ 禁忌搭配

猕猴桃+肝脏　引起腹胀　　　　猕猴桃+黄瓜　破坏维生素C

! 食用注意： 一般人皆可食用，由于猕猴桃性寒，故脾胃虚寒者应慎食，经常性腹泻和尿频者不宜食用。

黄瓜猕猴桃汁

- 原料：黄瓜120克，猕猴桃150克
- 调料：蜂蜜15毫升，纯净水适量
- 做法：

①将黄瓜洗净切成丁。
②将猕猴桃洗净去皮切成块，备用。
③取榨汁机，选择搅拌刀座组合，将切好的黄瓜、猕猴桃倒入搅拌杯中，加入适量纯净水。
④盖上盖子，选择"榨汁"功能，榨取蔬果汁。
⑤揭开盖子，加入适量蜂蜜，再选择"榨汁"功能，搅拌片刻。
⑥揭盖，将榨好的蔬果汁倒入杯中即可。

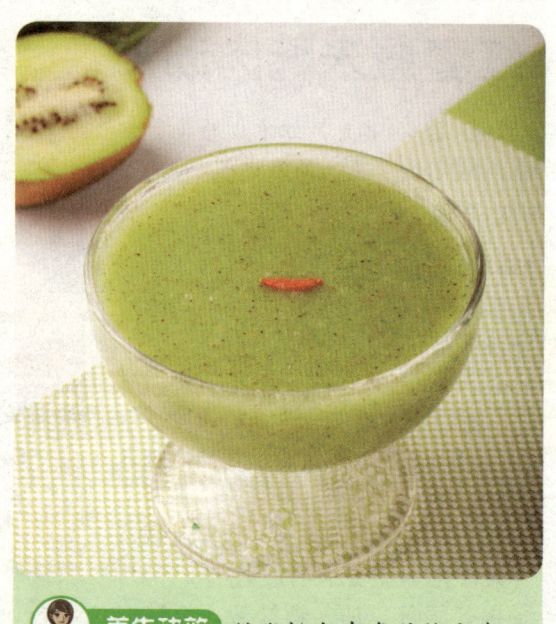

养生功效　猕猴桃含有多种维生素，且脂肪含量低，中老年人常食有助于稳定血压，比较适合高血压病患者食用。

蜜柚苹果猕猴桃沙拉

●**原料**：柚子肉120克，猕猴桃、苹果各100克，巴旦木仁35克，枸杞15克

●**调料**：酸奶少许

●**做法**：

①将猕猴桃洗净去皮，切成瓣，再切成小块。

②将苹果洗好去核，切成瓣，再切成小块。

③将柚子肉分成小块，把处理好的果肉装入碗中。

④放入酸奶，搅拌均匀。

⑤加入巴旦木仁、枸杞，搅拌一会儿，使食材入味。

⑥将拌好的水果沙拉盛出，装入盘中即可。

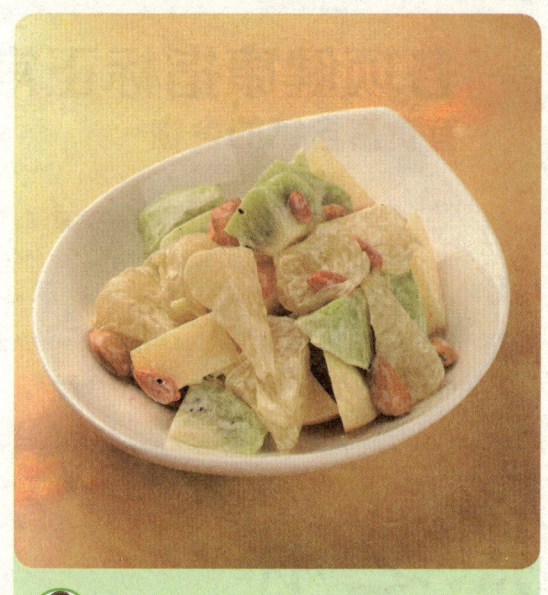

养生功效 猕猴桃中富含维生素C等营养物质，有解热之功效，对中老年人食欲不振、消化不良有改善作用。

葡萄柚猕猴桃沙拉

●**原料**：葡萄柚200克，猕猴桃100克，圣女果70克

●**调料**：炼乳10克

●**做法**：

①将猕猴桃洗净去皮，去除硬芯，把果肉切成片。葡萄柚剥去皮，把果肉切成小块。

②将圣女果洗好切成小块，备用。

③把切好的葡萄柚、猕猴桃装入碗中，挤入适量炼乳。

④用勺子将其搅拌均匀，使炼乳裹匀食材。

⑤取一个干净的盘子，在其上面摆上圣女果装饰。

⑥将拌好的沙拉装入盘中即可。

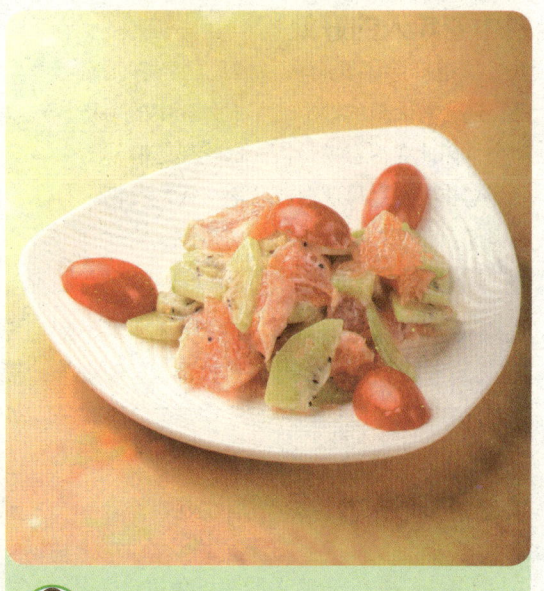

养生功效 猕猴桃富含多种维生素，可强化中老年人的免疫系统，促进中老年人术后伤口愈合和对铁质的吸收。

各项健康指标正常的中老年人
宜食富含钙的食物

40岁以后，人体内钙质的流失量增大，钙吸收率逐年下降，易导致骨质疏松、高血压等多种疾病，缺钙也是生命个体衰老的一个重要因素。对于中老年人而言，补钙是非常重要的，下面就介绍一些适宜中老年人补充钙的食物。

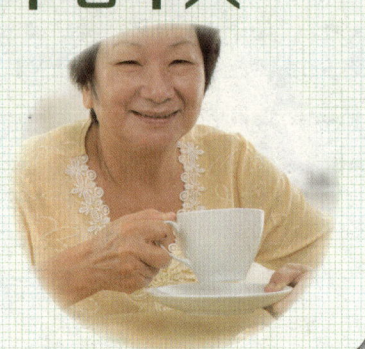

黑芝麻

钙含量：每100克含946毫克	别名：胡麻
	最佳食用方法　熬煮
	每日最佳食用量　10~20克

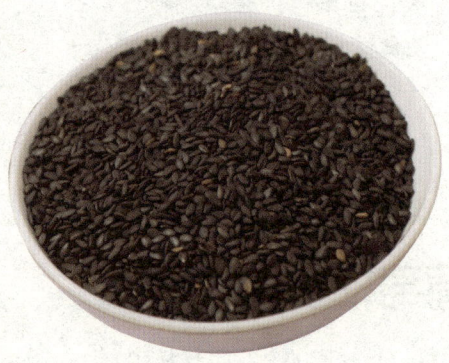

对中老年人的好处

黑芝麻除了含有多种常见的营养元素外，还含有大量的钙。老年人骨骼中的钙易流失，因此变得容易骨折。常吃黑芝麻，不仅能防止头发过早变白或脱落，还能补钙。

✓ **最佳营养搭配**

| 黑芝麻+海带 | 美容，抗衰老 | 黑芝麻+桑葚 | 降血脂 |
| 黑芝麻+核桃 | 改善睡眠 | 黑芝麻+冰糖 | 润肺，生津 |

✗ **禁忌搭配**

| 黑芝麻+巧克力 | 影响消化吸收 | 黑芝麻+鸡肉 | 易中毒 |

❗ **食用注意**：一般人群都可食用，尤其适宜肝肾不足所致的眩晕、眼花、视物不清、腰酸腿软、耳鸣耳聋、发枯发落、头发早白之人食用。

山药黑芝麻糊

●**原料：** 水发大米、山药、水发糯米各120克，黑芝麻30克，牛奶85毫升

●**做法：**
① 将锅烧热，关火后倒入黑芝麻，快速炒香，盛出炒好的黑芝麻，备用。
② 取杵臼，倒入黑芝麻，碾成细末，倒出黑芝麻末，备用。
③ 将山药洗净去皮切成粒，备用。
④ 汤锅中注水烧开，倒入大米、糯米，盖上盖，烧开后小火煮30分钟。
⑤ 揭盖，倒入山药、黑芝麻，盖上盖，用小火煮15分钟至食材熟透。
⑥ 揭盖，倒入牛奶，搅匀，再盖上盖，用中火煮沸。关火后揭盖，盛出煮好的芝麻糊，装入碗中即可。

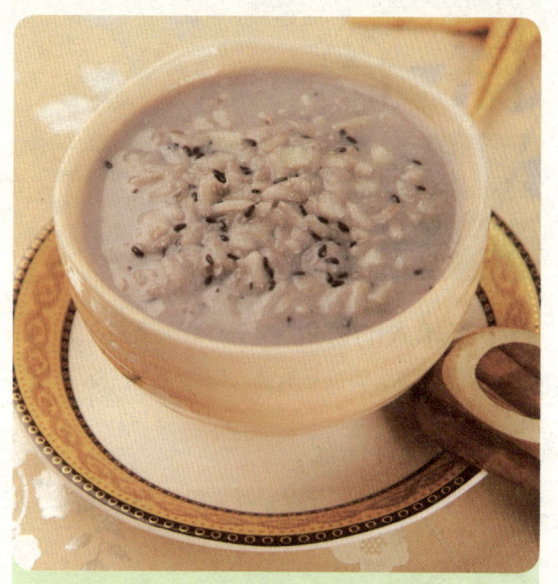

养生功效 黑芝麻中富含钙质，中老年人经常食用对骨骼、牙齿的保健都大有益处，可维持其形态与硬度。

核桃黑芝麻豆浆

●**原料：** 水发黄豆50克，核桃仁、黑芝麻各15克

●**调料：** 白糖10克，矿泉水适量

●**做法：**
① 将水发黄豆倒入碗中，加水后用手搓洗干净，再倒入滤网，沥干水分。
② 把洗好的黄豆、黑芝麻、核桃仁倒入豆浆机中，注入矿泉水至水位线即可。
③ 盖上豆浆机机头，选择"五谷"程序，再选择"开始"键，开始打浆，待豆浆机运转约15分钟，即成豆浆。
④ 将豆浆机断电，取下机头，把煮好的豆浆倒入滤网，滤取豆浆。
⑤ 倒入杯中，加入白糖，搅拌均匀，用汤匙捞去浮沫。
⑥ 待稍微放凉后即可饮用。

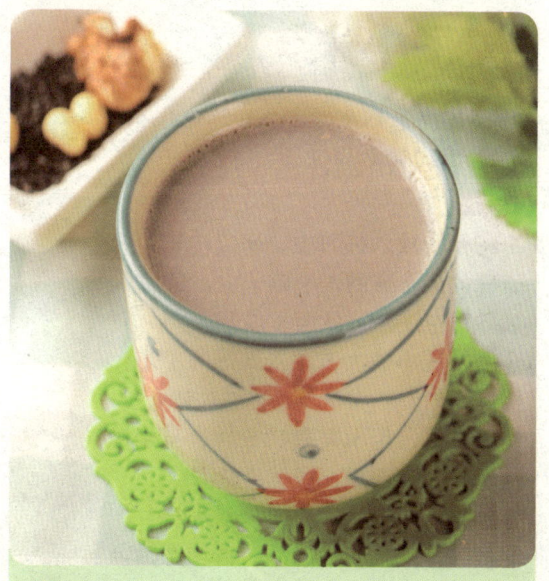

养生功效 黑芝麻自古以来就被人们称为能延缓衰老的佳品，中老年人长期食用，既可以补肾，还可预防骨质疏松症。

榛子

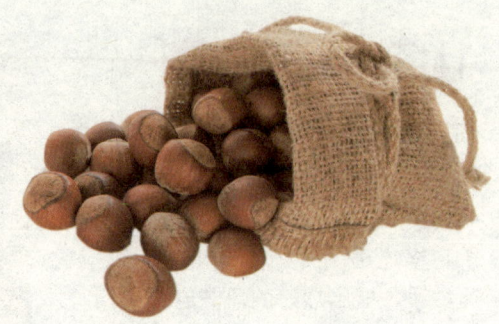

钙含量：每100克含815毫克	别名：榛
	最佳食用方法　生食
	每日最佳食用量　20颗

对中老年人的好处　榛子有着"坚果之王"的称号，它的钠含量低，但矿物质含量高，是人体所需矿物质的良好来源。中老年人常吃对平衡血压、降低胆固醇、骨骼修复有积极作用。

✓ **最佳营养搭配**

榛子+大米　健脾开胃，增强免疫力　　　榛子+莲子　调理身体

✗ **禁忌搭配**

榛子+牛奶　影响营养吸收　　　榛子+巧克力　易引发食物过敏

❗ **食用注意**：一般人群均可食用，尤其适宜饮食减少、体倦乏力、眼花、肌体消瘦者以及癌症、糖尿病人食用，也是癌症、糖尿病人适合食用的坚果补品。

榛子小米粥

●**原料**：榛子45克，水发小米100克，水发大米150克

●**做法**：
①将榛子放入杵臼中，研成碎末，将研碎的榛子末倒入小碟子中，备用。
②砂锅中注入适量清水烧开。
③倒入洗净的大米放入洗好的小米，搅拌均匀。
④盖上盖，用小火煮40分钟，至米粒熟透，揭开锅盖，搅拌片刻。
⑤关火后盛出煮好的粥，装入碗中。
⑥放入备好的榛子碎末，待稍微放凉后即可食用。

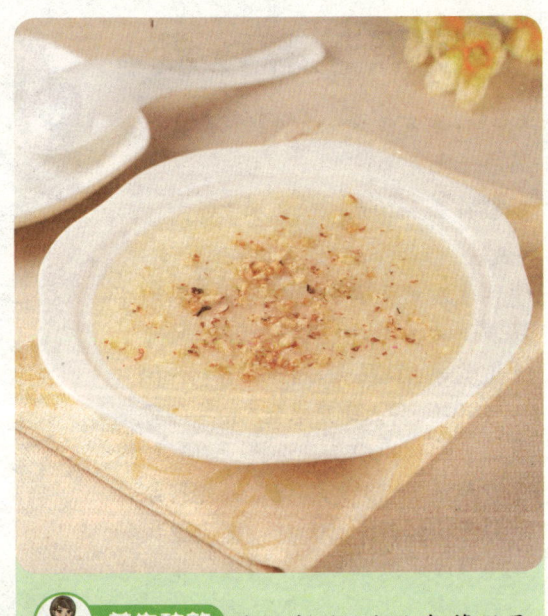

养生功效　榛子中镁、钙和钾等微量元素的含量很高，中老年人常食有助于调整血压，维持血压的稳定。

榛子枸杞桂花粥

● 原料：水发大米200克，榛子仁20克，枸杞7克，桂花5克

● 做法：
① 往砂锅中注入清水，用大火将其烧开，倒入洗净的大米，搅拌均匀，使米粒散开。
② 盖上盖，煮沸后用小火煮约40分钟至米粒熟透。
③ 揭盖，倒入备好的榛子仁、枸杞、桂花，拌匀。
④ 盖上盖，用小火续煮15分钟，至米粥浓稠。
⑤ 揭盖，搅拌均匀。
⑥ 关火后将煮好的粥装入碗中即可。

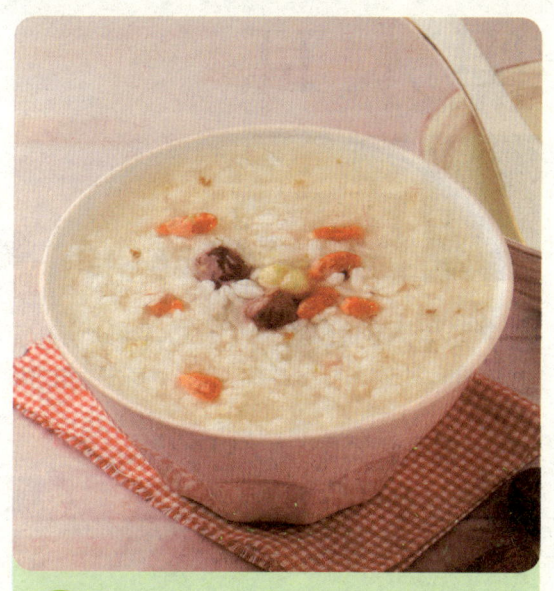

养生功效 榛子中的锰元素对骨骼、皮肤、肌腱、韧带等组织有补益强健作用。中老年人食用可维持骨骼柔韧度。

榛子仁莲子燕麦粥

● 原料：水发莲子60克，榛子仁20克，水发燕麦80克

● 做法：
① 往砂锅中注入适量清水，并用大火将其烧开，往锅中倒入备好的莲子、榛子仁。
② 放入洗净的燕麦。
③ 盖上盖，煮沸后用小火煮1小时至食材熟透。
④ 揭盖，搅拌均匀。
⑤ 关火后将煮好的粥盛入碗中即可。

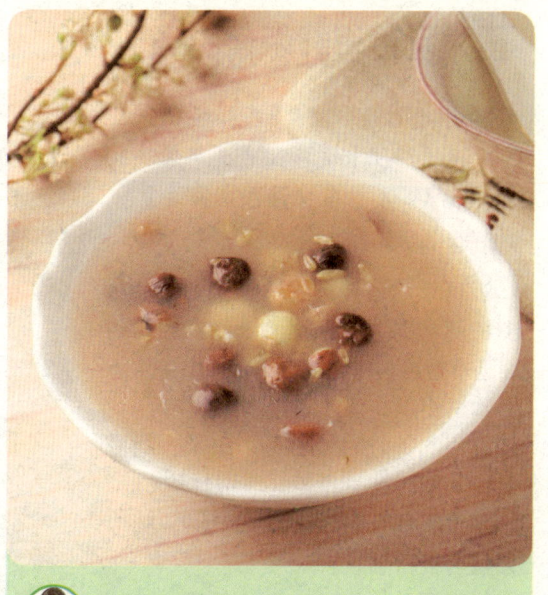

养生功效 燕麦片中含有钙、磷等矿物质，有预防骨质疏松、贫血，促进伤口愈合的功效，是中老年人补钙佳品。

黑木耳

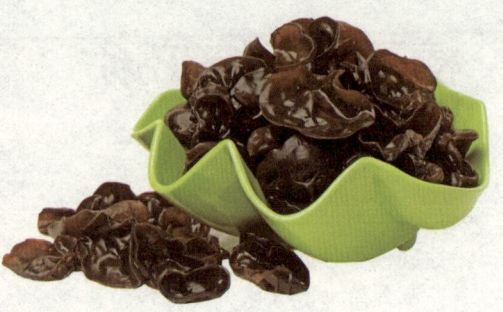

钙含量：每100克含295毫克	别名：木菌
	最佳食用方法　凉拌
	每日最佳食用量　干品约15克

对中老年人的好处 黑木耳中富含钙质，中老年人常吃可满足对钙的日常需求，能有效改善腰酸、背痛、腿抽筋等症状；并可养血驻颜，容光焕发。

✓ 最佳营养搭配

黑木耳+银耳　提高免疫力　　　黑木耳+白菜　润喉止咳

✗ 禁忌搭配

黑木耳+黑鸭　消化不良　　　黑木耳+田螺　不利于消化

！食用注意： 一般人群均可食用，尤其适合心脑血管疾病、结石症患者食用，特别适合缺铁人士、矿工、冶金工人食用。有出血性疾病、腹泻的人应不食或少食。

黑木耳苹果红枣瘦肉汤

- **原料：** 瘦肉块80克，黑木耳30克，玉米段、胡萝卜块各20克，苹果块30克，红枣、姜片各少许，高汤适量
- **调料：** 盐2克
- **做法：**
① 往沸水锅中倒入瘦肉块，汆煮片刻后沥水捞出。将其过冷水，捞出备用。
② 砂锅倒入高汤、汆过水的瘦肉。
③ 再放入备好的黑木耳、玉米、胡萝卜、苹果、红枣、姜片，搅拌均匀。
④ 盖上锅盖，用大火煮15分钟，转中火煮至食材熟软。
⑤ 揭开锅盖，加入少许盐调味，搅拌均匀至食材入味，盛出煮好的汤料，装入碗中，待稍微放凉后即可食用。

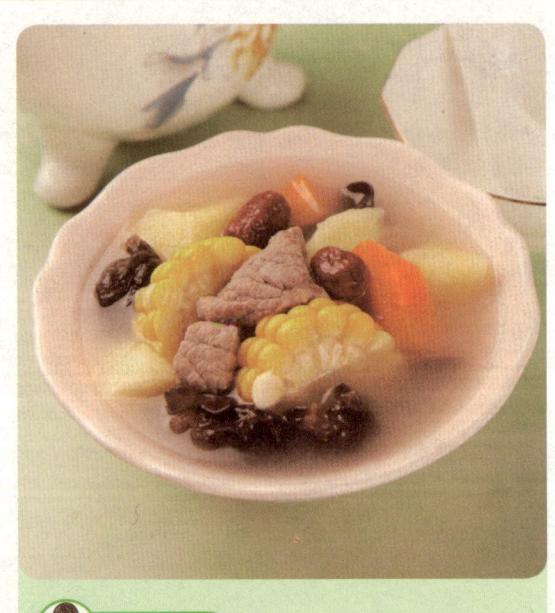

养生功效 黑木耳含有蛋白质、磷、铁等营养成分，钙含量尤其高，是中老年人理想的补钙食物。

核桃黑木耳粳米粥

- 原料：大米200克，水发黑木耳45克，核桃仁20克，葱花少许
- 调料：盐、鸡粉各2克，食用油适量
- 做法：

①将黑木耳洗净切成小块，装入盘中，备用。
②砂锅中注入适量清水，用大火烧开，倒入泡发好的大米，拌匀。
③放入黑木耳、核桃仁，加少许食用油，搅匀。
④盖上盖，用小火煲30分钟，至大米熟烂。
⑤揭盖，加入适量盐、鸡粉，用勺拌匀调味。
⑥将煮好的粥盛出，装入碗中，撒上葱花即可。

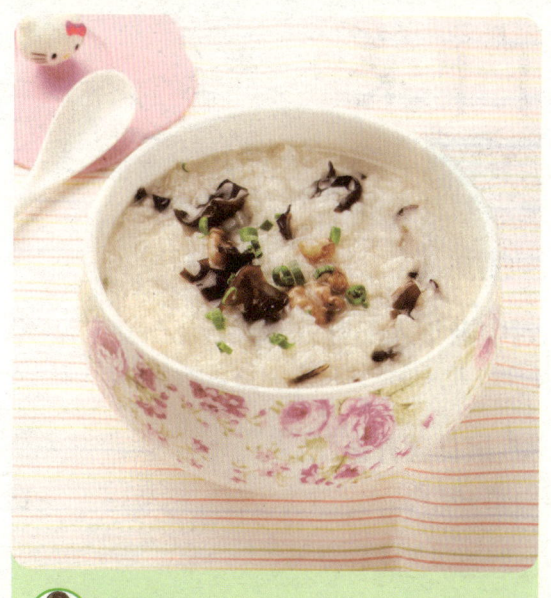

养生功效 核桃中的天然抗氧化剂和ω-3脂肪酸有助于人体对矿物质的吸收，中老年人食用对骨骼保健有好处。

西芹黑木耳炒虾仁

- 原料：西芹、黑木耳、虾仁各75克，胡萝卜片、姜片、蒜末、葱段各少许
- 调料：盐3克，鸡粉2克，料酒4毫升，水淀粉、食用油各适量
- 做法：

①将西芹洗净切成段，黑木耳洗好切成小块，虾仁洗净去除虾线。
②向虾仁中加入盐、鸡粉、水淀粉、食用油，腌渍约10分钟至入味。
③往沸水锅中放入盐、食用油、黑木耳、西芹，煮至断生后捞出。
④锅中注油烧热，放入胡萝卜片、姜片、蒜末、虾仁、料酒、焯煮过的食材，快速炒匀，至全部食材熟软。
⑤加入所有调料，撒上葱段，炒至断生。盛出炒好的食材，装盘即可。

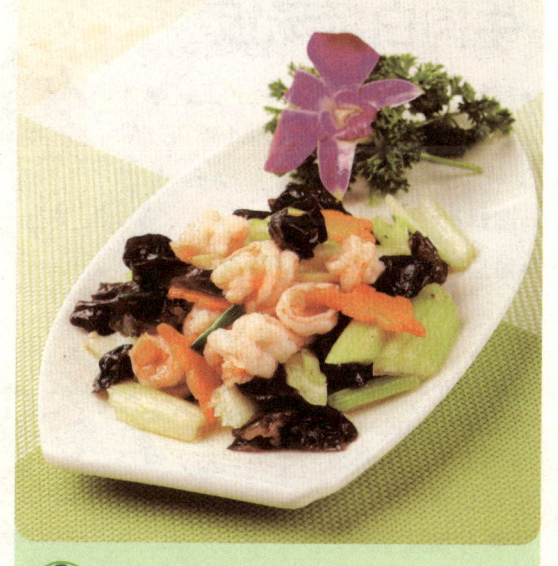

养生功效 西芹富含蛋白质、胡萝卜素、B族维生素、钙质、膳食纤维，可以为中老年人补充"脚骨力"。

白菜

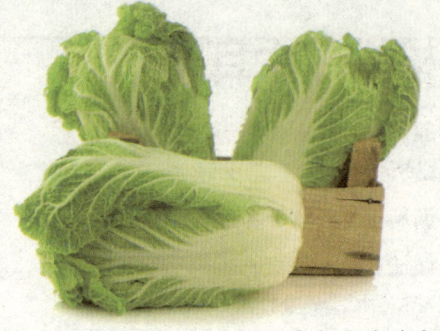

钙含量：每100克含69毫克	别名：黄芽菜、菘菜
	最佳食用方法　煲汤
	每日最佳食用量　约100克

对中老年人的好处　白菜所含的钙质可以降低人体神经细胞的兴奋性，老年人常吃白菜可减少神经性的偏头痛，且对烦躁不安、失眠、心悸等有缓解作用。

✓ **最佳营养搭配**

白菜＋猪肉　补充营养，通便　　　白菜＋海带　防治碘不足

✗ **禁忌搭配**

白菜＋兔肉　易导致腹泻、呕吐　　　白菜＋黄瓜　降低白菜的营养价值

❗ **食用注意**：一般人群均可食用白菜，但由于大白菜性偏寒凉，所以胃寒腹痛的人不宜过多食用。

牛肉白菜汤饭

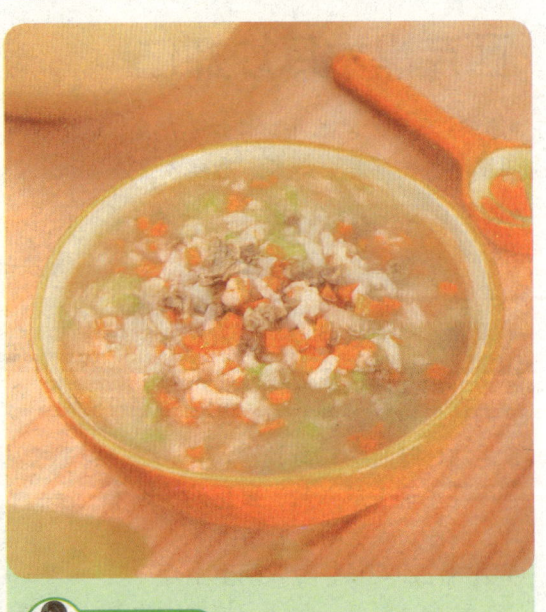

- **原料**：牛肉110克，虾仁60克，胡萝卜55克，白菜70克，米饭130克，海带汤300毫升
- **调料**：香油少许
- **做法**：
① 往沸水锅中放入牛肉，煮至其断生，捞出，沥干水分，放凉备用。
② 往沸水锅中倒入虾仁，煮至变色，捞出虾仁，沥干水分，备用。
③ 将胡萝卜、放凉的牛肉切粒，白菜洗净切丝，氽过水的虾仁剁碎。
④ 将砂锅置于火上，倒入海带汤、牛肉、虾仁、胡萝卜，小火煮10分钟。
⑤ 倒入米饭、白菜，拌匀，用中火续煮约10分钟至食材熟透。
⑥ 淋入香油，拌匀后关火盛出。

养生功效　一杯熟的大白菜汁富含钙质，对于不爱食用乳制品的中老年人，可通过食用大白菜来获得所需钙质。

白菜冬瓜汤

● **原料：** 大白菜180克，冬瓜200克，枸杞8克，姜片、葱花各少许

● **调料：** 盐、鸡粉各2克，食用油适量

● **做法：**

① 将冬瓜洗净去皮切成片，大白菜洗净切成小块。
② 锅中注油烧热，放入少许姜片，爆香，倒入冬瓜片，炒匀。
③ 放入切好的大白菜，炒匀，倒入适量清水，放入洗净的枸杞。
④ 盖上盖，烧开后用小火煮5分钟，至食材熟透。
⑤ 揭盖，加入适量盐、鸡粉，用锅勺搅匀调味。
⑥ 将煮好的汤料盛出，装入碗中，撒上葱花即可。

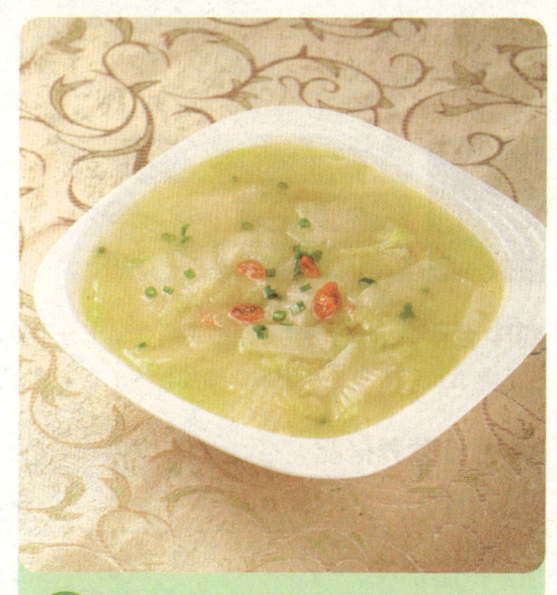

养生功效 大白菜含有蛋白质及多种维生素，其所含钙质可让中老年人保持正常的新陈代谢，调节内分泌。

鸡汤肉丸炖白菜

● **原料：** 白菜170克，肉丸240克，鸡汤350毫升

● **调料：** 盐、鸡粉各2克，胡椒粉适量

● **做法：**

① 将白菜洗净，沥干水分，切去根部，再切开，用手掰开。在肉丸上切花刀，备用。
② 砂锅中注入适量清水烧热，倒入备好的鸡汤，放入肉丸。
③ 盖上盖，烧开后用小火煮20分钟。
④ 揭盖，倒入白菜，拌匀。
⑤ 加入盐、鸡粉、胡椒粉，拌匀调味，用大火煮5分钟至食材入味。
⑥ 关火后盛出锅中的菜肴即可。

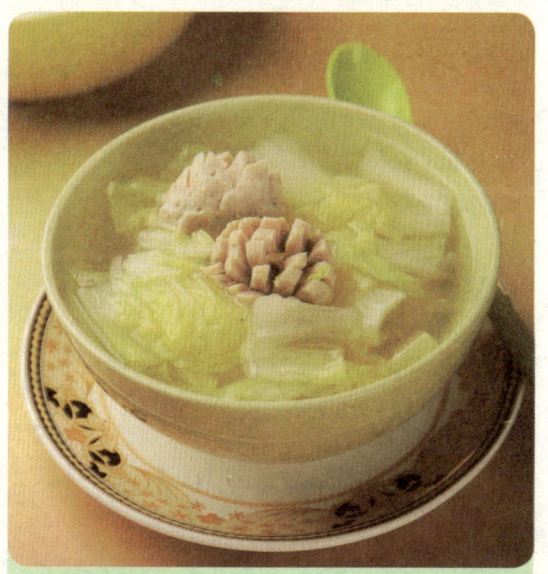

养生功效 鸡汤，内含胶质蛋白、肌肽、肌酐和钙等，适合营养不良、慢性胃炎、病后虚弱等中老年人群食用。

芥菜

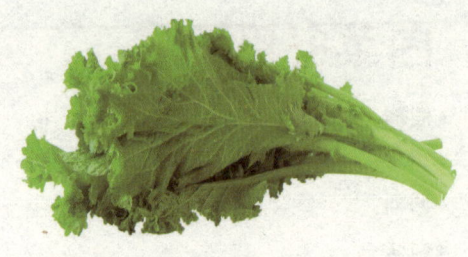

钙含量：每100克含69毫克	别名：盖菜、挂菜、大芥
	最佳食用方法：清炒、熬粥
	每日最佳食用量：50～80克

对中老年人的好处 芥菜中钙质含量十分丰富，且芥菜中钙的吸收率与牛奶相当。中老年人常食可以补充骨骼钙质，增加骨骼的柔韧度，是补钙的最佳选择。

✓ 最佳营养搭配

芥菜+姜　　止咳祛痰　　　　芥菜+猪肝　　有助于钙的吸收

✗ 禁忌搭配

芥菜+鲫鱼　　引起水肿　　　　芥菜+醋　　破坏胡萝卜素

! 食用注意： 一般人群均可食用，尤其可作为眼科患者的食疗佳品。芥菜常被制成腌制品食用，因腌制后含有大量的盐分，故高血压、血管硬化的病人应注意少食。

芥菜炖豆腐

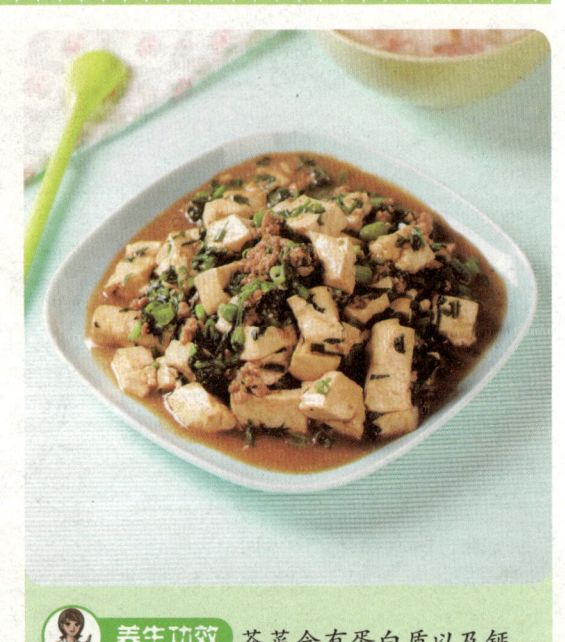

- **原料：** 芥菜220克，豆腐150克，肉末65克，姜末、葱花各少许
- **调料：** 盐少许，生抽2毫升，老抽1毫升，料酒2毫升，食用油、水淀粉各适量
- **做法：**
  ① 芥菜切成末，豆腐切成方块。
  ② 锅中注水烧开加盐，倒入豆腐块拌匀，焯煮约1分30秒，捞出豆腐块，沥干水分。
  ③ 锅中注油烧热，倒入肉末，炒至松散变色，淋入生抽炒香，加姜末炒匀。
  ④ 加料酒炒匀，倒入芥菜炒至变软，加水、豆腐块炒匀，转中火略煮。
  ⑤ 加老抽、盐调味，续煮入味，转大火，倒入水淀粉勾芡，炒匀。
  ⑥ 关火后盛入碗中，撒上葱花即可。

养生功效 芥菜含有蛋白质以及钙、磷、铁等矿物质元素，对中老年人有解毒消肿、开胃消食等功效。

芥菜魔芋汤

●原料：芥菜130克，魔芋180克，姜片少许

●调料：盐、鸡粉各2克，料酒、食用油各适量

●做法：
①将魔芋洗净切成小块；洗好的芥菜切成小块。
②锅中注水烧开，放入少许盐，倒入魔芋，搅匀，煮沸，把焯过水的魔芋捞出，装盘备用。
③锅中注油烧热，放入姜片，爆香，倒入芥菜，炒匀，淋入料酒，炒香。
④加适量清水，倒入魔芋，搅匀。
⑤放入适量鸡粉、盐，炒匀调味，盖上盖，大火烧开后煮2分钟至熟。
⑥揭盖把煮好的汤料盛出装碗即可。

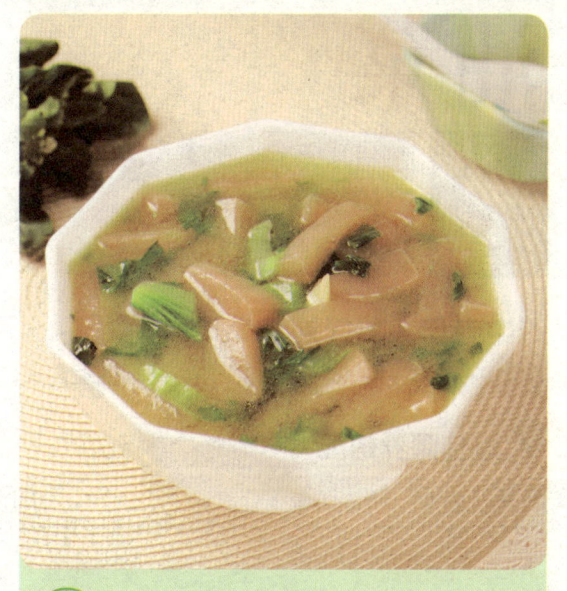

养生功效 魔芋含有丰富的钙，且易溶解被人体吸收，是中老年人补钙的理想食物，且魔芋是高水分、低热量的食物。

芥菜黄豆粥

●原料：水发黄豆100克，芥菜50克，水发大米80克

●调料：盐2克，鸡粉、香油各少许

●做法：
①将芥菜洗净切成碎末，备用。
②砂锅中注入适量清水烧开，倒入洗好的黄豆、大米，搅拌均匀。
③盖上盖，用小火煲煮约40分钟至食材熟透。
④揭盖，用勺搅匀，倒入切好的芥菜，拌煮至软。
⑤放入少许盐、鸡粉、香油，拌匀，煮至入味。
⑥关火后盛出煮好的粥即可。

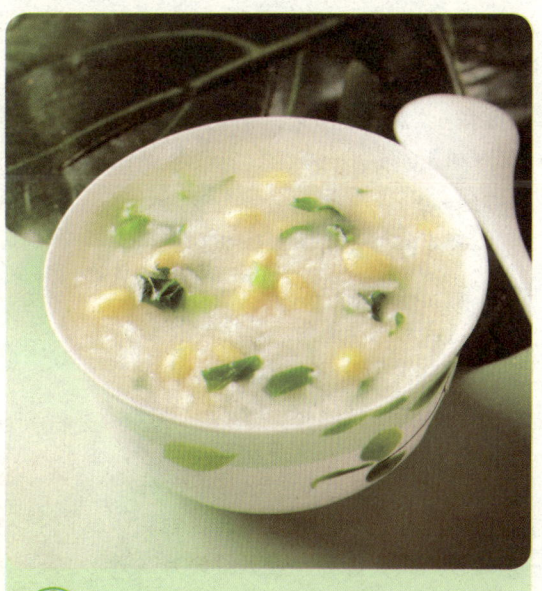

养生功效 芥菜含有钙、维生素A、抗坏血酸等营养成分，中老年人食用能够补充钙质。

油菜

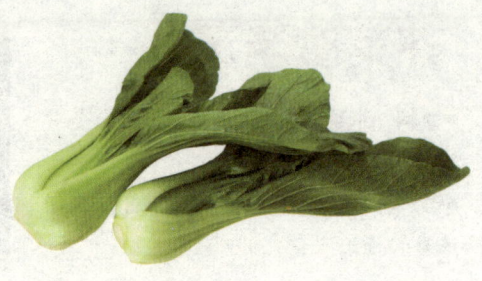

钙含量：每100克含108毫克	别名：油白菜、苦菜、芸苔
	最佳食用方法 清炒
	每日最佳食用量 约150克

对中老年人的好处 油菜含钙量在绿叶蔬菜中为最高，一个中老年人一天吃500克油菜，其所含的钙、维生素A和C即可满足生理需求，常食有助于补充钙质，增强免疫力。

✓ 最佳营养搭配

油菜+香菇　防止便秘　　　　　油菜+鸡肉　强化肝脏，美化肌肤

✗ 禁忌搭配

油菜+黄瓜　减少对维生素C的吸收　　　油菜+南瓜　减少对维生素C的吸收

！食用注意： 一般人均可食用，特别适宜患有口腔溃疡、口角湿白、齿龈出血、牙齿松动、淤血腹痛、癌症等病症者食用，但患有狐臭等慢性病的中老年人应少食。

油菜炒鸡片

- **原料：** 鸡胸肉130克，油菜150克，红椒30克，姜片、蒜末、葱段各少许
- **调料：** 盐3克，鸡粉少许，料酒3毫升，水淀粉、食用油各适量
- **做法：**

①材料全部洗净备用。
②把鸡肉片装入碗中，加入盐、鸡粉、水淀粉、食用油，腌渍10分钟。
③锅中注水烧开，加食用油、油菜，搅匀，煮至其断生后捞出沥干水分。
④锅中注油烧热，倒入姜片、蒜末、葱段，用大火爆香，放入红椒片、鸡肉片、料酒，炒匀。
⑤倒入焯煮过的油菜，转小火，加入鸡粉、盐、水淀粉，翻炒。
⑥关火后盛出食材装盘即可。

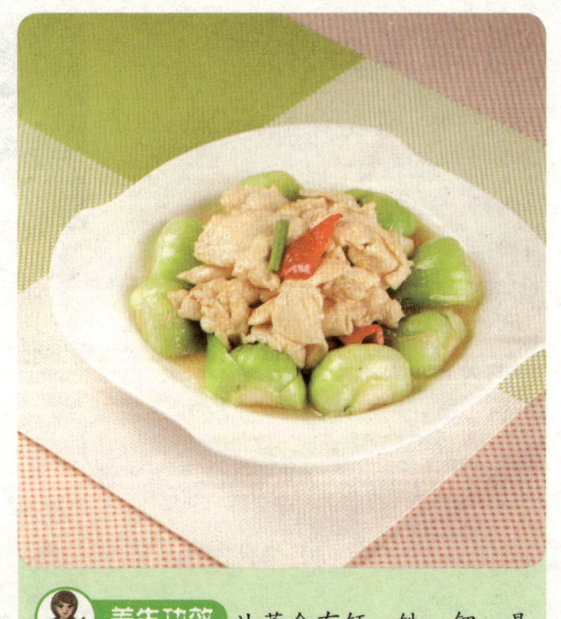

养生功效 油菜含有钙、铁、钾，是人体黏膜及上皮组织维持生长的重要营养源，具有很好的补钙功效。

油菜海米豆腐汤

- 原料：油菜35克，海米15克，豆腐270克，葱花少许
- 调料：盐少许，鸡粉2克，水淀粉、料酒、食用油各适量
- 做法：

①将豆腐洗净切成小方块，油菜洗净切碎。
②锅中倒入食用油烧热，放入洗净的海米、料酒，炒匀。
③注入清水，加入少许盐、鸡粉，倒入切好的豆腐，拌匀。
④盖上锅盖，用中火煮3分钟，至食材熟软。
⑤揭开锅盖，倒入油菜，煮至油菜变软，倒入水淀粉，搅拌至汤汁浓稠。
⑥关火后盛出，装入碗中即可。

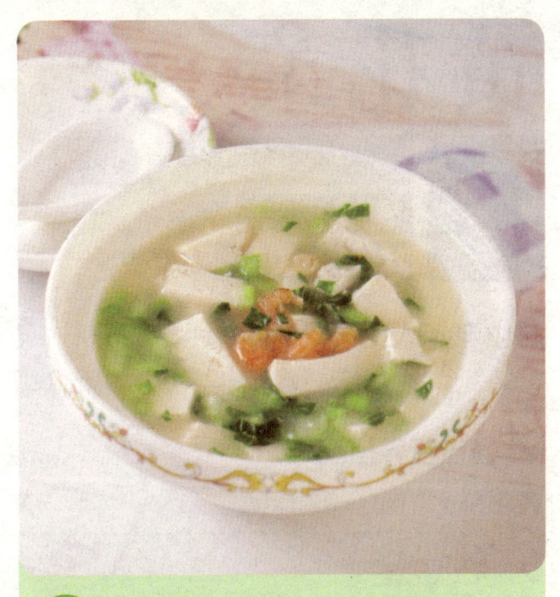

养生功效 豆腐含有蛋白质、铁、磷、钙等营养成分，中老年人食用具有补中益气、生津止渴、清洁肠胃等功效。

香菇蛋花油菜粥

- 原料：水发香菇45克，油菜100克，水发大米150克，鸡蛋1个
- 调料：鸡粉2克，盐3克，食用油适量
- 做法：

①把油菜洗净切碎，香菇切粒，鸡蛋磕开，取蛋清备用。
②砂锅注入适量清水烧开，倒入大米，搅匀。
③加盖，烧开后小火煮30分钟至熟，揭开盖子，放入香菇，拌匀。
④放入油菜，淋入适量食用油，放盐、鸡粉，拌匀调味。
⑤倒入蛋清，搅拌至混合均匀，煮片刻至蛋清煮熟。
⑥将煮好的粥盛出，装入碗中即可。

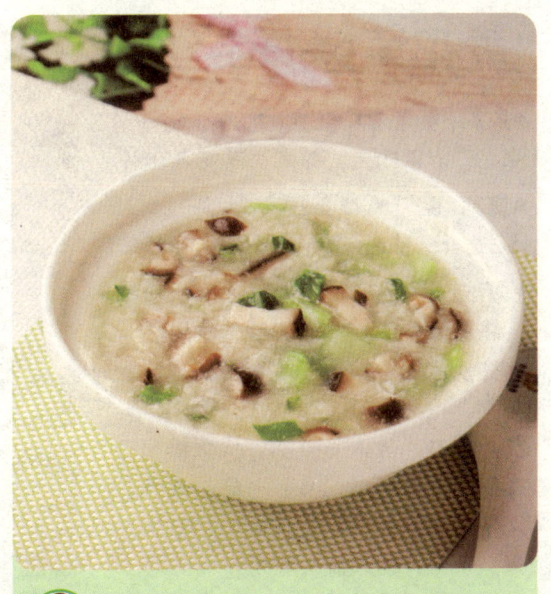

养生功效 香菇含钙量高，一直被认为是补钙、抗佝偻病的佳品，且它产生的热量很低，非常适合中老年人食用。

黄花菜

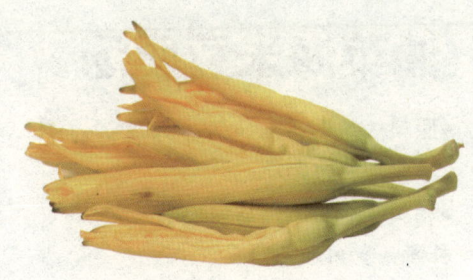

钙含量：每100克含300毫克	别名：金针菜、忘忧草、萱草
	最佳食用方法　煲汤
	每日最佳食用量　约15克

对中老年人的好处　黄花菜中富含钙质，中老年人常食有助于防治骨质疏松、中风等症状；且通过多食补充钙质，可以降低体内低密度脂蛋白胆固醇含量。

✓ 最佳营养搭配

黄花菜+猪肉　增强体质　　　黄花菜+马齿苋　清热祛毒

✗ 禁忌搭配

黄花菜+驴肉　导致中毒　　　黄花菜+鹌鹑　引发痔疮

食用注意： 一般人群均可食用，中老年人、过度劳累者尤其适合食用，但中老年人患有皮肤瘙痒症者忌食，肠胃病患者慎食。

黄花菜拌海带丝

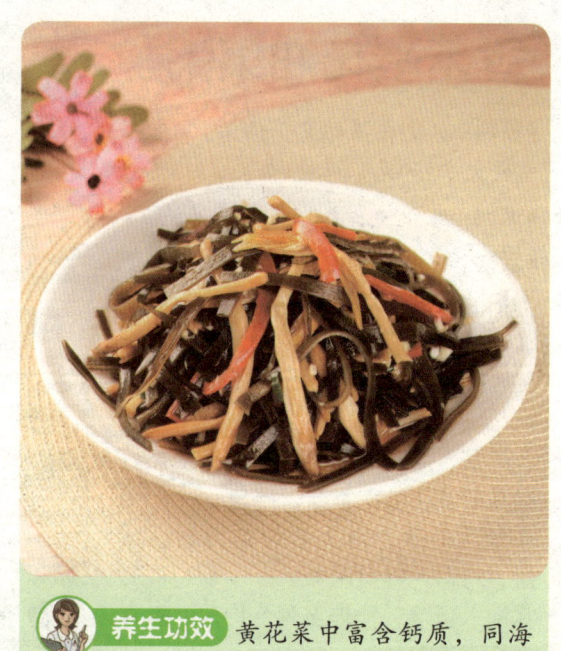

- **原料：** 水发黄花菜100克，水发海带80克，彩椒50克，蒜末、葱花各少许
- **调料：** 盐、鸡粉各2克，生抽、白醋各5毫升，陈醋8毫升，香油少许
- **做法：**

①将彩椒、海带洗净切丝，备用。
②往沸水锅中放入白醋、海带丝、黄花菜，搅拌均匀。
③加入盐，放入彩椒丝，大火续煮至食材熟透后捞出，沥干水分，备用。
④把焯煮熟的食材装入碗中，撒上蒜末、葱花，加入盐、鸡粉。
⑤淋入适量生抽、香油、陈醋，搅拌至食材入味。
⑥取一个干净的盘子，盛入拌好的食材，摆好盘即可。

养生功效　黄花菜中富含钙质，同海带搭配，可预防中老年人骨折、脱臼，同时对老年性头晕等具有较好的效果。

黄花菜鸡蛋汤

- 原料：水发黄花菜100克，鸡蛋50克，葱花少许
- 调料：盐、鸡粉各3克，食用油适量
- 做法：

①将洗净的黄花菜切去根部。
②将鸡蛋打入碗中，将其打散、调匀，备用。
③锅中注入适量清水烧开，加入少许盐、鸡粉。
④放入切好的黄花菜，淋入少许食用油，用中火煮约2分钟，至其熟软。
⑤揭盖，倒入蛋液，边煮边搅拌，至液面浮出蛋花。
⑥关火后盛出煮好的鸡蛋汤，装入碗中，撒上葱花即可。

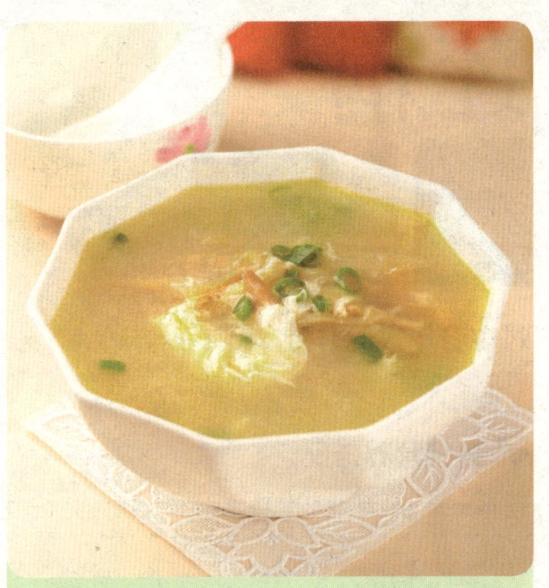

养生功效 鸡蛋含有优质的蛋白质和丰富的钙质，中老年人适当食用可以保证人体正常的生理功能。

黄花菜芋头粥

- 原料：水发大米110克，水发黄花菜100克，香芋、猪瘦肉各90克，葱花少许
- 调料：盐3克，鸡粉2克，水淀粉、香油、食用油各适量
- 做法：

①材料全部洗净备用。
②把肉丁装入碗中，加入盐、鸡粉、水淀粉、食用油，腌渍约10分钟。
③砂锅中注水烧开，倒入大米拌匀，煮沸后用小火煮30分钟，至米粒变软。
④倒入黄花菜、香芋丁拌匀，用小火续煮约15分钟，至食材熟软。
⑤倒入肉丁拌匀，用大火煮至肉质熟透，加入盐、鸡粉、香油，拌匀。
⑥关火后盛出粥，撒上葱花即可。

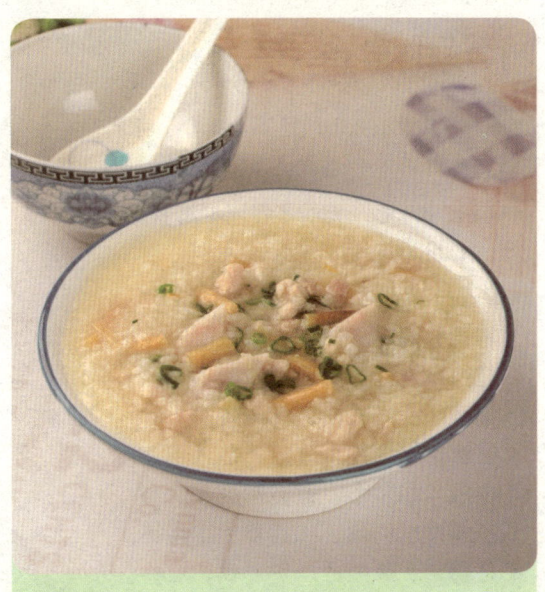

养生功效 黄花菜含有很高的钙质，中老年人食用能够补充钙质。血压高的中老年人常食用香芋能够降低血压。

莲藕

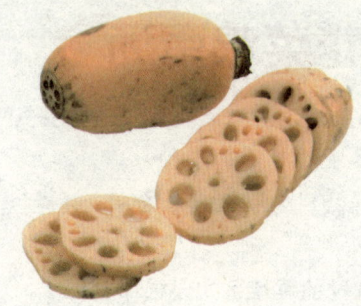

钙含量：每100克含45毫克	别名：藕、藕节
	最佳食用方法　清炒、煲汤
	每日最佳食用量　约200克

对中老年人的好处　藕的营养价值很高，富含植物蛋白质和钙质。中老年人常食有明显的补益气血，增强免疫力的作用。

✓ 最佳营养搭配

莲藕+虾　　改善肝脏功能　　　　　　莲藕+鳝鱼　　滋阴健脾

✗ 禁忌搭配

莲藕+菊花　　易导致肠胃不适　　　　莲藕+人参　　药性相反

! 食用注意： 一般人群均可食用。对肝病、便秘、糖尿病等一切有虚弱之症的中老年人十分有益。需要注意的是，藕性偏凉，故产妇不宜过早食用，一般产后两周再吃为宜。

芦笋炒莲藕

- **原料：** 芦笋100克，莲藕160克，胡萝卜45克，蒜末、葱段各少许
- **调料：** 盐3克，鸡粉2克，水淀粉3毫升，食用油适量
- **做法：**
① 将芦笋洗净去皮，切成段。
② 把莲藕洗好去皮，切成丁。
③ 胡萝卜洗净去皮，切成丁。
④ 往沸水锅中加少许盐，放入藕丁。
⑤ 再放入胡萝卜，煮至八成熟。
⑥ 把焯过水的藕丁和胡萝卜丁捞出。
⑦ 将蒜末、葱段放入热油锅，爆香。
⑧ 放入芦笋、焯好的食材，炒匀。
⑨ 加入盐、鸡粉、水淀粉，炒匀。
⑩ 关火后把炒好的菜盛出，装入盘中即可。

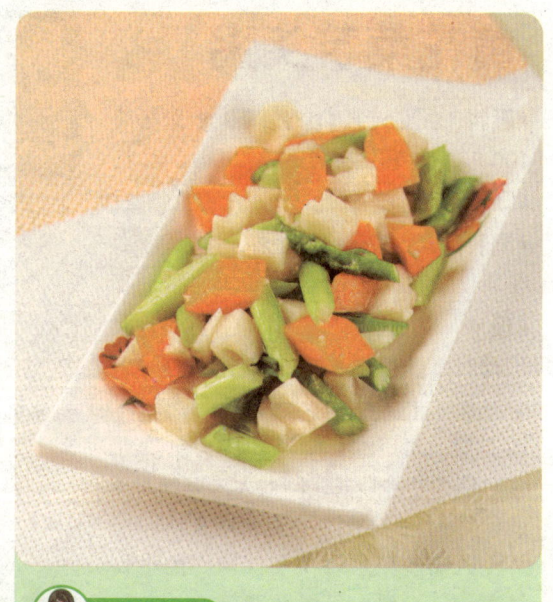

养生功效　芦笋是全面的抗癌食品。中老年人常吃芦笋能防癌抗癌。莲藕富含钙质，中老年人常食能补钙。

黑豆莲藕鸡汤

- **原料**：水发黑豆100克，鸡肉300克，莲藕180克，姜片少许
- **调料**：盐、鸡粉各少许，料酒5毫升
- **做法**：
① 将莲藕切成丁，鸡肉切成小块。
② 往沸水锅中倒入鸡块，煮沸后去除血水再捞出，沥干水分，备用。
③ 砂锅中注水烧开，放入姜片，倒入焯过水的鸡块，放入洗好的黑豆。
④ 倒入藕丁，淋入少许料酒，盖上盖，煮沸后用小火炖煮约40分钟，至食材熟透。
⑤ 取下盖子，加入少许盐、鸡粉，搅匀调味，续煮一会儿，至食材入味。
⑥ 关火后盛出煮好的鸡汤即可。

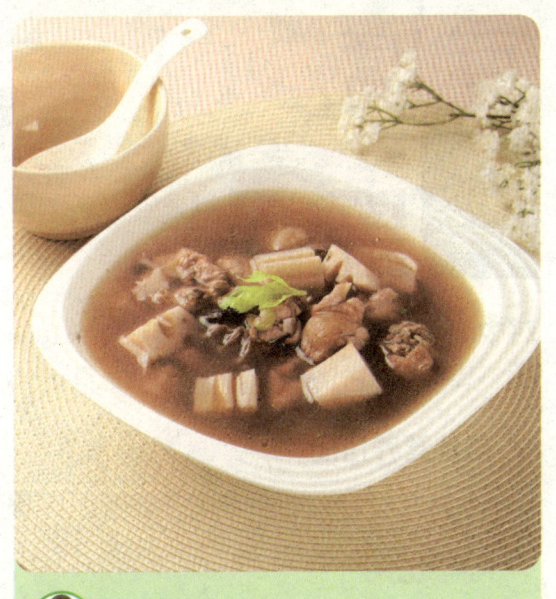

养生功效：黑豆是含钙量丰富的食物，中老年人常食可补充钙质，预防骨质疏松症。

瓦罐莲藕汤

- **原料**：排骨350克，莲藕200克，姜片20克
- **调料**：料酒8毫升，盐、鸡粉各2克，胡椒粉适量
- **做法**：
① 将莲藕洗净去皮切丁。
② 往砂锅中注水烧开，放排骨、料酒煮沸，氽去血水，捞出排骨沥干水分。
③ 瓦罐中注水烧开，加排骨煮至沸腾。
④ 加姜片，烧开后用小火煮20分钟，至排骨五成熟，倒入莲藕，搅拌匀，用小火续煮20分钟，至排骨熟透。
⑤ 放入鸡粉、盐、胡椒粉，用勺拌匀调味，撇去汤中浮沫。
⑥ 关火后盖上盖焖一会儿，再将瓦罐从灶上取下即可。

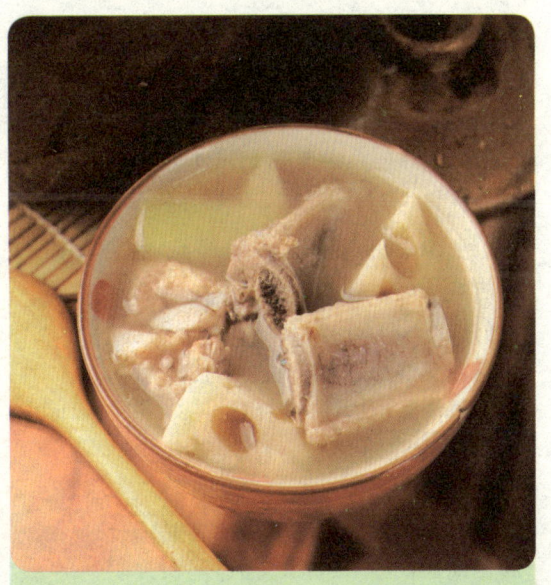

养生功效：莲藕含有植物蛋白质、维生素、淀粉、钙、磷、铁等营养成分，有益胃健脾、益气补钙、止泻的功效。

豆腐

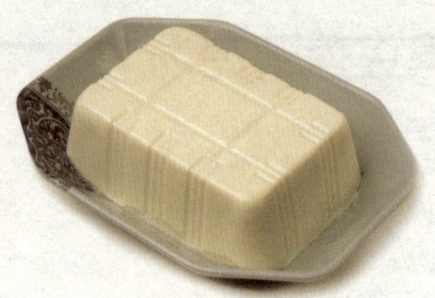

钙含量：每100克含240毫克

别名：福黎、植物肉
最佳食用方法 炖煮
每日最佳食用量 约100克

对中老年人的好处 豆腐本身就是富钙食品，中老年人常吃豆腐可防骨质疏松症。另外，豆腐还有质软、易消化的特点，也能很好地预防老年人便秘。

✓ 最佳营养搭配

豆腐+萝卜　有助于营养的消化和吸收

豆腐+木耳　防治心血管病

✗ 禁忌搭配

豆腐+竹笋　易形成结石

豆腐+蜂蜜　导致腹痛、腹泻

！食用注意： 一般人群均可食用豆腐，且豆腐是老人、孕妇、产妇的理想食品，也是儿童生长发育的重要食物，但痛风病人及血尿酸浓度增高的患者应慎食。

白菜豆腐肉丸汤

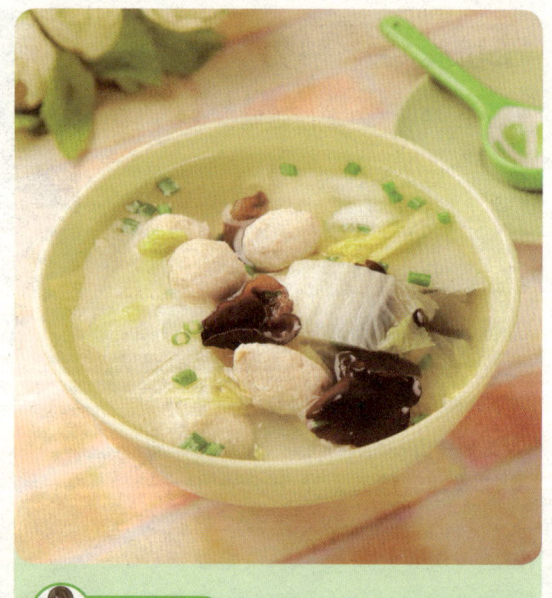

- 原料：肉丸240克，水发木耳55克，大白菜100克，豆腐85克，姜片、葱花各少许
- 调料：盐1克，鸡粉、胡椒粉各2克，香油适量
- 做法：

①将白菜洗净切成小块，豆腐洗净切开，再切成小方块，备用。

②砂锅中注水烧开，倒入肉丸、姜片、豆腐、木耳，拌匀。

③盖上盖，大火烧开后用小火煮15分钟，揭盖，放入白菜、盐、鸡粉、胡椒粉，拌匀，至食材入味。

④关火后盛出煮好的肉丸汤，装入碗中，淋入少许香油。

⑤点缀上葱花即可。

养生功效 豆腐中富含钙质，且易于消化，中老年人常食可补充钙质。

蔬菜浇汁豆腐

- **原料**：豆腐170克，白菜35克，胡萝卜20克，洋葱15克，鸡汤300毫升
- **调料**：食用油适量
- **做法**：

①豆腐切薄片，洋葱、胡萝卜切成粒状，白菜切丁。
②取一蒸盘，放入豆腐，修齐边缘，备用。
③蒸锅上火烧开，放入蒸盘，盖上盖，中火蒸至其熟透，取出备用。
④将煎锅置于火上烧热，注入少许食用油，倒入洋葱、胡萝卜，炒匀。
⑤放入白菜，炒至熟软，注入适量鸡汤，用大火略煮一会儿。
⑥关火后盛出味汁，将其浇在豆腐上即可。

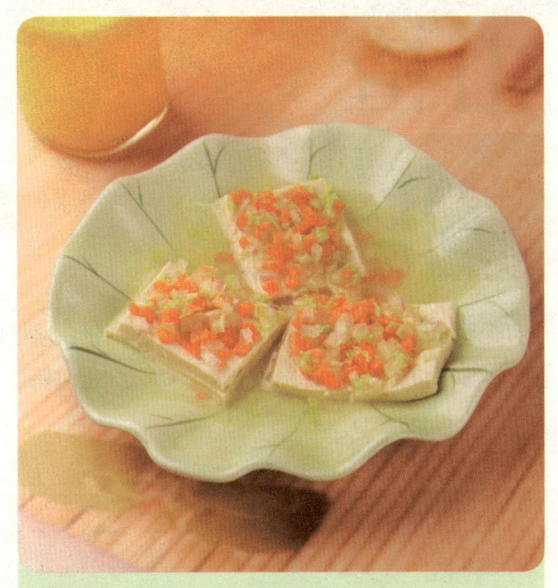

养生功效 豆腐和白菜均含有较多的钙质，中老年常食可以很好地补充身体流失的钙质，调节身体的酸碱平衡。

鲜鱼豆腐稀饭

- **原料**：草鱼肉80克，胡萝卜50克，豆腐100克，洋葱25克，杏鲍菇40克，稀饭120克，海带汤250毫升
- **做法**：

①将蒸锅烧开，放入草鱼肉，盖上盖，用中火蒸熟后取出，放凉备用。
②胡萝卜、杏鲍菇切成粒，洋葱切成末，豆腐切成块。
③将放凉的草鱼肉去除鱼皮、鱼骨，把鱼肉剁碎，备用。
④砂锅中注水烧热，倒入海带汤、草鱼、杏鲍菇、胡萝卜、豆腐、洋葱、稀饭，拌匀，搅散。
⑤盖上盖，烧开后用小火煮约20分钟。关火后盛出煮好的稀饭即可。

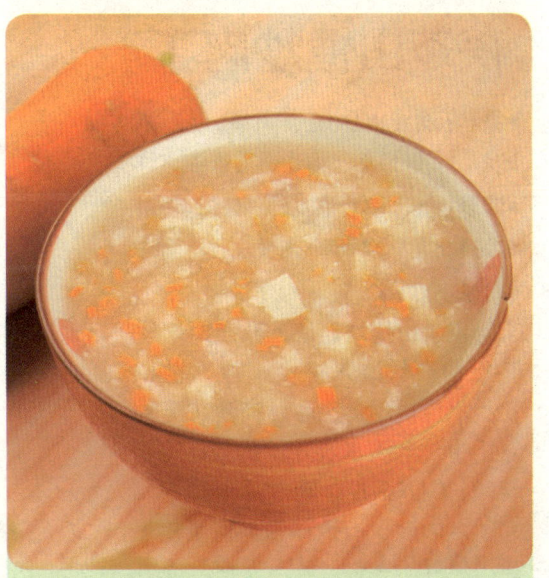

养生功效 草鱼肉富含钙质和微量元素，常吃可防止骨质疏松，对于骨骼开始衰老的中老年人来讲，非常有益。

山楂

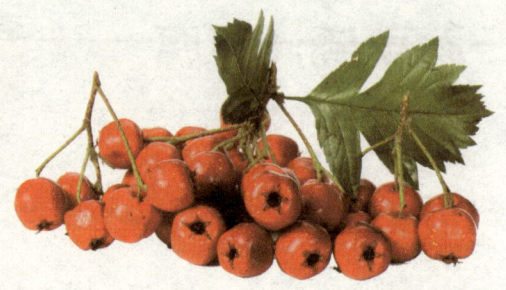

钙含量：每100克含85毫克	别名：山里果、山里红、红果
	最佳食用方法　煲汤
	每日最佳食用量　3~4个

对中老年人的好处　山楂中富含的钙质在水果中居于前列。中老年人常食不仅能健胃消食，增进食欲，还能补充中老年人每天的所需钙质，防治骨质疏松。

✓ **最佳营养搭配**

山楂+排骨　消斑祛瘀　　　　山楂+麦芽　营养丰富

✗ **禁忌搭配**

山楂+柠檬　影响消化　　　　山楂+猪肝　影响营养素的吸收

❗**食用注意：**　一般人群均可食用。尤其适宜患有消化不良、心血管疾病、癌症、肠炎等病症者食用，平素脾胃虚弱者不宜食用。

茯苓山楂炒肉丁

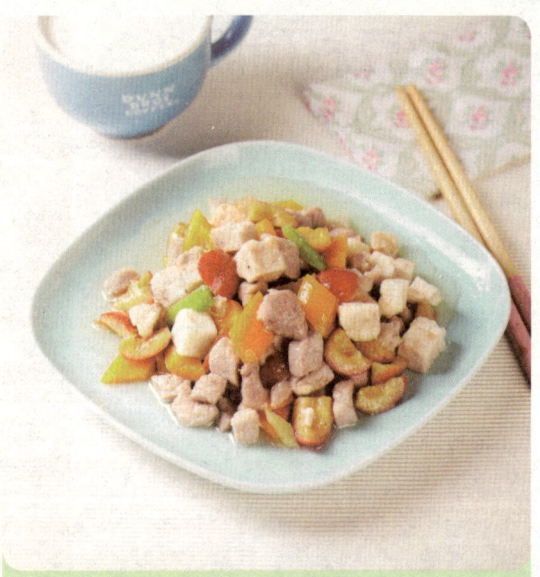

- **原料：** 猪瘦肉150克，山楂30克，茯苓15克，彩椒40克，姜片、葱段各少许
- **调料：** 盐、鸡粉各4克，料酒4毫升，水淀粉8克，食用油适量
- **做法：**

①彩椒、山楂均切块，猪瘦肉切丝。
②将瘦肉丝装入碗中，放入盐、鸡粉、水淀粉、食用油，腌渍10分钟。
③锅中注入清水烧开，加盐、鸡粉，拌匀，倒入茯苓，略煮片刻。
④放入彩椒、山楂拌匀，煮至断生，捞出焯好的食材，装入盘中，备用。
⑤锅中注油烧热，加姜片、葱段爆香，加肉丝翻炒，倒料酒、山楂、茯苓、彩椒。
⑥加入鸡粉、盐、水淀粉炒匀，关火后盛出炒好的菜肴，装入盘中即可。

养生功效　山楂含有蛋白质、糖类、维生素C、钙、铁等营养成分，中老年人食用具有降血糖、健脾开胃等功效。

山楂黑豆瘦肉汤

●原料：山楂80克，水发黑豆120克，猪瘦肉150克，葱花少许

●调料：料酒10毫升，鸡粉、盐各2克

●做法：
①将山楂洗净切开，去核切成小块。
②将猪瘦肉洗好切条，改切成丁。
③砂锅中注入适量清水烧开，倒入洗净的黑豆。
④放入瘦肉丁，加入切好的山楂。
⑤淋入适量料酒，拌匀。
⑥盖上盖，烧开后用小火煮30分钟，至食材熟透。
⑦揭开盖，放入鸡粉、盐，用勺拌匀调味。
⑧关火后盛出煮好的汤料，装入汤碗中，撒上葱花即可。

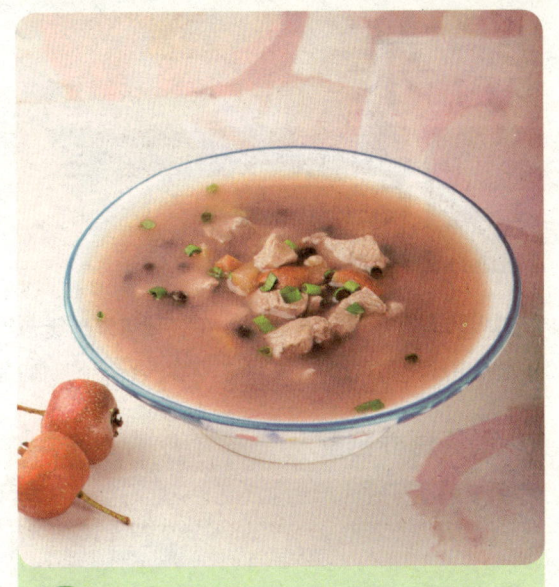

养生功效 黑豆含有不饱和脂肪酸，能促进脂肪代谢。此外，黑豆的钙含量高，是适宜中老年人食用的补钙佳品。

人参山楂粥

●原料：水发大米150克，山楂60克，人参片10克

●做法：
①将山楂洗净切开，去核，切成小块，备用。
②砂锅中注入适量清水烧开，放入备好的山楂、人参片。
③再倒入洗好的大米，搅拌均匀。
④盖上锅盖，用小火煮约30分钟至其熟透。
⑤揭开锅盖，搅拌一会儿。
⑥关火后盛出煮好的人参山楂粥，装入碗中即可。

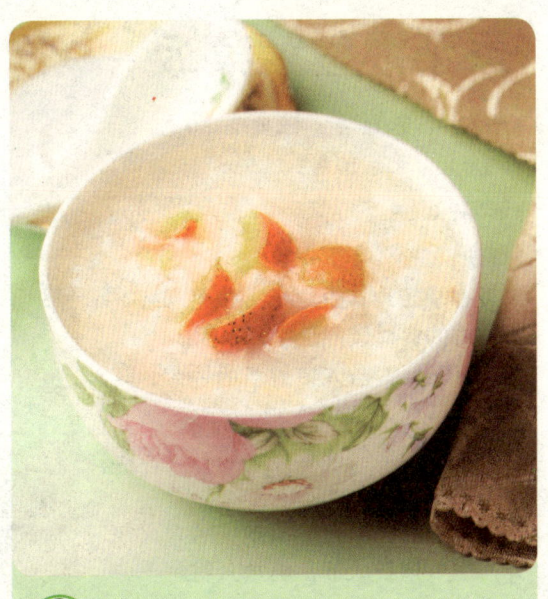

养生功效 山楂含有糖类、维生素C、胡萝卜素、钙等营养成分，中老年人食用具有健脾开胃、补钙等功效。

紫菜

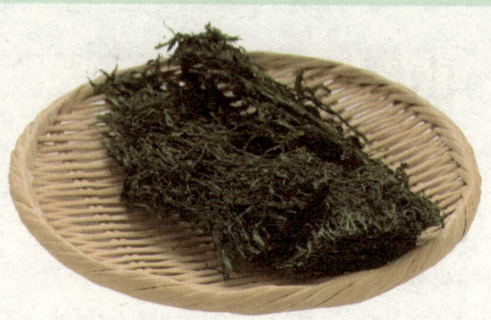

钙含量：每100克含422毫克	别名：海苔、甘紫菜
	最佳食用方法　煲汤
	每日最佳食用量　约15克

对中老年人的好处　紫菜中的钙质可以延缓老年人的衰老，使老年人精神饱满，还可保持体内的电解质和水平衡，缓解身体的炎症，抑制病菌的入侵，提高老年人身体的抵抗力。

✓ 最佳营养搭配

紫菜+鸡蛋　补充维生素B₁₂和钙质　　　紫菜+甘蓝　更好地发挥营养功效

✗ 禁忌搭配

紫菜+柿子　影响钙质的吸收　　　紫菜+咖啡　减少人体对钙的吸收

! 食用注意

一般人均宜食用，高血压、肺病初期、心血管病和各类肿块、增生的患者更宜食用，但腹痛便溏者禁食，脾胃虚寒者忌食。

香芋银鱼紫菜饭

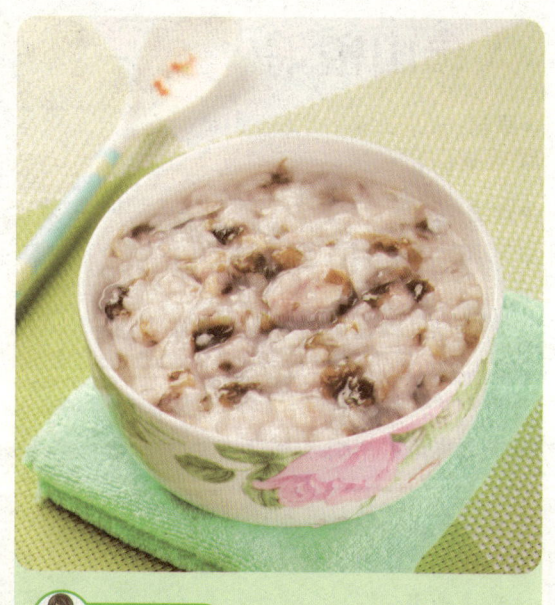

- **原料**：香芋100克，银鱼干150克，软饭200克，紫菜10克
- **调料**：盐2克
- **做法**：

① 将香芋切片，银鱼干、紫菜切碎，将切好的食材装入盘中，备用。
② 烧开蒸锅，放入装好盘的香芋，盖上盖，用小火蒸15分钟。
③ 揭盖，把蒸熟的香芋取出，用刀把香芋压烂，剁成泥。
④ 往汤锅中注入适量清水，用大火烧开，倒入适量软饭，再放入银鱼干，搅匀，用小火煮20分钟至食材熟透。
⑤ 揭盖，倒入香芋，拌匀煮沸，放入切好的紫菜，拌匀。
⑥ 加入盐，拌匀盛出，装碗中即可。

养生功效　银鱼每100克含钙量高达761毫克，几乎为群鱼之冠。两者同食，可延缓中老年人骨骼衰老，增强免疫力。

蛤蜊紫菜汤

- 原料：蛤蜊400克，水发紫菜80克，姜丝、香菜段各少许
- 调料：盐、鸡粉各2克，胡椒粉、食用油各适量
- 做法：
①将蛤蜊洗好切开，去除内脏，放入碗中，用清水洗干净，备用。
②锅中倒入适量清水烧开，放入处理好的蛤蜊，撒入姜丝。
③加入少许盐、鸡粉，倒入少许食用油，盖上盖，煮沸。
④揭盖，加入洗好的紫菜拌匀。
⑤撒入少许胡椒粉，继续搅拌片刻，至紫菜散开。
⑥关火后盛出煮好的汤料，装入汤碗中，撒上香菜段即可。

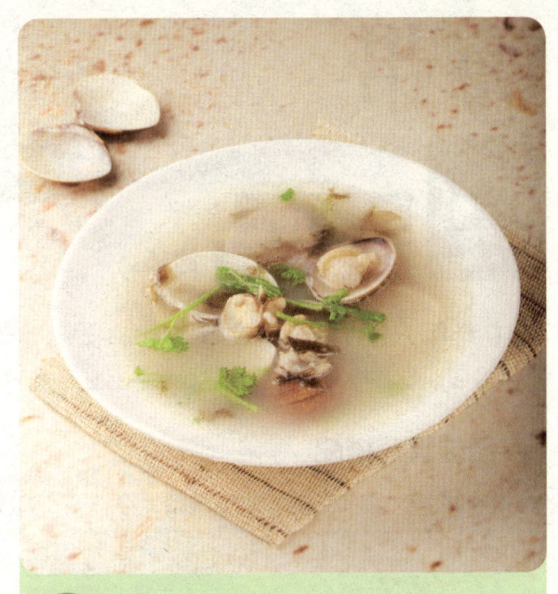

养生功效 蛤蜊中富含钙质，中老年人常食可以消除烦躁情绪，预防骨质疏松。

三丝紫菜汤

- 原料：香干150克，鲜香菇50克，水发紫菜100克，姜丝、葱花各少许
- 调料：盐、鸡粉各2克，料酒4毫升，胡椒粉少许，食用油适量
- 做法：
①将香干、香菇洗净切成丝。
②锅中注油烧热，放入少许姜丝，爆香，倒入切好的香菇，炒匀。
③倒入料酒、清水，盖上盖，用大火煮约1分钟，煮沸。
④揭盖，倒入香干，拌匀，加入水发紫菜，拌匀煮沸。
⑤放入适量盐、鸡粉，拌匀调味，撒入少许胡椒粉，煮沸。
⑥把煮好的汤料盛出，装入汤碗中，再撒上葱花即可。

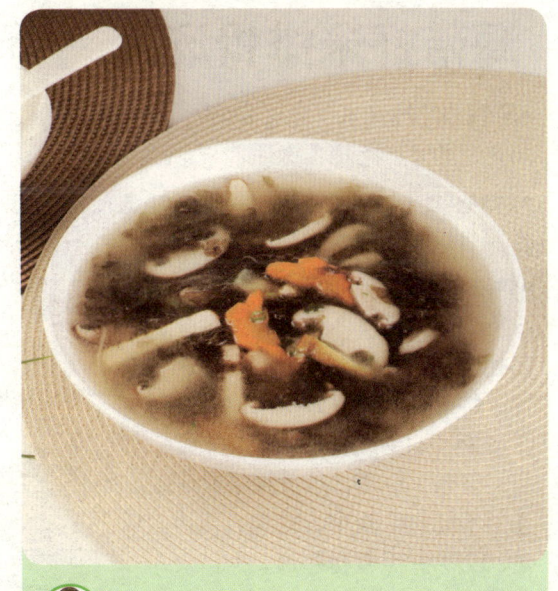

养生功效 香干中含有多种矿物质，不仅能够补充钙质，还能促进中老年人骨骼的修复。

海带

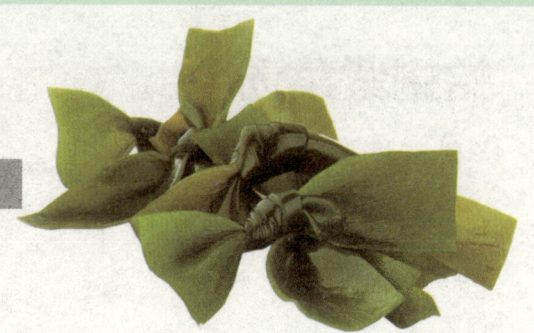

钙含量：每100克含455毫克	别名：江白菜，昆布
	最佳食用方法　凉拌
	每日最佳食用量　约15克

对中老年人的好处 海带富含钙、碘物质，能促进骨骼、牙齿的生长，预防骨质疏松，降低血压，是老年人的营养保健食品，且还含有多糖类物质，常食可预防动脉硬化。

✓ **最佳营养搭配**

海带+猪肉　清热解毒，软坚散结　　　**海带+佛手**　疏肝清热

✗ **禁忌搭配**

海带+猪血　导致便秘　　　**海带+茶**　减少人体对铁的吸收

❗ **食用注意**：适宜高血压、高血脂、冠心病、糖尿病、动脉硬化、骨质疏松、营养不良性贫血以及头发稀疏者食用，脾胃虚寒的人慎食，甲亢中碘过盛型的病人要忌食。

海带虾米排骨汤

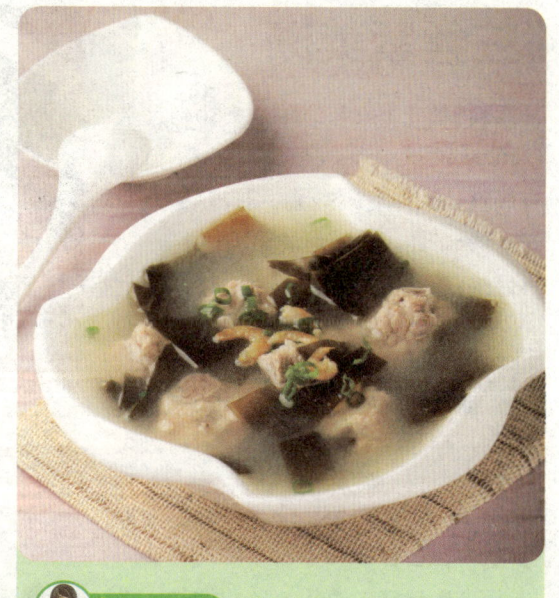

- **原料**：排骨350克，海带100克，虾米30克，姜片、葱花各少许
- **调料**：盐3克，鸡粉2克，料酒16毫升，胡椒粉适量
- **做法**：
① 将海带泡发洗净切小块，备用。
② 往沸水锅中倒入排骨、料酒，煮至沸，将汆煮好的排骨捞出，备用。
③ 砂锅中注水烧开，倒入排骨、姜片、虾米、料酒，小火煮至其熟软。
④ 放入切好的海带，拌匀，用小火续煮20分钟，至食材熟透。
⑤ 揭盖，放入适量盐、鸡粉、胡椒粉，拌匀调味，搅拌至食材入味。
⑥ 盛出煮好的汤料装入碗中，撒上葱花即可。

养生功效　虾米中富含钙质，是中老年人食用的营养佳品，对健康极有裨益，可预防由于缺钙所致的小腿抽筋。

蛤蜊豆腐炖海带

- **原料**：蛤蜊、豆腐各300克，水发海带100克，姜片、蒜末、葱花各少许
- **调料**：盐、鸡粉、料酒、生抽、水淀粉、香油、食用油各适量
- **做法**：

①将豆腐、海带洗净切块。
②往沸水锅中放入盐、海带、豆腐块，沥水捞出，备用。
③锅中注油烧热，放入蒜末、姜片，爆香，倒入焯过水的食材，炒匀。
④放入料酒、生抽、清水，用大火煮至汤汁沸腾。
⑤倒入蛤蜊，炖煮至食材熟透。
⑥加入盐、鸡粉、水淀粉、香油，炒至散发出香味。关火后盛出炖好的菜肴，装入盘中，撒上葱花即可。

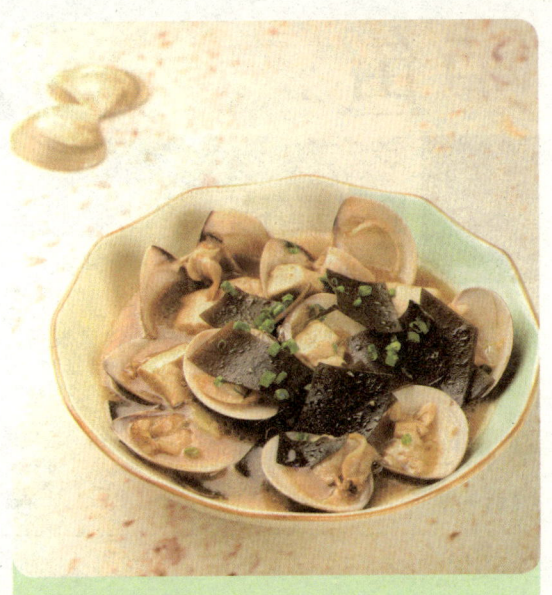

养生功效 海带中富含钙质，可以防治骨骼脱钙和骨质疏松症，还可滋润中老年人皮肤。

牛肉海带汤饭

- **原料**：冷米饭150克，水发海带、牛肉各35克，高汤、葱花各适量
- **调料**：料酒、盐、食用油各适量
- **做法**：

①将海带洗好切成条，再切成小块。将牛肉洗净切条，改切成小丁块，再剁碎。
②将炒锅注油烧热，倒入牛肉，快速翻炒至变色，淋入料酒，翻炒出香味。
③倒入海带，翻炒均匀，加入米饭，分次加入高汤，翻炒至米饭松散。
④加入少许盐，炒匀调味。
⑤撒上葱花，翻炒出葱香味。
⑥将炒好的汤饭盛出，装入碗中，晾凉后食用即可。

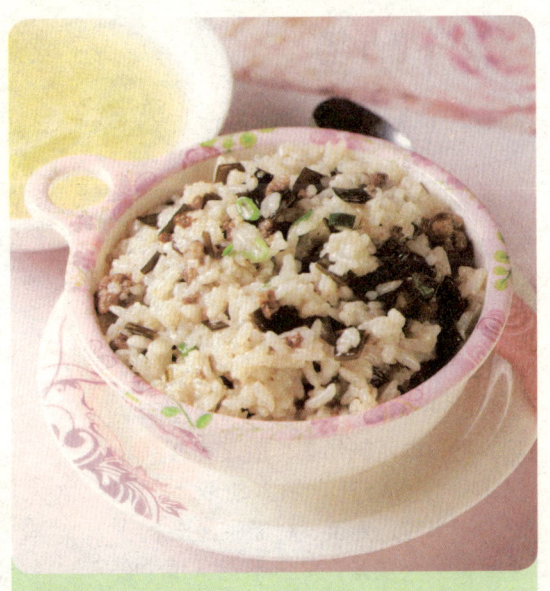

养生功效 海带是一种碱性食品，具有祛脂降压、补钙等功能，且对高血脂、痛风等中老年病症有效果。

鲈鱼

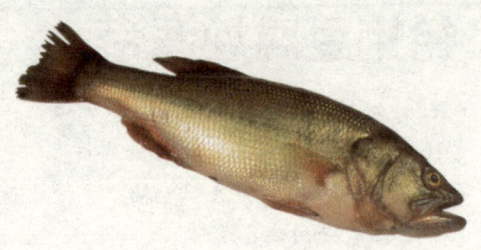

钙含量：每100克含138毫克	别名：花鲈、鲈板、花寨
	最佳食用方法　煲汤
	每日最佳食用量　50～100克

对中老年人的好处　鲈鱼中的钙质含量很高，中老年人常食有助于补充所需钙质，强健筋骨。

✓ 最佳营养搭配

鲈鱼+姜　　补虚养身，健脾开胃　　　　鲈鱼+南瓜　　预防感冒

✗ 禁忌搭配

鲈鱼+奶酪　　影响钙的吸收　　　　　　鲈鱼+蛤蜊　　导致铜、铁的流失

！食用注意：一般人均可食用，尤其适合患有贫血头晕、慢性肾炎者食用；但患有皮肤病、疮肿的中老年人不宜食用。

烧汁鲈鱼

- **原料**：鲈鱼270克，豌豆90克，胡萝卜60克，玉米粒45克，姜丝、葱段、蒜末各少许
- **调料**：盐2克，番茄酱、食用油各适量
- **做法**：
  ① 将鲈鱼洗净放入碗中，加入盐、姜丝、葱段，拌匀，腌渍约15分钟。
  ② 将胡萝卜切丁，鲈鱼切开去除鱼骨，把鱼肉两侧切条，放入蒸盘中。
  ③ 锅中注水烧开，倒入胡萝卜、豌豆、玉米粒，煮至食材断生捞出。
  ④ 蒸锅上火烧开，放入蒸盘，用中火蒸约15分钟，取出蒸盘，放凉备用。
  ⑤ 锅中注油烧热，放蒜末、焯水的食材、番茄酱炒香，加水煮沸调成菜汁。关火后盛出菜汁，浇在鱼身上即可。

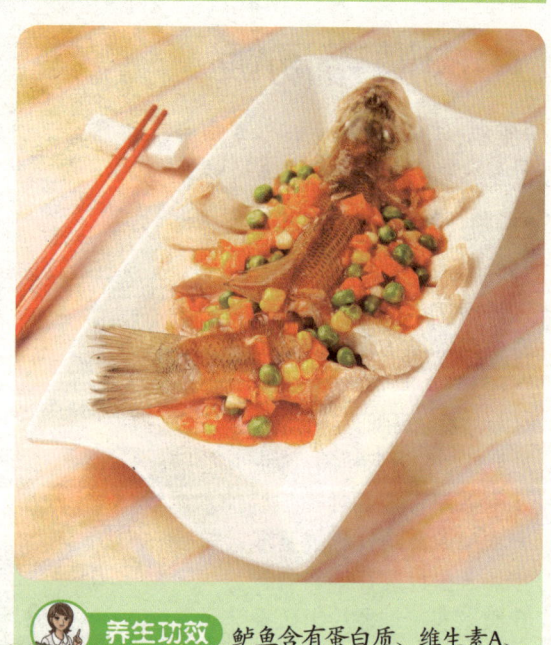

养生功效　鲈鱼含有蛋白质、维生素A、钙、硒等营养成分，中老年人食用具有补钙、益脾胃、化痰止咳等功效。

黄芪鲈鱼

- 原料：鲈鱼1条，水发木耳45克，黄芪15克，姜片25克，葱花少许
- 调料：盐3克，鸡粉2克，胡椒粉少许，料酒10毫升，食用油适量
- 做法：
①将木耳洗好切小块，备用。
②往砂锅中注清水，放入洗净的黄芪，烧开后用小火炖15分钟，去渣留汁。
③锅中注油烧热，倒入姜片，放入处理干净的鲈鱼，煎至金黄色。
④放入料酒、清水，倒入砂锅中的药汁，放入木耳，用小火煮15分钟，至食材熟透。
⑤放入盐、鸡粉、胡椒粉，搅匀，略煮片刻，至食材入味。盛出煮好的食材，装入碗中，放入葱花即可。

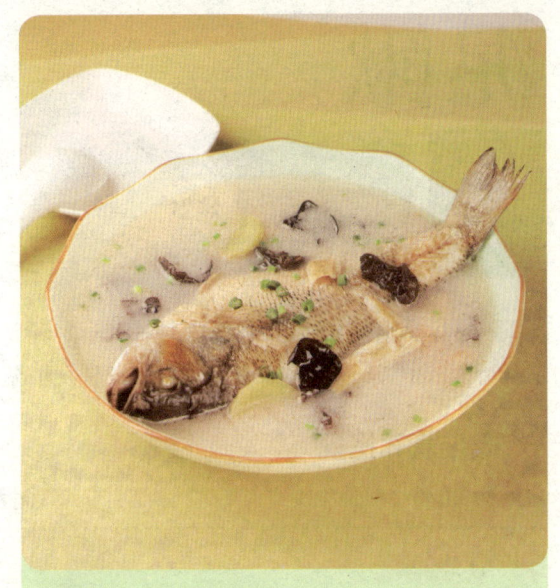

养生功效 黑木耳含有丰富铁质、钙质和胶原蛋白，中老年人经常食用，具有补钙益骨、抗衰老的食疗功效。

鲈鱼西蓝花粥

- 原料：水发大米120克，鲈鱼150克，西蓝花75克，枸杞少许
- 调料：盐、鸡粉各2克，水淀粉适量
- 做法：
①将西蓝花洗净切去根部，再切成小朵。鲈鱼肉洗好去除鱼骨，取出鱼肉，再切成细丝。
②把鱼肉丝装入碗中，加入盐、鸡粉、水淀粉，腌渍约10分钟。
③大火砂锅中注入清水烧开，倒入洗净的大米、枸杞，拌匀。
④大火烧开后用小火煮约30分钟，倒入西蓝花，拌匀，用小火续煮约10分钟至食材熟透。
⑤放入鱼肉丝，搅匀，用大火煮至熟，关火后盛出煮好的粥装入碗中。

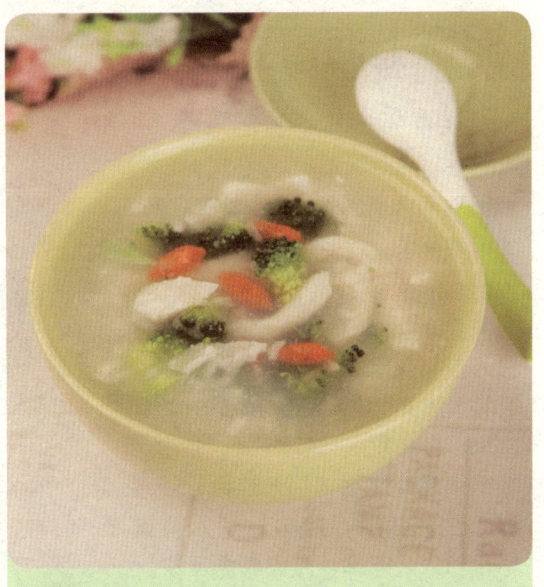

养生功效 西蓝花含有丰富的钙和维生素K，对骨骼健康和防止骨质疏松具有重要作用，所以适宜中老年人食用。

泥鳅

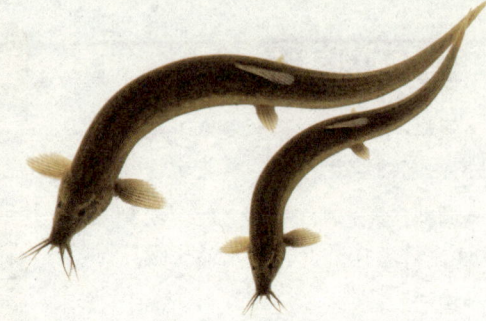

钙含量：每100克含736毫克	别名：鳅、鳅鱼
	最佳食用方法 炖煮
	每日最佳食用量 约50克

对中老年人的好处 泥鳅是鱼类中含钙最多的一种，同时富含有利于钙吸收的维生素D。身体虚弱的中老年人常吃泥鳅能增加皮肤弹性和湿润度，并提高身体的抗病毒能力。

✔ 最佳营养搭配

泥鳅+豆腐　增强免疫力　　　　泥鳅+甜椒　降血糖

✘ 禁忌搭配

泥鳅+蟹　易引起中毒　　　　泥鳅+狗血　阴虚火盛

！食用注意： 一般人群均可食用，尤其适合身体虚弱、脾胃虚寒、营养不良、小儿体虚盗汗者。

泥鳅上海青豆腐汤

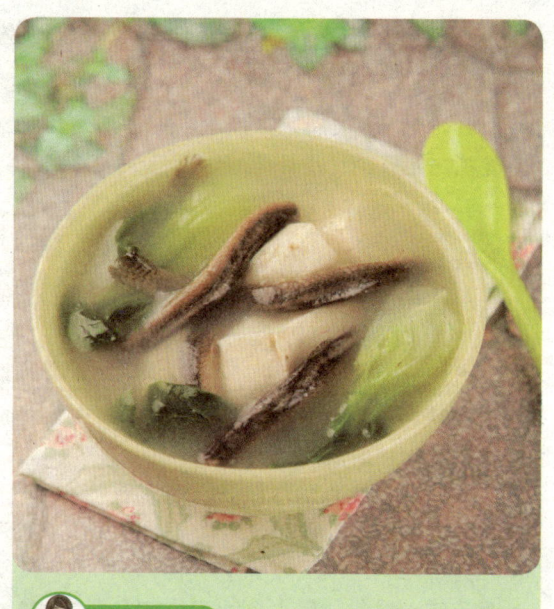

- **原料：** 泥鳅260克，豆腐150克，上海青45克，姜片少许
- **调料：** 料酒8毫升，盐、鸡粉各2克，食用油适量
- **做法：**
  ① 向泥鳅中加入盐、清水，去除黏液，放入盘中备用。
  ② 将上海青切瓣，豆腐切块，泥鳅切去头尾，去除内脏，清理干净，备用。
  ③ 锅中注油烧热，倒入泥鳅，炒香，淋入少许料酒，炒匀。注入适量清水，用大火煮沸，撇去表面浮沫。
  ④ 撒上姜片，放入上海青、豆腐，煮开后转中火煮10分钟至食材熟透。
  ⑤ 加入适量盐、鸡粉，搅拌均匀。
  ⑥ 关火后盛出煮好的汤料即可。

养生功效 泥鳅富含微量元素钙和磷，经常食用泥鳅可预防中老年人容易出现的老年性骨折、骨质疏松症等病症。

莴笋烧泥鳅

●原料：泥鳅160克，莴笋65克，彩椒20克

●调料：盐、鸡粉各2克，水淀粉、料酒、生抽、老抽各少许，食用油适量

●做法：
①向泥鳅中加入盐、清水，去除黏液，沥干水分，盛入盘中，备用。
②将莴笋切成条形，将泥鳅切去头部，去除内脏，清理干净，备用。
③将泥鳅倒入热油锅中炸2分钟，捞出泥鳅，沥干油，备用。
④锅底留油，放入炸好的泥鳅、料酒、清水、盐、鸡粉、老抽、生抽、莴笋、彩椒，拌匀，小火煮10分钟。
⑤用水淀粉勾芡，关火后盛出锅中的菜肴即可。

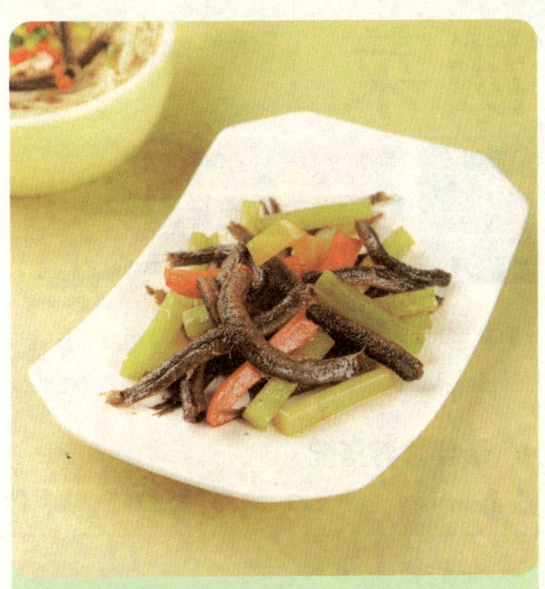

养生功效 泥鳅富含的维生素A、维生素B、铁、钙等都是预防癌症的重要物质，中老年人常吃有助于防癌。

泥鳅粥

●原料：水发大米160克，泥鳅120克，姜丝、葱花各少许

●调料：盐2克

●做法：
①把泥鳅装入碗中，加入盐拌匀，注入清水洗净，去除黏液，沥干水分。
②将泥鳅去除头尾，洗净，备用。
③砂锅中注入适量清水烧热，倒入洗净的大米，撒上姜丝。
④倒入洗净的泥鳅，拌匀，盖上盖，煮开后用小火煮30分钟至食材熟透。
⑤揭开盖，加入少许盐，搅拌均匀，至食材入味。
⑥关火后盛出煮好的粥，装入碗中，撒上葱花即可。

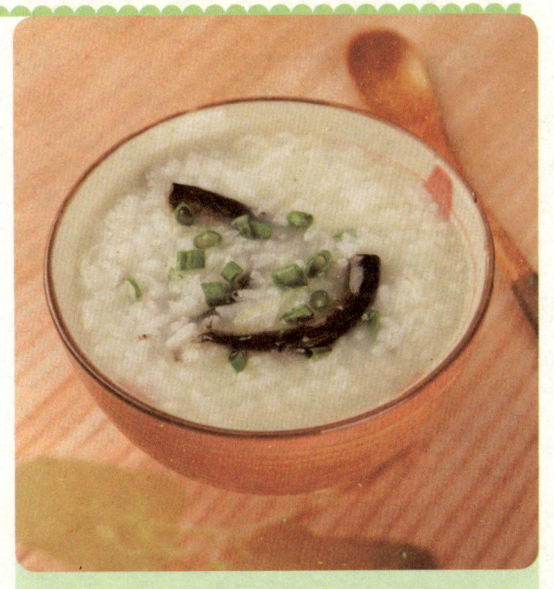

养生功效 泥鳅富含钙质，另外还含有蛋白质、磷、维生素等多种元素，能满足中老年人日常身体所需的营养。

淡菜

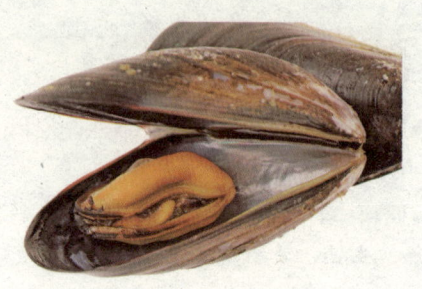

钙含量：每100克含227毫克	别名：贻贝、壳菜、海虹
	最佳食用方法　炖煮
	每日最佳食用量　约30克

对中老年人的好处　淡菜中富含钙质，中老年人常食不仅能保证所需钙质的补给，还能促进新陈代谢，保证大脑和身体活动的营养供给。

✓ 最佳营养搭配

淡菜+甲鱼　滋阴养肾　　　淡菜+皮蛋　补肝肾，清虚热

✗ 禁忌搭配

淡菜+菠菜　影响维生素C的吸收　　　淡菜+啤酒　易引起痛风

❗食用注意：一般人都可食用。特别适宜体质虚弱，气血不足，营养不良之人食用；适宜高血压病，动脉硬化，耳鸣眩晕之人食用。

淡菜拌菠菜

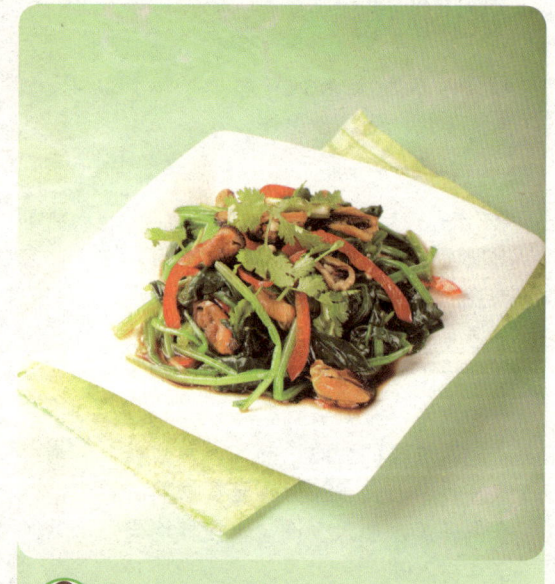

- **原料：** 水发淡菜70克，菠菜300克，彩椒40克，香菜、姜丝、蒜末各少许
- **调料：** 盐、鸡粉各4克，料酒5毫升，生抽5毫升，香油、食用油各少许
- **做法：**

① 将菠菜洗好切成段，彩椒洗净切成丝，香菜洗好切成段，备用。
② 锅中注水烧开，倒食用油、盐、鸡粉、淡菜、料酒搅匀，煮1分钟，将余煮好的淡菜捞出，沥干水分。
③ 将菠菜、彩椒倒入沸水中煮一会儿，将食材捞出，沥干水分，备用。
④ 将菠菜和彩椒装入碗中，倒入淡菜，放入姜丝、蒜末、香菜。
⑤ 加入适量盐、鸡粉、生抽、香油，搅拌至食材入味，装入盘中。

养生功效　淡菜含有不饱和脂肪酸、B族维生素、钙、磷、锌等营养成分。其所含的钙丰富，有助于稳定血压。

淡菜何首乌鸡汤

● 原料：淡菜50克，何首乌10克，陈皮7克，鸡腿180克，姜片少许

● 调料：料酒10毫升，盐少许，鸡粉2克

● 做法：

①锅中注水烧开，倒入洗净的鸡腿，汆去血水，将鸡腿捞出备用。

②砂锅中倒入适量清水烧开，放入汆过水的鸡腿。

③加入洗净的淡菜，放入备好的何首乌、陈皮、姜片，淋入料酒。

④盖上盖，烧开后用小火续煮30分钟，至食材熟透。

⑤揭盖，放入少许盐、鸡粉，搅拌片刻，至食材入味。

⑥关火后将煮好的汤料装碗即可。

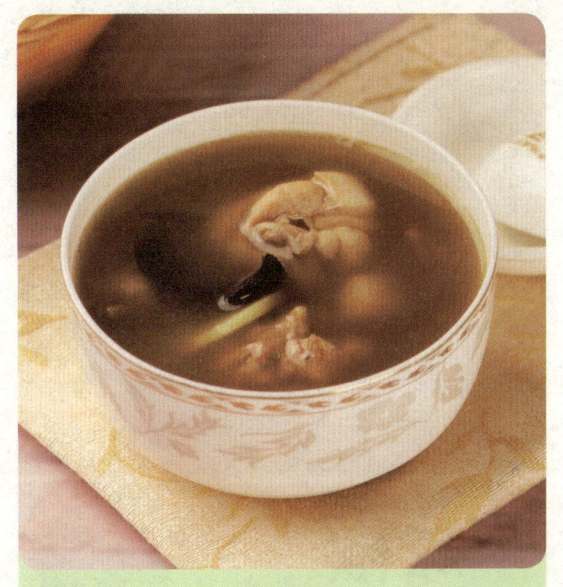

养生功效 淡菜含有丰富的钙质，中老年人食用能够补充钙质。何首乌含有大黄酚、大黄素等成分，有补血的功效。

淡菜粥

● 原料：水发大米140克，水发淡菜70克，竹笋80克

● 调料：盐2克

● 做法：

①将竹笋洗净切片，再切丝，改切成粒，备用。

②砂锅中注入适量清水烧热，倒入洗净的淡菜。

③放入大米、竹笋，搅拌均匀。

④盖上盖，烧开后用小火煮约30分钟至食材熟透。

⑤揭开盖，加入少许盐，拌匀调味。

⑥关火后盛出煮好的淡菜粥即可。

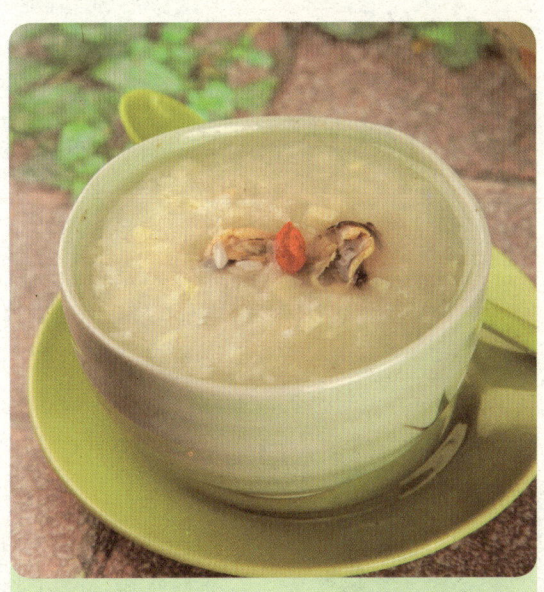

养生功效 淡菜含有蛋白质、钙、锌等营养成分，中老年人食用具有补五脏、补钙质、通肠胃等功效。

各项健康指标正常的中老年人
这些食物应少吃或不吃

中老年人随着年龄的增长，抵抗力会相对减弱，要想有一个好的身体就要注重自身的饮食问题，健康的饮食是中老年人身体健康的重要保证。下面介绍中老年人应少食或不食的食物。

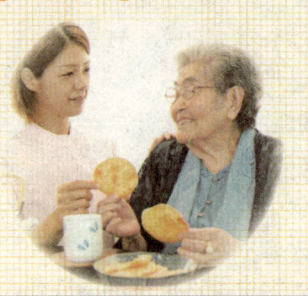

★ 辛辣类食物 ★

辣椒

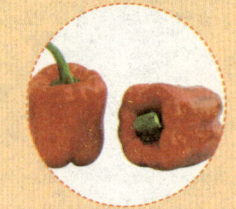

⊗ 忌吃原因

辣椒内含有一种辣椒素，有极强的刺激性，会使胃里产生烧灼感，还会刺激鼻腔黏膜和眼结膜，因此，很多中老年人不适宜吃辣椒。另外，辣椒素使循环血量剧增，心跳加快，不利于老年人的心脏健康。且由于辣椒素的刺激，胃黏膜充血水肿、糜烂，胃肠蠕动剧增，会引起腹痛、腹泻等，导致中老年人患肠胃疾病。

麻辣烫

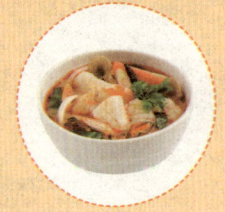

⊗ 忌吃原因

麻辣烫的口味以辛辣为主，虽然能很好地刺激食欲，但同时由于过热、过辣、过油腻，对肠胃刺激很大，过多食用有可能导致肠胃出现问题，所以不适宜中老年人食用。并且人的口腔、食道和胃黏膜一般最高只能耐受50~60℃的温度，太烫的食物会损伤黏膜，导致急性食道炎和急性胃炎。

麻辣火锅

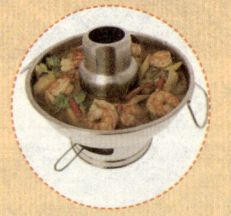

⊗ 忌吃原因

太辣、太麻的食物易刺激口腔、食管与胃肠道的黏膜而造成充血和水肿，同时还容易诱发其他疾病，导致症状加重，所以中老年人应当少食用麻辣火锅。另外，麻辣火锅的口味往往过咸，会给心、肾带来较大的负担，尤其是中老年人。经常食用麻辣火锅的人易出现咽喉肿痛、口腔溃疡、口唇干裂、小便赤黄等上火症状。

白酒

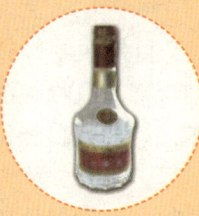

⊗ 忌吃原因

白酒辛辣，尤其是度数较高的白酒，中老年人应不喝或少喝。辛辣的白酒对肠胃的刺激绝对不容小觑，不但会伤害到胃部神经末梢，还会使胃壁痉挛，引起胃酸和胀气，进而引发胃及十二指肠溃疡。并且长期饮酒对身体具有很大伤害，长期饮酒会引起酒精性肝病或肝脏发炎。

芥末

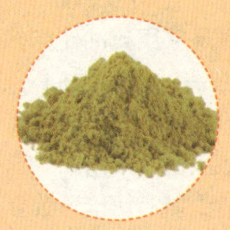

⊗ 忌吃原因

芥末辛辣，刺激性强，中老年人应当少食用，尤其是肠胃不好的中老年人应尽量不要食用。若食用，会出现胃液分泌混乱，胃黏膜受损，导致消化不良，出现脾胃不和的现象。辣味入肺有发散、行气、活血等功能，芥末食用过多不但会刺激胃黏膜，还会使肺气过盛，不利于中老年人健康。

生姜

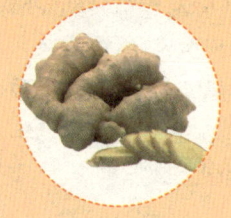

⊗ 忌吃原因

生姜会使胃的局部血流增多，刺激神经肽类激素分泌，起到暖胃作用，健康中老年人少量食用对身体是有益的，但是不宜过多食用。过多食用会剧烈刺激胃肠黏膜，使其高度充血，蠕动加快，会破坏神经末梢的感觉，长期如此就会使胃黏膜损伤，引起慢性炎症，严重的会使消化道出血，诱发溃疡。

生蒜

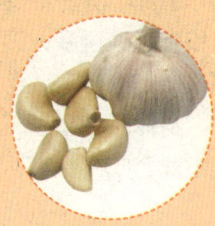

⊗ 忌吃原因

生蒜含有大蒜素，而大蒜素是辣味的主要来源，吃辣能刺激人体的新陈代谢，新陈代谢不好的中老年人很容易引起内分泌失调，使皮肤代谢能力变差；同时过量食用还会损坏肠道，引起腹泻。对于有消化道疾病的中老年人来说刺激更大，因为生蒜的大蒜素会引起胃酸分泌增多，胃痛、肛门灼热、大便干燥等问题也会随之而来。

★ 过于油腻的食物 ★

油条

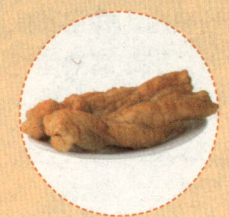

⊗ 忌吃原因

中老年人应少吃或不吃油条，因油条在制作过程中需加入一定量的明矾，这是一种含铝无机物。铝对脑神经是有害的，脑组织含铝过多，能催人衰老，使人记忆力减退，智力低下，行动迟缓。另外，体内铝过多，还会降低中老年人对钙的吸收，导致骨质疏松，易引起骨折。

月饼

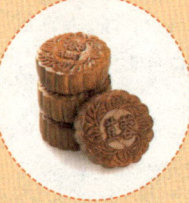

⊗ 忌吃原因

月饼也属于油腻之物，不少月饼是采用猪油作馅，中老年人不宜过多食用，以免引起"三高"——血压高、血脂高、血糖高。并且中老年人的消化功能比较差，过食月饼会加重胃肠负担，易造成消化不良和腹泻，所以少吃为佳。食用时应有所节制，若暴食过量，就有可能导致急性胰腺炎，出现剧烈腹痛等症状，甚至危及生命。

炸鸡

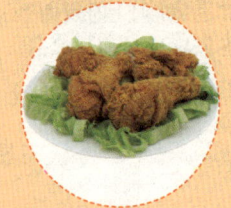

⊗ 忌吃原因

高温油炸过的炸鸡，鸡肉中的各种营养素会消失殆尽，经常过量食用油炸食品不仅易引发心脑血管疾病，而且非常伤胃，还可能导致阿尔茨海默病，甚至会导致癌症。所以炸鸡这类过于油腻的油炸食品不适宜中老年人食用，经常食用会对中老年人的健康造成危害。

方便面

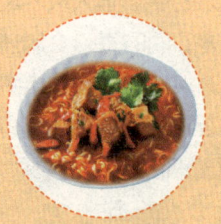

⊗ 忌吃原因

中老年人不宜食用方便面，尤其是油炸型的方便面，过多食用可导致血液中的胆固醇和脂肪酸过多，而这些过多胆固醇和脂肪酸会附着沉积在血管上，造成动脉硬化。并且中老年人由于年纪渐大，身体系统逐渐衰老，血压偏高也是常态，因此老年人不适合吃方便面，以防大量盐分的摄入对健康造成影响。

奶油蛋糕

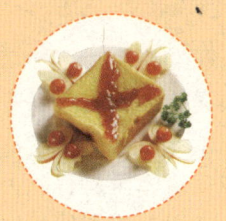

❌ 忌吃原因

奶油蛋糕的风味确实吸引人,但是不得不指出的是,大量地吃奶油蛋糕是不健康的。奶油蛋糕所含的能量比其他食物要高,而中老年人食用过多,就可能摄入过多的能量,时间长了有可能导致肥胖。奶油蛋糕里含有很多的油脂,对于中老年人来说,会使他们的血脂存在增高的风险。

炸薯条

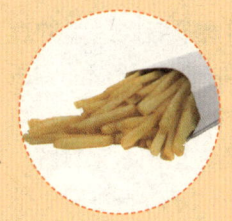

❌ 忌吃原因

食用炸薯条过多易导致体内脂肪堆积,从而引发肥胖,尤其是中老年人食用过多炸薯条还会引起"三高"。薯条属油腻食物,长期大量食用会加重肝脏的负担,引发冠心病和脑梗死等病症,所以中老年人应少食或不食炸薯条。

锅贴

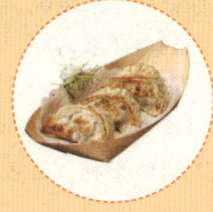

❌ 忌吃原因

锅贴经过油煎,往往油脂过量,锅贴的高油脂主要有两大来源,一是肉馅,如五花肉等含油量高;二是油煎时淋上的面粉水非常吸油。中老年人过多食用锅贴,会摄入大量的油脂,从而使细胞内的类淀粉蛋白增多,影响自身的记忆力。

桃酥

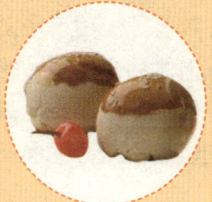

❌ 忌吃原因

桃酥、梨酥等酥皮点心吃起来非常酥脆爽口,是不少中老年朋友的最爱。但是它们所含的反式脂肪酸多,油脂含量也高。一般来说,中老年人吃进胃里的油脂过多,胆汁也会相应增加分泌,当高脂肪、低纤维的食物进入结肠后,结肠中的一些有害菌可将其中的胆汁分解转化为某种致癌物,从而增加患结肠癌的机会。

★ 腌制类食品 ★

咸鱼

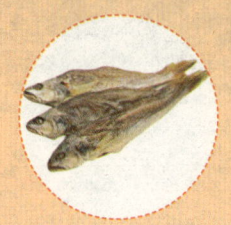

⊗ 忌吃原因

各种咸鱼都含有大量的二甲基亚硝酸盐,这种物质进入人体后可能转化为致癌性很强的物质,所以中老年人应少食用咸鱼。并且咸鱼属于腌制食品,含盐量高,实在不宜多吃,长期食用咸食对体质是有损害的,尤其是对肾脏最为不利,会影响中老年人的身体健康。

咸蛋

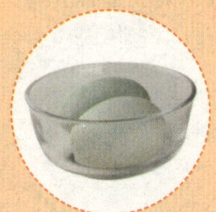

⊗ 忌吃原因

中老年人食用过多的咸蛋就相当于摄入过多的食盐。盐食用过多,易导致血容量增加,对血管壁的侧压力增加,导致血压增高,还会导致血管硬化。另外,吃得咸会让人产生口渴的感觉,需要喝大量的水来缓解。长期大量摄取盐会导致身体水肿,同时还会增加肾脏的负担,不利于身体健康。

酸菜

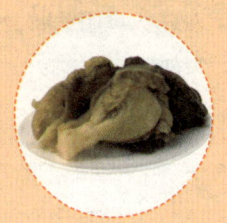

⊗ 忌吃原因

腌制的酸菜中含有较多的草酸和钙,由于酸度高,食后容易在肠道内被吸收,经肾脏排泄时,草酸钙结晶极易沉积在泌尿系统内形成结石。并且蔬菜腌制后,其所含的维生素损失较多,特别是维生素C几乎全部损失,所以食用过多的酸菜对中老年人的身体不利,甚至常食用腌制食品易致癌。

咸菜

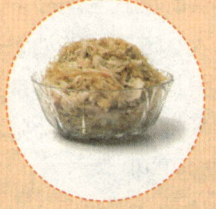

⊗ 忌吃原因

新鲜蔬菜在腌制时,所含的维生素几乎会"全军覆没",因而腌咸菜的营养价值远比鲜菜要低。更严重的是,咸菜中含有较多亚硝酸盐,进入人体后会生成致癌物亚硝胺,所以中老年人不宜多食。另外,咸菜属于高盐食品,不宜多吃和长期食用,否则容易引起心脑血管疾病和骨质疏松。

腊肉

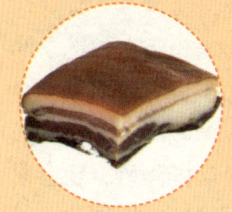

⊗ 忌吃原因

在制作腊肉的过程中，肉中很多维生素和微量元素等消耗殆尽，维生素B_1、维生素B_2、烟酸（维生素B_3）、维生素C等含量均为零。可以毫不夸张地说，腊肉是一种"双重营养失衡"的食物。这种双重失衡对于中老年人的身体是大大不利的。大量食用腊肉，无形中造成摄入过多盐分，或会导致血压增高或波动。

咸肉

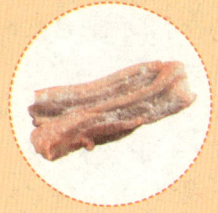

⊗ 忌吃原因

咸肉这类腌渍食品一般含盐量高，维生素含量甚低，因而中老年人不宜经常食用。加之操作不规范的腌渍食品很容易被病原微生物污染，而中老年人肠道抵抗力较弱，常吃这类食品，容易引起胃肠道疾患。另外，腌渍食品中往往含有亚硝酸盐，可导致食道癌和胃癌。

酱牛肉

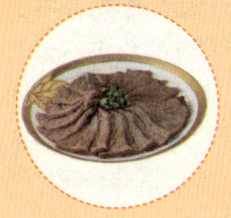

⊗ 忌吃原因

很多熟食店里的酱牛肉、肘花等呈粉红色，颜色非常鲜艳。这主要是因为含有大量亚硝酸盐、胭脂红等色素，这会导致此类食物钠盐含量超标，中老年人常食会加重肾脏负担。此外，由于高浓度的盐分可严重损害胃肠道黏膜，故常食用的中老年人胃肠炎症和溃疡的发病率较高。最重要的是，食用过多会加速中老年人的衰老。

豆腐乳

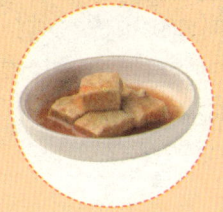

⊗ 忌吃原因

豆腐乳经过发霉等程序腌制而成，容易遭黄曲霉毒素污染。而黄曲霉毒素已被公认为是最强烈的致癌物，中老年人吃多了会损害肝脏及肾脏，还会导致厌食、呕吐、胃肠道出血等。另外豆腐乳含盐和嘌呤量普遍较高，对患有高血压、心血管病、痛风、肾病、消化道溃疡病症的中老年人来说更是雪上加霜。

★ 高脂肪食物 ★

葵花子

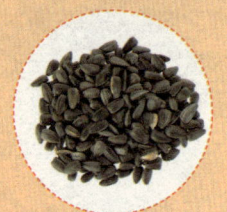

⊗ 忌吃原因

　　葵花子虽营养丰富，但并不适合老年人，它的含油量高，且油脂大多属于不饱和脂肪酸，进食过多不但会消耗体内的胆碱，使体内脂肪代谢失调，脂肪沉积于肝脏，影响肝细胞的正常功能，造成肝功能障碍，还容易引起结缔组织增生，甚至诱发肝组织坏死或肝硬化。其次，葵花子在炒制时用的香料对胃有一定的刺激作用。

鸭蛋

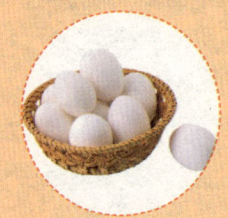

⊗ 忌吃原因

　　中老年人不宜多食鸭蛋，因为鸭蛋中的脂肪含量高于蛋白质的含量，并且胆固醇含量也比较高，每100克约含1522毫克，中老年人多食、久食容易加重心血管系统的负担，加速其硬化和衰老，非常不利于身体健康。脂肪摄入过多易产生高脂血症、高胆固醇血症，继之会引发高血压、冠心病等。

烤羊肉串

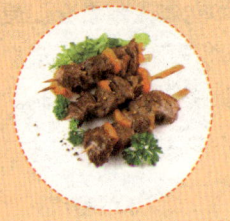

⊗ 忌吃原因

　　羊肉是高脂肪的食物，而烤羊肉串的脂肪含量更高，高脂肪饮食对中老年人心血管系统的危害不言而喻。脂肪摄入过多易产生高脂血症、高胆固醇血症，继之会引发高血压、冠心病等。并且高温烤的羊肉中所含的物质可与人体细胞内的脱氧核糖核酸、核糖核酸、蛋白质结合，会使正常细胞失常而癌变。

动物内脏

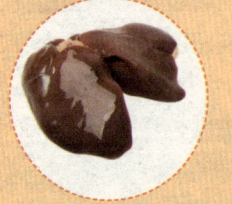

⊗ 忌吃原因

　　动物的内脏中含有大量的脂肪和胆固醇。中老年人如果经常食用动物内脏，很可能会导致血胆固醇增高，使血脂升高，易患动脉硬化、高血压、冠心病和糖尿病等病症。除了胆固醇过高，动物内脏还有其他害处。

猪肥肉

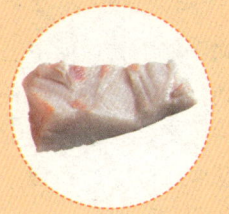

⊗ 忌吃原因

中老年人大量食用猪肥肉，不仅对身心健康没有好处，还容易引发血栓等心血管疾病，而且对运动能力和大脑机能有着削弱的作用，并常常导致诸如肥胖、糖尿病、心力衰竭等长期并发症，患动脉硬化、心脏病和中风等病症的可能性也会增加，所以中老年人应该少食用猪肥肉。

黄油

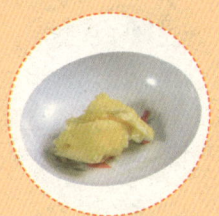

⊗ 忌吃原因

黄油是高脂肪的食物，长期摄入不仅会堵塞动脉血管，还会损害大脑的功能，更容易造成听觉损害而导致听力减退，尤其是中老年人更加不应该多食、久食。另外，脂肪本身不会致癌，但长期多吃高脂肪食物，会使大肠内的胆酸和中性胆固醇浓度增加，这些物质的蓄积能诱发结肠癌。

珍珠奶茶

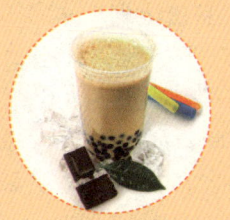

⊗ 忌吃原因

珍珠奶茶的滑腻口感，是靠添加植脂末实现的，其中含有大量的反式脂肪酸，中老年人大量摄入不利于糖代谢和脂代谢，同时还会增加血液黏稠度和凝聚力，易导致心血管疾病和糖尿病。另外反式脂肪酸能影响身体的运转，对中老年人的中枢神经系统的正常运转也会产生不良影响。

牛角面包

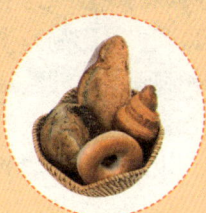

⊗ 忌吃原因

看起来清清淡淡，不含太多油脂的牛角面包，脂肪占总热量的比率高达58%，与之同类型的还有酥皮面包、曲奇饼干以及西式糕点。中老年人应该少吃牛角面包，因为脂肪过多会在身体的任何地方堆积，甚至是头部和脖颈周围，尤其是背部。这些地方堆积过多脂肪，会压迫神经，引起头痛和脖子痛。

★ 生冷的食物 ★

生鱼片

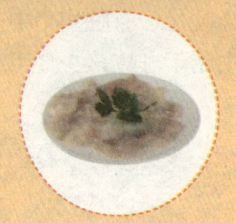

忌吃原因

很多人都喜欢生鱼片的鲜嫩美味，其中就包括中老年人，但殊不知生吃鱼片对肝脏不利，极易感染肝吸虫病，甚至诱发肝癌。生食加工不好的鱼类就会让寄生虫进入肠胃黏膜，常见的症状是出现恶心、呕吐、胃痛，严重者可能造成肝脏硬化，对肝脏的威胁巨大。

冰激凌

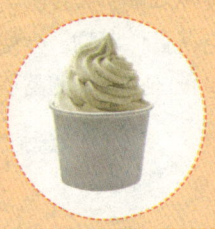

忌吃原因

中老年人应少食或不食冰激凌，要注意饮食调理，宜多吃富有营养而又容易消化的清淡食物，因为食用过多的生冷食品会刺激肠胃，引发疾病。并且冰激凌是高糖、高脂肪的食物，若是中老年人长期大量食用冰激凌，则易引发心绞痛。

冷冻饮料

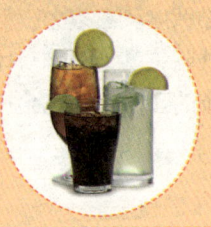

忌吃原因

中老年人常喝或多喝冷饮，尤其是冷藏、冰冻的果汁饮料，会引致多种疾病。冷冻饮料会使咽喉遇强冷刺激，血管急剧收缩，机能发生紊乱，出现慢性咽喉炎及轻度喉痛。还会刺激胃部，使胃酸分泌大大减少，引起胃胀、消化不良、腹部隐痛、大便溏泄等症状。

冰啤酒

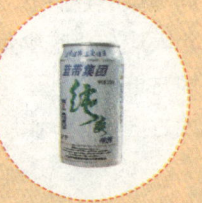

忌吃原因

大量饮用冰啤酒会使中老年人胃肠道的温度急速下降，血流量减少，从而造成生理功能失调，并影响消化功能，严重时甚至会引发痉挛性腹痛和腹泻、急性胰腺炎等危及生命的急症。且啤酒虽酒精含量不高，但无节制饮用，体内的酒精会不断积累，心脏也会受到酒精的持续损害。

冰镇西瓜

⊗ 忌吃原因

西瓜经过冰镇会提前"衰老",破坏其中所含的维生素、矿物质等营养成分,过量食用冰镇西瓜会损害中老年人的身体健康,易造成胃寒、腹满腹胀、肠胃消化力下降等不良症状。另外,过量食用西瓜会影响饮食平衡,使得蛋白质、矿物质等摄入减少,从而引起营养失衡。

生西红柿

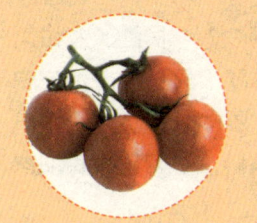

⊗ 忌吃原因

与食用生西红柿相比,加热后的西红柿中番茄红素的抗氧化剂的浓度较高。此外,西红柿果肉内含有胶质和可溶性收敛剂等成分,空腹食用会与胃酸起化学反应,结成不易溶解的块状物,阻塞胃引起腹痛。因此中老年人应少食用生西红柿,多食用烹熟的。

生梨

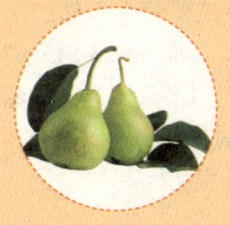

⊗ 忌吃原因

梨性寒,如果吃梨不加以节制,就很容易损伤脾胃阳气,还有可能引起胃痛、腹痛、腹泻等消化系统的疾病,尤其是中老年人脾胃阳气已逐渐衰退,过量食用生梨会进一步伤及肾阳,造成腹泻不止,还容易引起食物中毒。

生萝卜

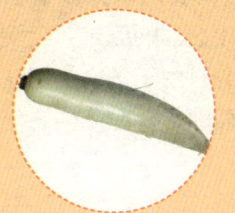

⊗ 忌吃原因

萝卜虽有清热生津,凉血止血的功效,但性味凉、甘、辛,属于生冷食物,对于脾胃较弱的中老年人来说,难以消化。同时生萝卜还易刺激胃肠道,影响胃肠对药物的吸收,所以在治疗"寒证"服中药如温经通络、祛寒逐湿药,或健脾暖胃药的中老年人要少吃。

★ 含糖量高的食物 ★

蜜饯

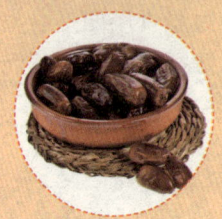

❌ **忌吃原因**

蜜饯的含糖量很高，若是中老年人大量食用则会令身体摄取过量的糖分，导致血糖升高，产生饱腹感，使食欲减退，影响消化和吸收，引起多种维生素的缺乏。尤其是人一旦缺乏维生素B_1，久而久之就会出现厌食、呕吐、消化不良以及烦躁不安等神经系统症状。

汽水

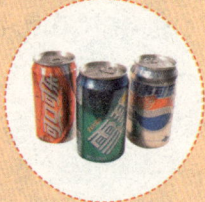

❌ **忌吃原因**

汽水含糖量过高，喝后有饱胀感。中老年人如果经常饮用，会导致骨质疏松、脊椎腿干易骨折、牙齿脱落、精神紧张、抽筋、手脚冰冷、腰酸背痛。并且像汽水这类含有大量的磷酸、碳酸的饮料，中老年人长期饮用或大量饮用会带走体内大量的钙。

葡萄干

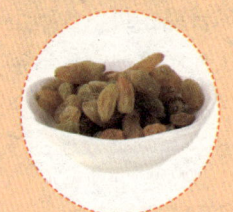

❌ **忌吃原因**

虽然葡萄干中的糖分大部分还是葡萄中天然的糖分，但是有些工厂会因为脱水的果干过涩而加入额外的糖，来增加口感风味。中老年人若是过多食用这样的葡萄干，可能会带来很多疾病，严重时甚至会出现面色苍白、肌肉松弛、抵抗力下降等营养不良症状。

街边豆浆

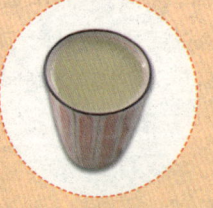

❌ **忌吃原因**

为了增加口感，街边豆浆中经常会加入大量的白糖。若中老年人大量食用或长期食用这样的豆浆，会使身体摄入的糖过多，可引起肥胖，并且由于多余的糖在体内可转化为脂肪，还易引起矿物质缺乏。因此中老年人应少食或不食街边豆浆。

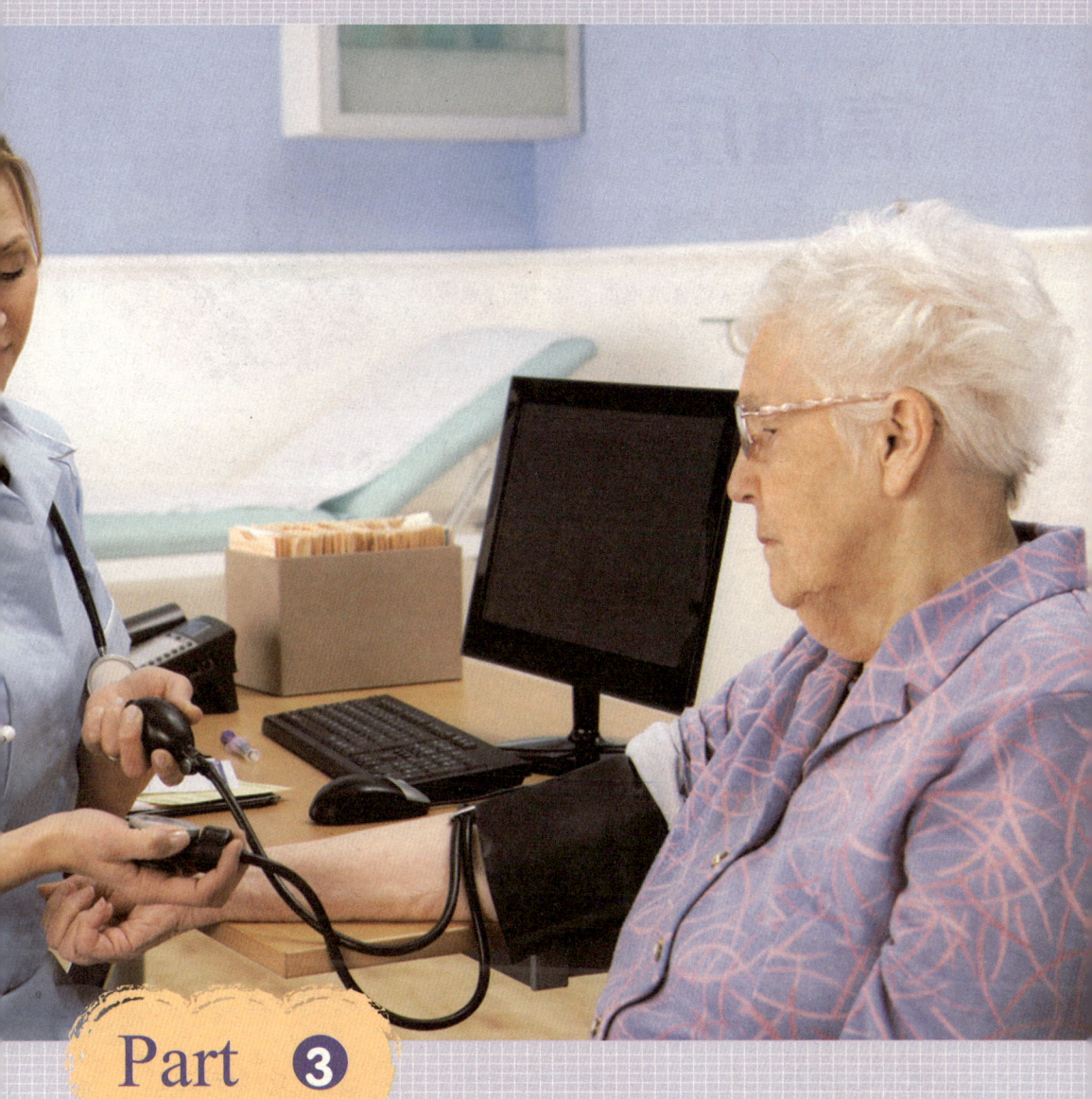

Part 3

防治结合,远离老年病

所谓"老年病",指的是多发于老年人这一特殊群体的疾病,比如慢性支气管炎、高血压、冠心病、糖尿病和阿尔茨海默病,这些病症给病人造成了很大的困扰。随着生活节奏的加快,生活压力变大,这些疾病有向低龄化发展的趋势,不少忙于事业的中年人也在不知不觉中加入了"病友一族"。了解了这些疾病,就能及早采取措施,防患于未然,以及在病后做好自我调理。

高血压

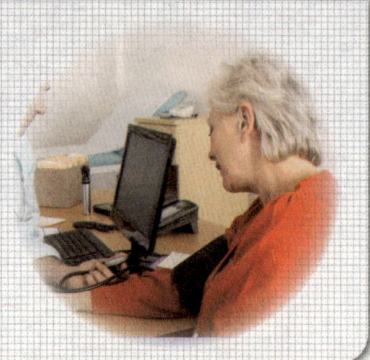

高血压是中老年人的常见病，又是导致人类死亡的主要疾病之一。目前，我国高血压患者数量每年以350万人的速度增加。高血压的危害在于对心、脑、肾等器官的损害，明显地降低患者的生活质量，严重地危害国人的生命。

发病原因

1.社会因素

强烈的焦虑、紧张、痛苦、愤怒以及情绪的压抑，常常是诱发老年高血压和导致老年高血压患者病情加重的重要因素。

社会因素包括职业、经济、劳动种类、文化程度、人际关系等，对血压的影响多通过心理途径引起精神紧张，导致精神应激起作用。流行病学研究发现，城市人群高血压的患病率显著高于农村；城市工业化程度越高，其城乡患病率差别越大；同一地区，工人高血压患病率也显著高于农民；专业的从业人员中，高血压发生率也明显上升，如航空调度员、警察、消防队员、闹市区汽车司机、银行职员等易患高血压，因为精神紧张和情绪应激会使有高血压易患倾向的人大脑皮质与边缘系统功能失调，从而使其通过自主神经及神经内分泌途径使全身小动脉痉挛，血压上升。

2.生活方式的影响

肥胖与高血压

肥胖、超重是血压升高重要的、独立的危险因素，体重影响血压的机制目前尚未明确，有的学者认为肥胖时往往有高胰岛素血症，可导致水钠潴留而使血压升高，增加体力活动后血清胰岛素降低，有利于排钠降压。

膳食与高血压

摄入过多的钠盐，大量饮酒，膳食中有过多的饱和脂肪酸以及多不饱和脂肪酸和饱和脂肪酸比值(P/S比值)低，可使血压升高。

饮酒与高血压

流行病学调查结果表明，饮酒者血压水平高于不饮酒者；我国南北地区人群对比研究发现，人群内个体间在控制了年龄、体重指数、吸烟、心率等因素之后，是否饮酒及饮酒量大小与血管收缩压、舒张压之间均呈显著相关。

症状表现

1. 头痛
疼痛部位多在后脑,并伴有恶心、呕吐等症状。若经常感到头痛,而且很剧烈,同时又恶心作呕,就可能是向恶性高血压转化的信号。

2. 眩晕
女性患者出现较多,可能会在突然蹲下或起立时感觉到耳鸣,双耳耳鸣。

3. 心悸气短
高血压会导致心肌肥厚、心肌梗死、心功能不全。这些都是导致心悸气短的症状。

4. 失眠
多为入睡困难、早醒、睡眠不踏实、易做噩梦、易惊醒,这与大脑皮质功能紊乱及自主神经功能失调有关。

预防措施

1. 饮食要合理
中老年高血压病人选择食物时,应注意低盐、低脂、高蛋白的原则。食盐的摄入量每日不超过8克,最好是5克以下。主要食用植物油,如花生油、菜籽油、豆油等,适当限制动物脂肪和胆固醇的摄入,便于控制血压。

2. 情绪要稳定
我国医学早就把"七情"(喜、怒、忧、思、悲、恐、惊)作为致病的内因,有"百病生于气"的说法。现代医学研究也证明,不良的情绪可使心跳加快,血压升高,所以,中老年高血压病患者,要注意保持情绪稳定。

3. 穿戴要宽松
领带扎得过紧,会压迫颈动脉窦,造成血压波动;裤带扎得过紧,腹腔受压,腹腔内的血液分布在心、脑等脏器,使血压升高。因此,中老年高血压病人的衣裤不可过于紧窄,以柔软宽松为好,冬天也最好穿丝棉衣。

4. 服药要坚持
高血压患者应坚持服用降压药,使血压逐步控制在正常范围内。绝不可服服停停,时服时停不但不利于控制血压,还会诱发脑出血等并发症。因此,中老年高血压病人应在医生指导下,坚持做到"终生服药"。

5. 活动要适当
过度体力劳动和体育锻炼,紧张的工作和学习,特别是持续长时间的脑力劳动,均可使血压升高,导致病情加重。所以,应科学地安排生活,做到起居有时,适当活动,劳逸结合,防止因体育锻炼等过度疲劳而加重病情。

6. 适量饮茶
茶水中的茶多酚对人体脂肪代谢有着重要作用。像罗布麻、决明子、蓍楸草、箐橡草等可清热解毒、消炎杀菌、软化血管、调理血压。

高血压调理食谱

枸杞拌菠菜

- **原料**：菠菜230克，枸杞20克，蒜末少许
- **调料**：盐、鸡粉各2克，蚝油10克，香油3毫升，食用油适量
- **做法**：
  ① 菠菜洗净，切去根部，切成段。
  ② 锅中注入清水烧开，淋入少许食用油，倒入洗好的枸杞，焯煮片刻捞出，沥干水分，备用。
  ③ 把菠菜倒入沸水锅中，煮1分钟，至食材断生，捞出，沥干水分。
  ④ 把焯好的菠菜倒入碗中，放入蒜末、枸杞。
  ⑤ 加入适量盐、鸡粉、蚝油、香油，用筷子搅拌至食材入味。
  ⑥ 盛出拌好的食材，装入盘中即可。

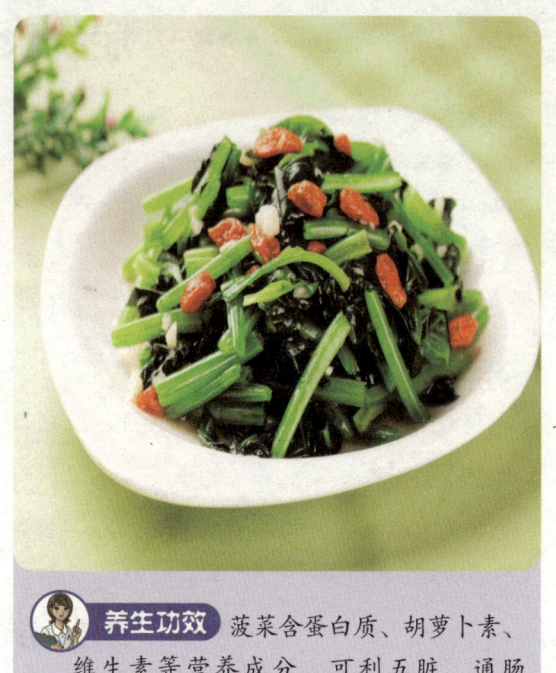

养生功效：菠菜含蛋白质、胡萝卜素、维生素等营养成分，可利五脏、通肠胃，有利于中老年人降血压。

凉拌芹菜叶

- **原料**：芹菜叶100克，彩椒15克，白芝麻20克
- **调料**：盐3克，鸡粉2克，陈醋10毫升，食用油少许
- **做法**：
  ① 将彩椒洗净切成粗丝。
  ② 将炒锅置火上，烧干水分，倒入白芝麻，翻炒至色泽微黄，盛出，备用。
  ③ 另起锅，注水烧开，加食用油、盐，放入洗净的芹菜叶，煮半分钟，至食材断生后捞出，沥干水分。
  ④ 沸水锅中再倒入彩椒丝，搅匀，煮至食材熟软后捞出，沥干水分。
  ⑤ 将焯煮好的芹菜叶装入碗，倒入彩椒丝，加盐、陈醋、鸡粉，搅拌至食材入味，装盘后撒上白芝麻即可。

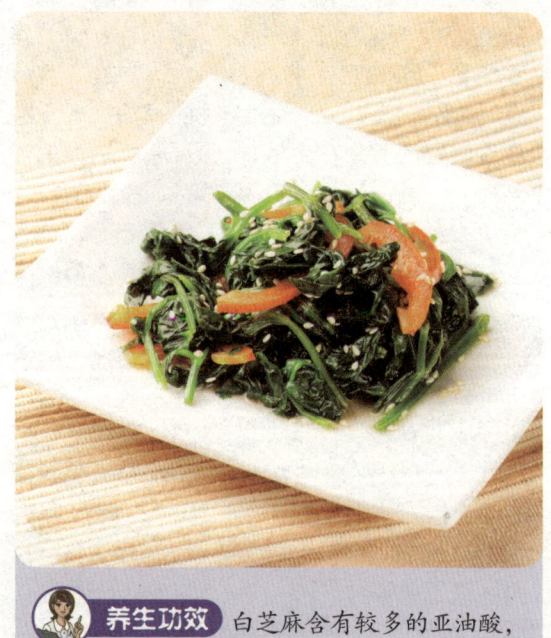

养生功效：白芝麻含有较多的亚油酸，对中老年人降低血浆中胆固醇的含量、降低血压有一定帮助。

高血压调理食谱

冬瓜烧香菇

- **原料：** 冬瓜200克，鲜香菇45克，姜片、葱段、蒜末各少许
- **调料：** 盐2克，鸡粉2克，蚝油5克，水淀粉、食用油各适量
- **做法：**
  ① 将冬瓜洗好切条形，再切成丁。香菇洗净切片，改切成小块，备用。
  ② 锅中注水烧开，加食用油、盐，倒入冬瓜，煮约1分钟，再倒入香菇，搅散，煮约半分钟，捞出备用。
  ③ 炒锅注油烧热，爆香姜片、葱段、蒜末，倒入焯过水的食材，翻炒均匀。
  ④ 注入清水，炒匀，加入盐、鸡粉、蚝油，煮至食材入味。
  ⑤ 转大火收汁，倒入水淀粉，炒匀。
  ⑥ 关火后盛出炒好的菜肴即可。

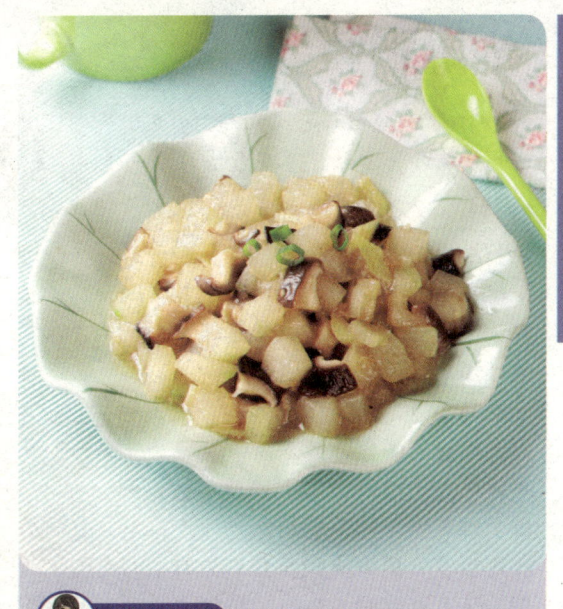

养生功效： 冬瓜中含较多维生素C和钾，且钠盐含量低，所以最适合需低钠食物的高血压、肾脏病等中老年患者。

茭白木耳炒鸭蛋

- **原料：** 茭白300克，鸭蛋2个，水发木耳40克，葱段少许
- **调料：** 盐4克，鸡粉3克，水淀粉10克，食用油适量
- **做法：**
  ① 将木耳洗好切小块，茭白洗净对半切开，改切成片。
  ② 将鸭蛋打入碗，放盐、鸡粉，倒入水淀粉，打散，调匀。
  ③ 锅中注水烧开，放入盐、鸡粉，倒入茭白、木耳，煮至七成熟，捞出。
  ④ 将蛋液入油锅，炒至七成熟，盛出。
  ⑤ 另起油锅，爆香葱段，倒入焯过水的茭白、木耳和炒好的鸭蛋，炒匀。
  ⑥ 调入盐、鸡粉，炒匀调味，加水淀粉，炒匀，盛出炒好的食材即可。

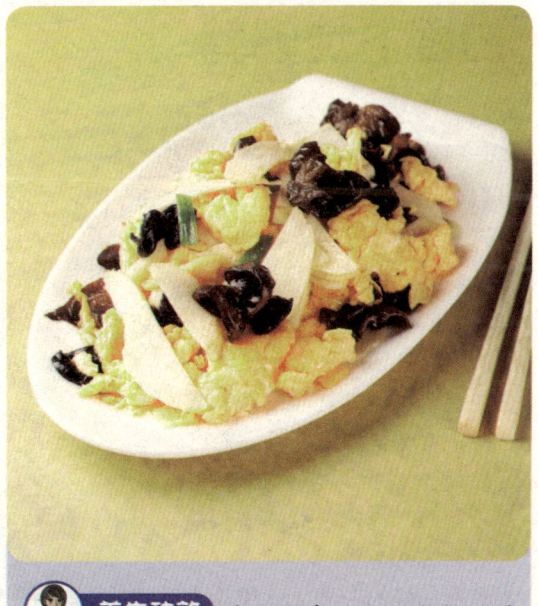

养生功效： 茭白含有碳水化合物、蛋白质、脂肪等营养物质，能增强中老年人的免疫力，预防高血压。

高血压调理食谱

牛奶鲫鱼汤

- 原料：净鲫鱼400克，豆腐200克，牛奶90毫升，姜丝、葱花各少许
- 调料：盐2克，鸡粉少许
- 做法：

①将豆腐洗净切开，再切成小方块。
②锅中注油烧热，放入处理干净的鲫鱼，用小火煎至散发出香味。
③翻转鱼身，煎至两面断生。关火后盛出煎好的鲫鱼，装入盘中。
④锅中注水烧开，撒上姜丝，放入鲫鱼，加鸡粉、盐，搅匀。
⑤盖上盖，用中火煮至鱼肉熟软。揭盖，下入豆腐块、牛奶，搅匀。
⑥用小火煮约2分钟，至豆腐入味。关火后盛出煮好的鲫鱼汤，装入汤碗中，撒上葱花即可。

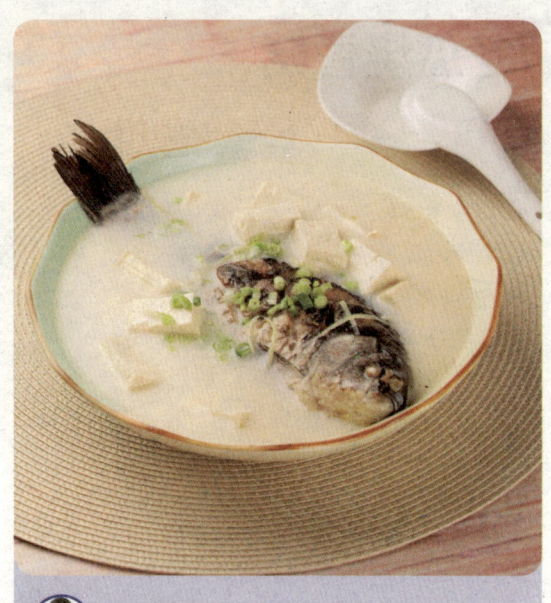

养生功效 鲫鱼所含的蛋白质质优、齐全、易于消化吸收，有利于中老年人稳定血压。

白萝卜炖鹌鹑

- 原料：白萝卜300克，鹌鹑肉200克，党参3克，红枣、枸杞各2克，姜片少许
- 调料：盐、鸡粉各2克，料酒9毫升，胡椒粉适量
- 做法：

①将白萝卜洗净去皮切厚片，再切条形，用斜刀切块。
②往沸水锅倒入洗净的鹌鹑肉，氽去血渍，淋入料酒，去腥后捞出。
③往沸水锅倒入氽好的鹌鹑肉、姜片、党参、枸杞、红枣、料酒，用小火煲煮约30分钟。
④倒入切好的白萝卜，用小火续煮约15分钟至食材熟透，加入少许盐、鸡粉、胡椒粉，拌匀调味，盛出即可。

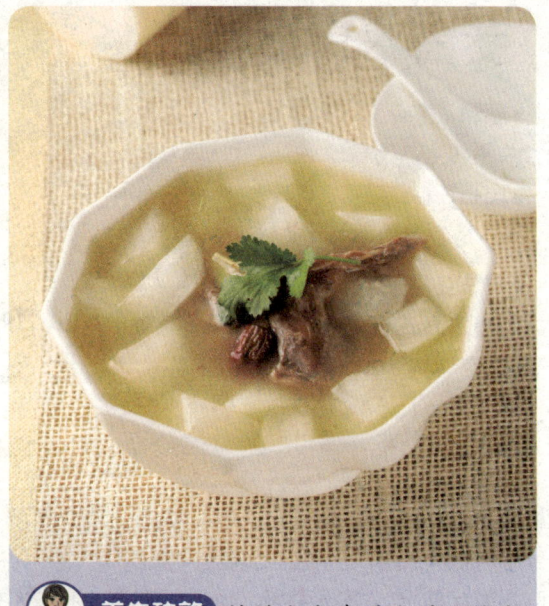

养生功效 鹌鹑肉含有蛋白质、维生素A等营养成分，还含有能降血压的芦丁、芸苔丁，适宜中老年人食用。

木耳山楂排骨粥

- **原料**：水发木耳40克，排骨300克，山楂90克，水发大米150克，水发黄花菜80克，葱花少许
- **调料**：料酒8毫升，盐、鸡粉各2克，胡椒粉少许
- **做法**：

①木耳洗好切成小块，山楂洗净切开，去核，切成小块，备用。
②砂锅中注水烧开，倒入大米，加入洗净的排骨，拌匀。淋入适量料酒，搅拌片刻。盖上盖，煮至沸腾。
③揭开盖，倒入切好的木耳、山楂，加入洗净的黄花菜，拌匀。盖上盖子，煮30分钟，至食材熟透。
④揭盖，放入盐、鸡粉、胡椒粉，拌匀调味，装碗后撒上葱花即可。

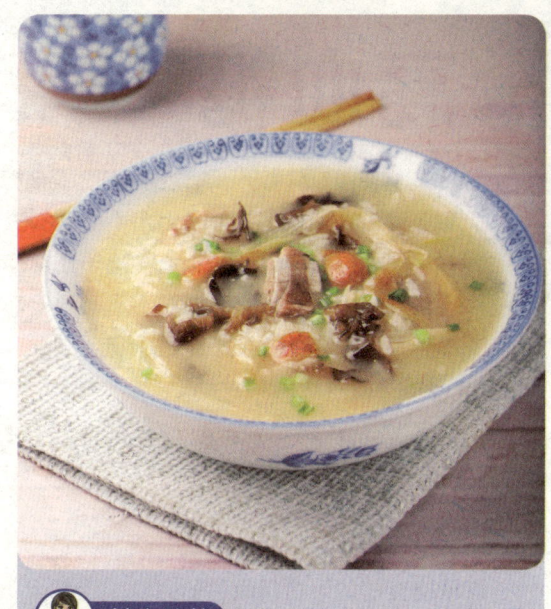

养生功效：黑木耳含有多糖和卵磷脂，能清除血管中多余的脂肪，从而起到降低中老年人血压的作用。

香蕉燕麦粥

- **原料**：水发燕麦160克，香蕉120克，枸杞少许
- **做法**：

①香蕉用清水洗净，剥去果皮，把果肉切成片，再切成条形，改切成丁，备用。
②砂锅中注入适量清水烧热。
③倒入洗好的燕麦。
④盖上盖，烧开后用小火煮30分钟至燕麦熟透。
⑤揭盖，倒入香蕉，放入枸杞，搅匀，用中火煮5分钟。
⑥关火后盛出煮好的燕麦粥，装入碗中即可。

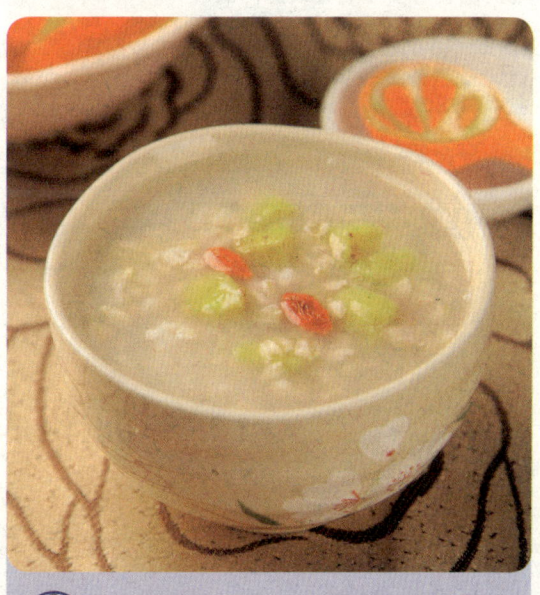

养生功效：香蕉中含有的血管紧张素可以转化酶抑制物质，抑制血压升高，对中老年人降血压有辅助作用。

高血糖

当空腹血糖高于正常范围，称为高血糖；空腹血糖正常值4.0~6.1mmol/L（毫摩尔/升），餐后两小时血糖值7.8mmol/L高于正常范围，也可以称为高血糖。高血糖不是一种疾病的诊断，只是一种血糖监测结果的判定。

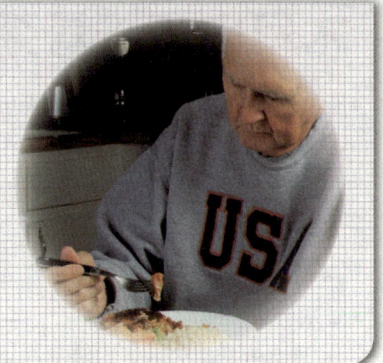

发病原因

1.偶然的高血糖

血糖检查前如果食用大量的甜食，当然会出现血糖高的情况。所以如果检查出高血糖，不要过于担心，应间隔一段时间后再次检查，看看血糖值。

2.不良生活习惯

现在很多人都喜欢吃汉堡、炸鸡一类的快餐，对蔬菜和水果的摄入减少，这样长久的不良饮食习惯可能导致血糖值偏高。

3.环境影响

空气负离子是存在于空气中的自然因子，能有效降低高血糖，但环境的污染导致空气中负氧离子含量剧减，人体摄取的负氧离子不足，这也是导致高血糖的一个重要原因。

4.其他疾病引起的高血糖

冠心病等与高血糖有着紧密的联系。所以一旦确诊是高血糖，应该尽量清楚是什么原因引起的高血糖，这样才能对症治疗，才能做好预防和治疗高血糖的工作。

症状表现

1.多尿

血糖升高，尿糖增多，可引发渗透性利尿，从而引起多尿的症状。

2.口渴、多饮

血糖升高，大量水分丢失，血渗透压也会相应升高，高血渗可刺激下丘脑的口渴中枢，从而引起口渴、多饮的症状。

3.体重减轻

由于胰岛素相对或绝对的缺乏,导致体内葡萄糖不能被利用,蛋白质和脂肪消耗增多,从而引起乏力、体重减轻。

4.其他症状

恶心,呕吐,腹部不适,心跳快速,呼吸缓而深,血糖测试值升高,尿糖测试呈阳性反应等。

为了补偿损失的糖分,维持机体活动,糖尿病患者需要多进食,这就形成了典型的"三多一少"症状。糖尿病病人的多饮、多尿症状与病情的严重程度成正比。

另外,值得注意的是,患者吃得越多,血糖就越高,饥饿感也就越厉害,最终导致了恶性循环。因此,在这种情况下,以少吃为好,但不能少于每日150克主食。但如果糖尿病未缓解,病人的食欲突然降低,此时应注意是否合并感染酮症及其他并发症。

预防措施

1.饮食需清淡且低糖

主食一般以米、面为主,但高血糖人群更适合多吃粗杂粮,如燕麦、麦片、玉米面等,因为这些食物富含膳食纤维,能帮助人体更好地控制血糖。宜多食用含糖少的蔬菜,用水煮后加一些佐料拌着吃,也可用大豆代替肉类。

2.多运动,控制体重

Ⅱ型糖尿病患者通过加强锻炼,一般都能对血糖进行有效的控制。即使是很简单的运动,如每天步行20分钟,只要能坚持下去,就可以有效地改善胰岛素抵抗,减轻体重。研究证实,经过合理的运动锻炼,糖尿病患者可获益。

3.自检与定期检查

监测的手段包括定期测血糖和尿糖,还要定期检查肝功能、肾功能、血脂等。而对中老年人定期进行健康查体时,除常规空腹血糖外,应重视餐后2小时血糖测定,从而能有效地调整饮食和活动量,将血糖控制在理想范围内。

4.调整用药

即增加药量、增加服药次数,或加用另一种降糖药。运动和调整饮食的方法很经济而且副作用很少,但与这两种方法相比,药物的确可以更快地、更加有效地治疗高血糖病。

5.情绪调节

放松运动,如深呼吸、配合着轻松舒缓的音乐来松弛肌肉等等,可以帮助缓解压力,使降糖治疗更有效。学会调节情绪,增强自我效能感,从而克服患病后的恐惧、消极等不良心态,同样有助于血糖的控制。

6.积极治疗其他疾病

感冒会引起体内肾上腺素增多,肝糖原输出增加,肌肉对葡萄糖摄取减少,这将会导致血糖的升高;患者因外伤、手术、感染发热可使身体内血糖迅速升高,甚至诱发糖尿病酮症酸中毒。

高血糖调理食谱

参杞烧海参

- **原料**：党参12克，冬笋70克，枸杞8克，水发海参300克，姜片、葱段、上海青各少许
- **调料**：白醋、料酒各8毫升，生抽4毫升，盐、鸡粉各2克，水淀粉4毫升，食用油适量
- **做法**：
① 上海青汆烫，摆盘。冬笋切片，海参切块。往沸水锅放入党参煮10分钟，至其析出营养成分，盛入碗中。
② 往沸水锅中加白醋，倒入切好的海参，汆煮一会儿捞出，沥干水分。
③ 往热油锅中放入姜片、葱段，爆香，倒入海参、料酒，炒香。放入生抽、冬笋，加入药汁，煮沸。加盐、鸡粉、枸杞、水淀粉炒匀，出锅即可。

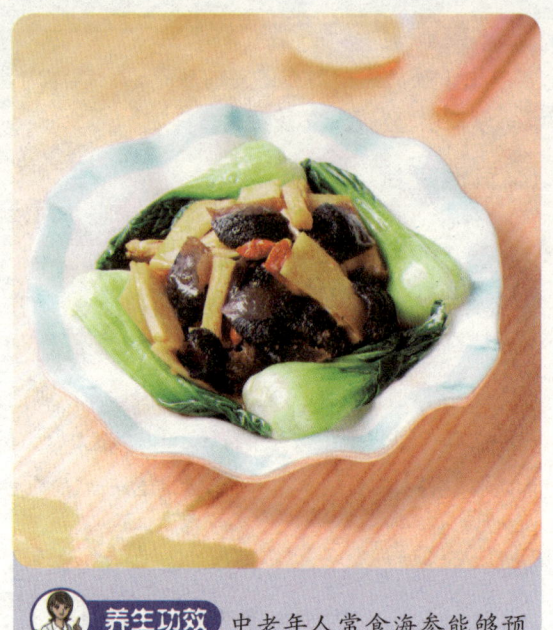

养生功效 中老年人常食海参能够预防心血管病、降血糖、激发造血功能、抑制胆固醇的合成、调节血脂等。

橙香萝卜丝

- **原料**：白萝卜160克，浓缩橙汁50毫升
- **调料**：白糖3克，盐少许
- **做法**：
① 将白萝卜洗净切成薄片，改切成细丝。
② 锅中注入适量清水烧开，加少许盐。
③ 倒入切好的白萝卜丝，拌匀，煮半分钟至其断生。
④ 捞出焯煮好的白萝卜丝，沥干水分，备用。
⑤ 把焯过水的白萝卜丝放入碗中，加入少许白糖，倒入适量橙汁。搅拌均匀，至白糖完全溶化。
⑥ 取一个干净的盘子，把拌匀的萝卜丝盛入盘中即可。

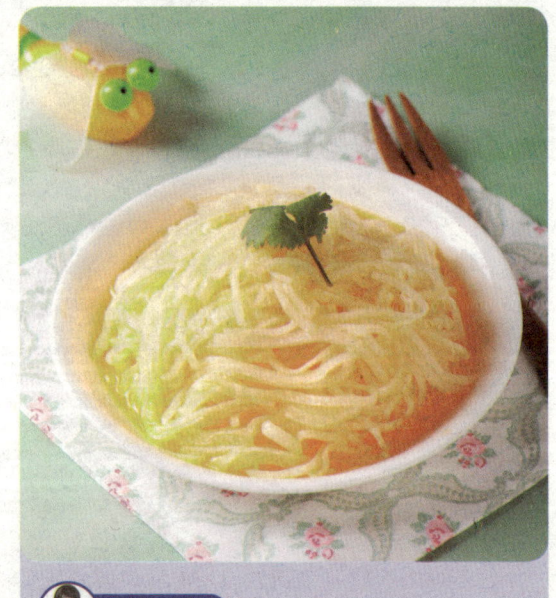

养生功效 白萝卜含有芥子油、淀粉酶和粗纤维，中老年人长期食用有降血糖的作用。

高血糖调理食谱

芦笋鲜蘑菇炒肉丝

- **原料：** 芦笋75克，口蘑60克，猪肉110克，蒜末少许
- **调料：** 盐、鸡粉各2克，料酒5毫升，水淀粉、食用油各适量
- **做法：**
① 将口蘑、芦笋洗净均切条，猪肉洗净切薄片，改切成细丝。
② 将肉丝加盐、鸡粉、水淀粉、食用油，腌渍10分钟。
③ 往沸水锅中放入盐、口蘑、食用油，略煮，再下芦笋，煮1分钟，捞出。
④ 热锅注油，烧至四五成热，倒入肉丝，滑油至变色，捞出肉丝，备用。
⑤ 锅底留油，炒香蒜末，再倒入焯过水的食材、猪肉丝，加料酒、盐、鸡粉，炒匀调味，倒入水淀粉，炒匀。

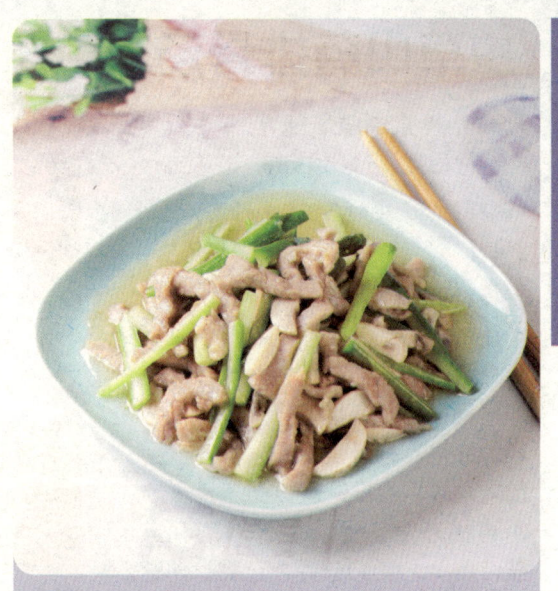

养生功效 芦笋含有蛋白质、维生素、天冬酰胺等营养成分，对于中老年人降血糖、降血压有一定作用。

炒魔芋

- **原料：** 魔芋300克，胡萝卜40克，蒜末、葱花各少许
- **调料：** 盐、鸡粉各2克，生抽4毫升，水淀粉、食用油各适量
- **做法：**
① 将胡萝卜洗净切成菱形片，魔芋洗净切片，再切条，改切成小方块。
② 沸水锅放入盐、胡萝卜，略煮。再放入魔芋，煮2分钟后捞出。
③ 炒锅注油烧热，爆香蒜末，倒入焯过水的食材，翻炒均匀。转小火，加入盐、鸡粉、生抽，炒匀调味。
④ 加入适量水淀粉，炒匀。翻炒至食材入味。
⑤ 关火后盛出炒好的食材，撒上葱花即可。

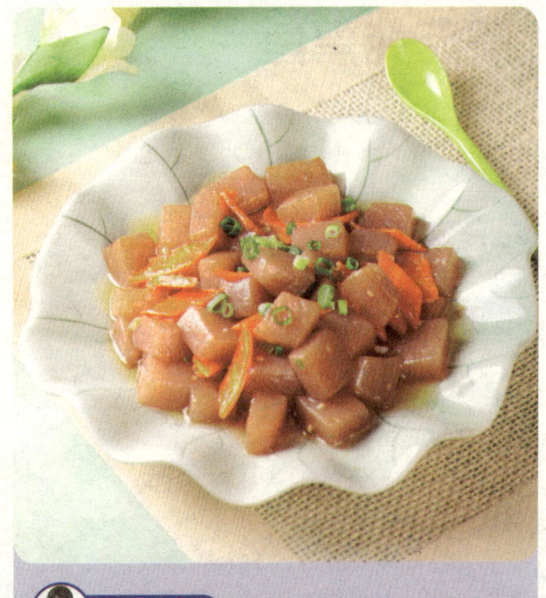

养生功效 魔芋含有维生素、钾、磷、多糖等营养成分，对中老年人易患的高血糖、高血脂有一定抑制作用。

高血糖调理食谱

虫草山药排骨汤

- 原料：排骨400克，虫草3根，红枣20克，枸杞8克，姜片15克，山药200克
- 调料：盐、鸡粉各2克，料酒16毫升
- 做法：
①将山药洗净去皮切条，改切成丁。
②往沸水锅倒入洗净的排骨，加入适量料酒，煮至沸，汆去血水，捞出。
③砂锅中注入适量清水烧开，放入洗净的红枣、枸杞、虫草，撒入姜片。加入汆过水的排骨、山药丁，煮沸。
④再揭开盖，淋入少许料酒。盖上盖，用小火煮40分钟，至食材熟透。
⑤揭盖，放入少许盐、鸡粉，用勺拌匀调味。
⑥关火后盛出煮好的汤料，装入汤碗中即可。

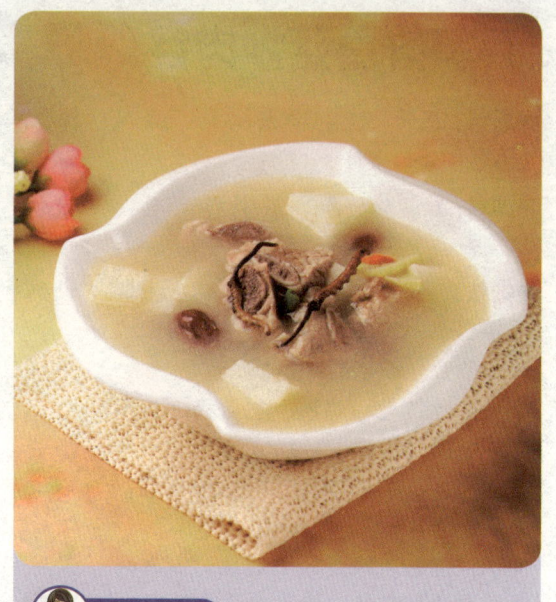

养生功效 虫草含有虫草酸和多种氨基酸等营养成分，能延缓糖尿病并发症的发展，对中老年糖尿病患者有益。

蘑菇炖黑鱼

- 原料：黑鱼400克，杏鲍菇、口蘑各100克，西红柿90克，姜片、葱花各少许
- 调料：盐、鸡粉各3克，料酒5毫升，食用油适量
- 做法：
①将处理干净的黑鱼切段，口蘑洗净切块，杏鲍菇洗好切块，西红柿洗净对半切开，再切成小块。
②往沸水锅放入口蘑、杏鲍菇，加盐、鸡粉、料酒，煮1分钟，捞出。
③用热油锅爆香姜片，放入黑鱼段，煎香。再放入料酒、清水、焯过水的食材，加入适量盐、鸡粉，炒匀。
④用小火焖20分钟，倒入西红柿，再焖5分钟，撇去汤中浮沫即可。

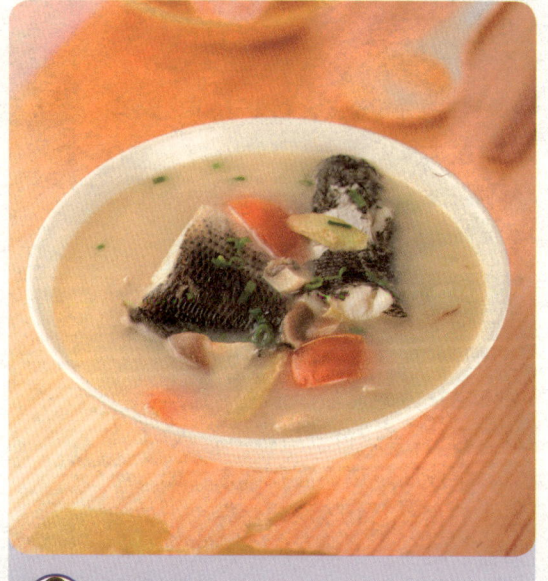

养生功效 黑鱼含有蛋白质、钙、磷、铁及多种维生素，是中老年人预防"三高"病症的理想食物。

山药香菇鸡丝粥

- **原料**：鸡胸肉120克，鲜香菇50克，山药65克，水发大米170克
- **调料**：盐2克，鸡粉3克，料酒5毫升，水淀粉适量
- **做法**：

① 香菇洗净切条，山药洗净去皮，切成条形，鸡胸肉洗净切成细丝。
② 把鸡肉丝放入碗中，加入盐、鸡粉、料酒、水淀粉，腌渍约10分钟。
③ 砂锅中注清水烧开，倒入水发大米，拌匀，烧开后用小火煮30分钟。
④ 放入切好的山药、香菇，搅匀，用小火续煮约15分钟至食材熟透。
⑤ 放入鸡肉丝，拌匀，加入盐、鸡粉，拌匀调味，续煮片刻，关火后盛出煮好的鸡丝粥即可。

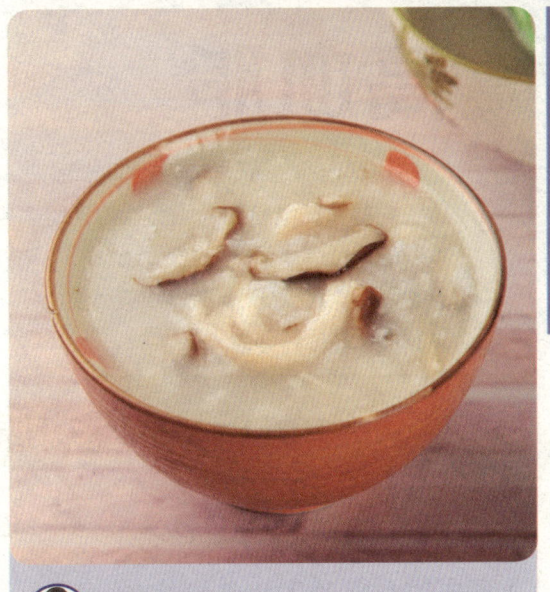

养生功效　山药含有蛋白质、维生素、多酚氧化酶等营养成分，具有控制中老年人饭后血糖升高的作用。

香菇薏米粥

- **原料**：香菇35克，水发薏米60克，水发大米85克，葱花少许
- **调料**：盐、鸡粉各2克，食用油适量
- **做法**：

① 将香菇洗净切成小块，改切成丁。把切好的香菇装入碟中，备用。
② 砂锅中注入清水，用大火烧开。
③ 放入薏米，倒入大米，搅匀，再加入食用油。
④ 盖上盖，烧开后用小火煮30分钟，至食材熟软。
⑤ 揭盖，放入香菇，搅匀，盖上盖，用小火煮续10分钟，至食材熟烂。
⑥ 揭盖，放入盐、鸡粉，拌匀调味，盛出煮好的粥，装入碗中，再放上葱花即可。

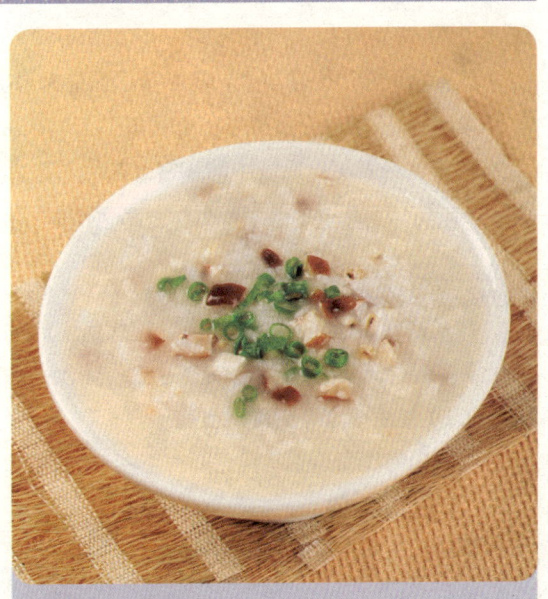

养生功效　香菇含多种氨基酸和酶，有抑制胆固醇升高和降低血糖的作用，糖尿病患者和中老年人可经常食用。

高血脂

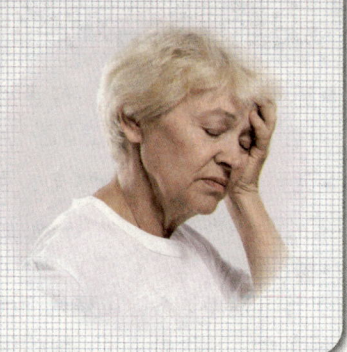

血脂指的是人体血浆中的游离脂肪酸、磷脂、固醇和三酰甘油等脂肪素的含量。血浆中血脂的含量健康值一般在130mg/dl（毫克每分升）以下，凡大于160mg/dl的医学上称之为血液脂肪素超标，即为高血脂。

发病原因

高脂血症的病因，基本上可分为两大类，即原发性高脂血症和继发性高脂血症。

1.原发性高脂血症

原发性高脂血症较罕见，属遗传性脂代谢紊乱疾病，它的形成可分为以下几个方面：

（1）遗传因素

遗传可通过多种机制引起高脂血症，某些可能发生在细胞水平上，主要表现为细胞表面脂蛋白受体缺陷以及细胞内某些酶的缺陷。

（2）饮食因素

饮食因素作用比较复杂，高脂蛋白血症患者住院中有相当大的比例是与饮食有关。

（3）血液中缺乏负离子（负氧离子）

临床试验表明：血液中的正常红细胞、胶体质点等带负电荷，它们之间相互排斥，而病变老化的红细胞由于电子被争夺，带正电荷，正负相吸，红细胞聚成团，造成血液黏稠。

2.继发性高脂血症

继发性高脂血症是由其他原发疾病所引起的高脂血症，这些疾病包括糖尿病、肝病、甲状腺疾病、肾脏疾病、肥胖症、糖原累积病、痛风、阿狄森氏病等。

（1）糖尿病与高脂蛋白血症

人体中糖代谢与脂肪代谢间有着密切的联系，约40%的糖尿病患者可引发高脂血症。

（2）肝病与高脂蛋白血症

脂质和脂蛋白是在肝脏内进行分解的，肝脏有病变，则脂质和脂蛋白代谢也会紊乱。

症状表现

根据程度不同，高血脂的症状也表现不一，其主要表现可分为以下几个方面：

1.轻度高血脂症状表现

通常没有任何不舒服的感觉，但没有症状不等于血脂不高，定期检查血脂至关重要。

2.一般高血脂症状表现

多表现为头晕、神疲乏力、失眠健忘、肢体麻木、胸闷、心悸等，还会与其他疾病的临床症状相混淆，并且高脂血症常常伴随着体重超重与肥胖。

3.重度高血脂症状表现

会出现头晕目眩、头痛、胸闷、胸痛、气短、心慌、乏力、口角歪斜、不能说话、肢体麻木等症状，最终会导致冠心病、脑中风等严重疾病。

预防措施

1.调节饮食结构

（1）多食用鱼类、大豆及豆制品、禽肉、瘦肉等能提供优质蛋白的食物。

（2）控制动物肝脏及其他内脏的摄入量。

（3）多食用蔬菜、水果、粗粮等，保证适量食物纤维的摄入。

（4）用植物油烹调。

2.控制在理想体重

肥胖人群的体重指数（BMI）与血脂水平呈明显正相关外，身体脂肪的分布也与血浆脂蛋白水平关系密切。一般来说，中心型肥胖者更容易发生高脂血症。肥胖者的体重减轻后，血脂紊乱的情况可减弱或消失。

3.运动锻炼

体育运动不但可以增强心肺功能，还可减轻体重、降低胆固醇水平。但运动锻炼时应注意掌握运动强度。运动形式以中速步行、慢跑、游泳、跳绳、做健身操、骑自行车等有氧活动为宜，且每周至少活动3~4次。

4.戒烟

吸烟可升高血浆胆固醇和三酰甘油水平，降低HDL-胆固醇水平。停止吸烟1年，血浆HDL-胆固醇可上升至不吸烟者的水平，患冠心病的概率可降低50%，甚至接近于不吸烟者。

5.药物治疗

目前调整血脂的药物有很多，主要分为以下三类：①他汀类：以降低胆固醇为主；②贝特类：以降低三酰甘油为主；③天然药物类，对降低胆固醇和三酰甘油均有效，且可以升高高密度脂蛋白，具有综合调节血脂的功效，且副作用小。药物治疗必须在医生指导下进行，并定期复查肝功能和血脂。

高血脂调理食谱

白菜梗拌胡萝卜丝

- **原料：** 白菜梗120克，胡萝卜200克，青椒35克，蒜末、葱花各少许
- **调料：** 盐3克，鸡粉2克，生抽3毫升，陈醋6毫升，香油适量
- **做法：**
①将白菜梗洗净切成粗丝，胡萝卜洗净去皮切细丝，青椒洗净切丝，把切好的食材装在盘中。
②往沸水锅中加入少许盐，倒入胡萝卜丝，搅匀，煮约1分钟。
③放入切好的白菜梗、青椒，拌匀搅散，再煮约半分钟，至全部食材断生后捞出，沥干水分，备用。
④把焯煮好的食材装碗，加盐、鸡粉，淋入生抽、陈醋，倒入香油，撒上蒜末、葱花，搅拌至食材入味即可。

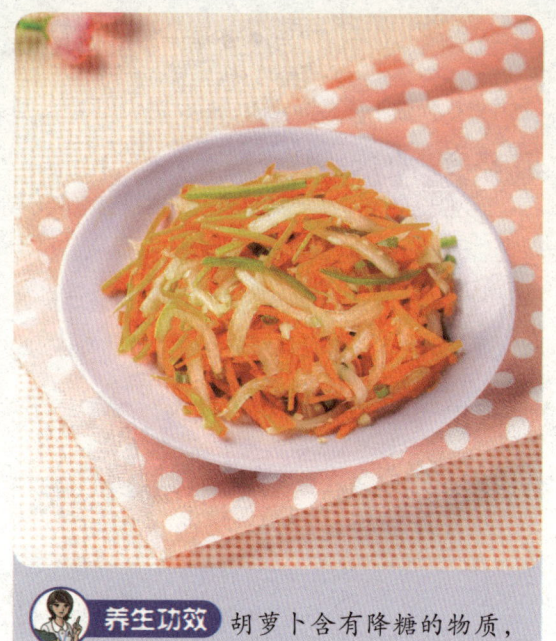

养生功效 胡萝卜含有降糖的物质，对降低血脂有一定作用。

黄瓜酿肉

- **原料：** 猪肉末150克，黄瓜200克，葱花少许
- **调料：** 鸡粉2克，盐少许，生抽3毫升，生粉3克，水淀粉、食用油各适量
- **做法：**
①将黄瓜洗净去皮，切段。将切好的黄瓜段做成黄瓜盅，装入盘中。
②在备好的肉末中加适量鸡粉、盐、生抽，放入水淀粉拌匀，腌渍。
③往沸水锅加食用油，放入黄瓜段，煮至断生，捞出，装入盘中。
④往黄瓜盅内抹生粉，放入猪肉末。
⑤蒸锅注水烧开，放入备好的食材，盖上盖，蒸5分钟至熟。
⑥揭开盖，取出蒸好的食材，撒上葱花即可。

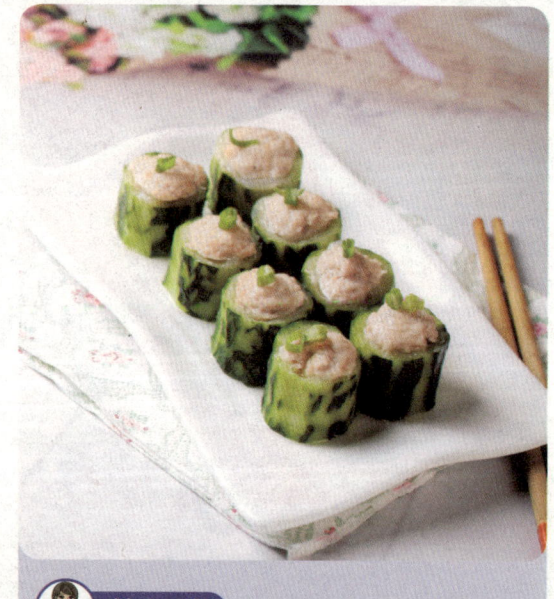

养生功效 黄瓜有清热利水，解毒消肿，生津止渴等功效，中老年高血脂患者，常食有显著降血脂效果。

Part 3 防治结合，远离老年病

高血脂调理食谱

清蒸冬瓜生鱼片

- 原料：冬瓜400克，生鱼300克，姜片、葱花各少许
- 调料：盐、鸡粉各2克，胡椒粉少许，生粉10克，香油2毫升，蒸鱼豉油适量
- 做法：
①将冬瓜洗净去皮切块，改切成片。
②将生鱼肉洗好去骨，切片，装入碗，加盐、鸡粉，放入姜片、胡椒粉、生粉，淋入适量香油，拌匀。
③把调好的鱼片摆入碗底，放上冬瓜片，再放上姜片。将装有鱼片、冬瓜的碗放入烧开的蒸锅中，用中火蒸15分钟至食材熟透。
④取出蒸熟的食材，倒扣入盘里，撒上葱花，浇入蒸鱼豉油即可。

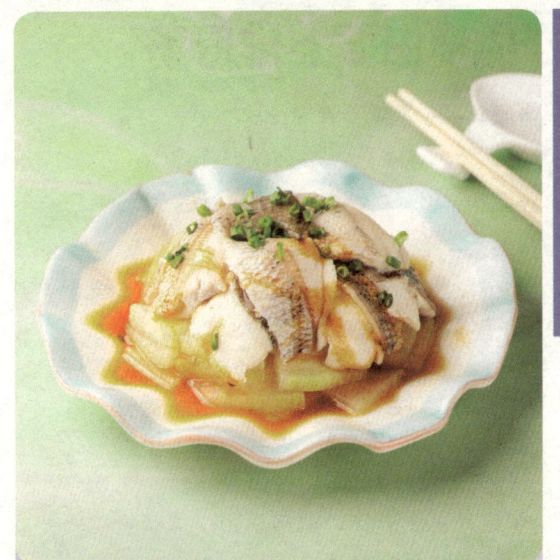

养生功效 生鱼含有蛋白质、脂肪及多种维生素，热量低，常食有助于中老年人防治高血脂、高血糖等症状。

韭菜炒干贝

- 原料：韭菜200克，彩椒60克，干贝80克，姜片少许
- 调料：料酒10毫升，盐、鸡粉各2克，食用油适量
- 做法：
①将韭菜洗净切成段，彩椒洗好切条，装入盘中，备用。
②热锅注油烧热，放入姜片，倒入洗好的干贝，用大火翻炒出香味。
③淋入适量料酒，放入彩椒条，翻炒均匀。
④倒入韭菜段，炒至熟软。
⑤加入适量盐、鸡粉，炒匀调味。
⑥关火后盛出炒好的食材，装入盘中即可。

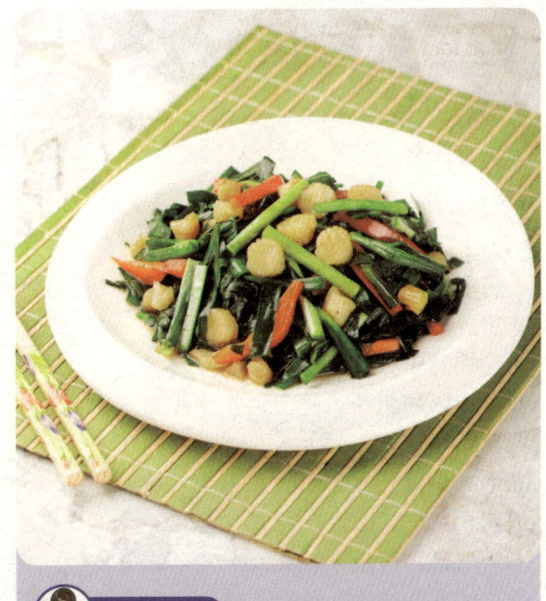

养生功效 干贝含有蛋白质、维生素、钙、磷、铁等营养成分，对于中老年高血脂患者降低血脂有一定作用。

高血脂调理食谱

橄榄白萝卜排骨汤

- **原料**：排骨段、白萝卜各300克，青橄榄25克，姜片、葱花各少许
- **调料**：盐、鸡粉各2克，料酒适量
- **做法**：

①将白萝卜洗净去皮切成小块。
②往沸水锅中放入洗好的排骨段，煮1分钟，汆去血水，捞出，沥干水分。
③砂锅中注水烧热，倒入汆过水的排骨、洗净的青橄榄、姜片，淋入少许料酒，烧开后用小火煮约1小时。
④放入白萝卜块，煮沸后用小火续煮约20分钟至食材熟透。
⑤揭开盖，加入少许盐、鸡粉，搅拌至食材入味。
⑥关火后盛出煮好的汤料，装入汤碗中，撒入葱花即可。

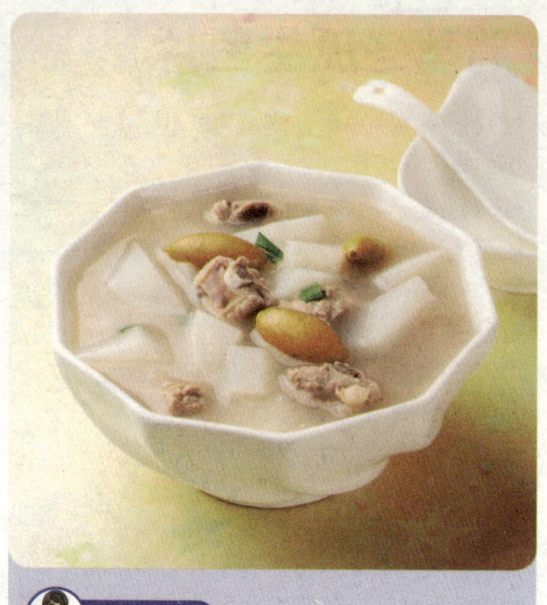

养生功效　白萝卜含有丰富的芥子油，对于血管的净化有良好的作用，是中老年人预防高血脂的理想食材。

鲤鱼炖豆腐

- **原料**：鲤鱼块450克，豆腐120克，上海青20克，姜片少许
- **调料**：盐、鸡粉各2克，食用油适量
- **做法**：

①将豆腐洗净切开，再切成小方块，备用。
②将锅置于火上烧热，倒入少许食用油，放入鲤鱼块。拌匀，用中火煎至两面断生。
③倒入适量开水，用大火煮至沸腾。放入豆腐块，撒上姜片。
④盖上盖，用小火炖约30分钟。揭开盖，倒入洗净的上海青，拌匀。
⑤加入盐、鸡粉，拌匀调味，煮至食材入味。
⑥关火后盛出锅中的食材即可。

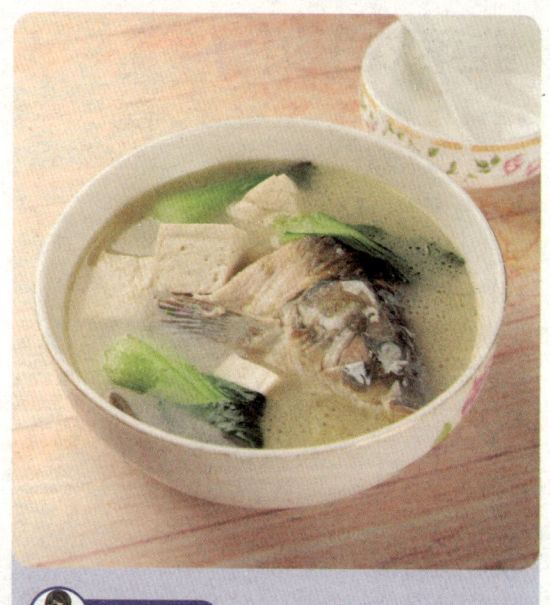

养生功效　鲤鱼含有蛋白质、维生素A、维生素D，中老年高血脂患者食用对降血脂和维持血糖稳定有明显疗效。

高血脂调理食谱

冬瓜莲子绿豆粥

- **原料**：冬瓜200克，水发绿豆70克，水发莲子90克，水发大米180克
- **调料**：冰糖20克
- **做法**：
  ① 将冬瓜洗净去皮切成小块，备用。
  ② 砂锅中注入适量清水烧开，倒入绿豆、莲子。放入洗好的大米，拌匀。
  ③ 盖上盖，烧开后用小火煮40分钟，至食材熟软。
  ④ 揭开盖，放入备好的冬瓜块。盖上盖，用小火续煮15分钟左右至食材熟透。
  ⑤ 揭盖，放入冰糖。拌匀，煮约3分钟至冰糖溶化。
  ⑥ 盛出煮好的粥，装入碗中即可。

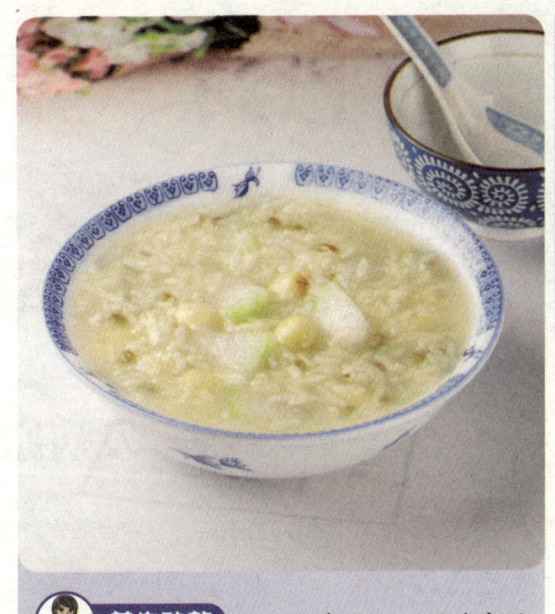

养生功效：绿豆具有延缓血糖升高的作用，可延缓碳水化合物的吸收，对降脂也有一定疗效。

人参百合粥

- **原料**：水发大米160克，鲜百合40克，人参片5克
- **做法**：
  ① 砂锅中注入适量清水烧开，放入人参片。
  ② 倒入洗好的大米，搅拌均匀。
  ③ 盖上砂锅锅盖，烧开后转小火煮约30分钟至大米熟软。
  ④ 揭开砂锅锅盖，放入洗净的鲜百合，搅拌均匀。
  ⑤ 再盖上砂锅锅盖，用小火续煮约5分钟。
  ⑥ 关火后揭盖，将煮好的粥盛出，装入碗中即可。

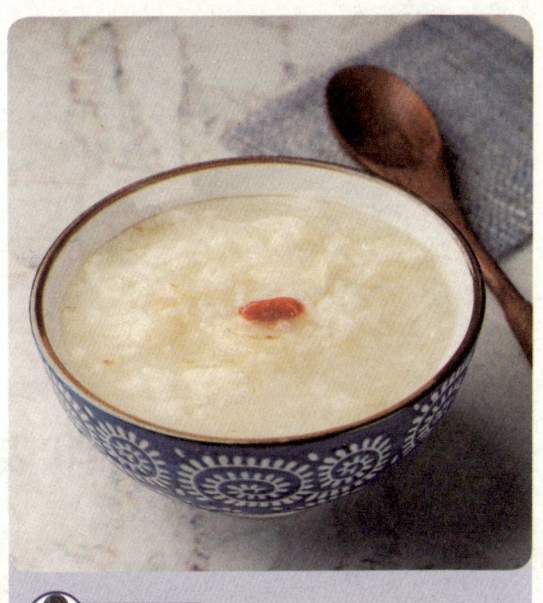

养生功效：人参中含有的铬能够调整血糖代谢，对中老年人易患的糖尿病性高血压及高血脂有一定的防治作用。

冠心病

冠心病是冠状动脉性心脏病的简称，是一种由于冠状动脉粥样硬化或血管痉挛、狭窄、阻塞，发生冠状循环障碍，引起心肌氧供需之间失衡而导致心肌缺血缺氧或坏死的一种心脏病，亦称缺血性心脏病。

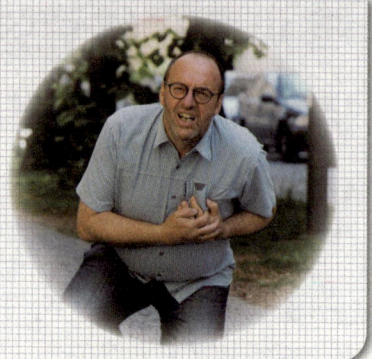

发病原因

一般认为，引发冠心病主要与下列因素关系密切。

1.血压高

血压增高与本病密切相关。冠状动脉粥样硬化的病人60%～70%者有高血压，且高血压病人患本病者较血压正常者高4倍，收缩压和舒张压增高同样重要。

2.血脂高

由于脂肪摄食过多或代谢失常而致血脂异常，如总胆固醇、甘油三酯、低密度脂蛋白(CDL)或极低密度脂蛋白(VLDL)增高，均易患本病。

3.肥胖

超标准体重的肥胖者(超重10%者为轻度、20%者为中度、30%者为重度)易患本病，体重增加迅速者尤易患本病。

4.过量饮酒

长期过度摄入酒精可增高心率及血压、引起心律失常或心肌损害，另外酒精内含有较高的热量，可导致肥胖。

症状表现

1.心绞痛型

表现为胸骨后的压迫感、闷胀感，伴随明显的焦虑，持续3～5分钟，常发散到左侧臂部、肩部、下颌、咽喉部、背部，也可放射到右臂，有时可累及这些部位而不影响胸骨后区。用力、情绪激动、受寒、饱餐等增加心肌耗氧情况下发作的称为劳力性心绞痛。有时候心绞痛不典型，可表现为气紧、晕厥、虚弱、嗳气，尤其以中老年人为多见。

2.心肌梗死型

梗死时表现为持续性剧烈压迫感、闷塞感,甚至刀割样疼痛,位于胸骨后,常波及整个前胸,以左侧为重。部分病人可沿左臂尺侧向下放射,引起左侧腕部、手掌和手指麻刺感,部分病人可放射至上肢、肩部、颈部、下颌,以左侧为主。

3.无症状性心肌缺血型

此类型称为隐性冠心病。很多病人有广泛的冠状动脉阻塞却没有感到过心绞痛,甚至有些病人在心肌梗死时也没感到心绞痛;部分病人在发生了心脏性猝死,常规体检时发现心肌梗死后才被发现;部分病人由于心电图有缺血表现,发生了心律失常,或因为运动试验阳性而做冠脉造影才发现。这类病人发生心脏性猝死和心肌梗死的机会和有心绞痛的病人一样高,所以应注意平时的心脏保健。

4.心力衰竭和心律失常型

部分患者原有心绞痛发作,以后由于病变广泛,心肌广泛纤维化,心绞痛逐渐减少到消失,却出现心力衰竭的表现,如气紧、水肿、乏力等,还有各种心律失常,表现为心悸。还有部分患者从来没有心绞痛,而直接表现为心力衰竭和心律失常。

预防措施

1.少油腻、多蔬果

少食油腻食物,减少脂肪的摄入。改变烹饪方式,将煎、炸改为蒸、煮;控制盐的摄入量,做到清淡饮食。多吃水果及蔬菜,但饮食要维持平衡、均匀。

2.保持良好情绪

生活要有规律,避免过度紧张;保持足够的睡眠,培养多种情趣;保持情绪稳定,切忌急躁、激动或闷闷不乐。

3.适度锻炼

有证据显示,每周做两三次强度较大的运动,可减少得心脏疾病的危险。但由于突然做剧烈运动很危险,必须以渐进的方式来开始实行运动计划。

4.适量饮茶

多喝茶,据统计资料表明,不饮茶者的冠心病发病率为3.1%,偶尔饮茶的为2.3%,常饮茶的(喝三年以上)只有1.4%。

5.远离烟、酒

吸烟是冠心病的主要危险因素。吸烟者与不吸烟者比较,本病的发病率和死亡率增高2~6倍,且烟可使动脉壁收缩,促进动脉粥样硬化。酗酒则易情绪激动,血压升高。

6.定期检查

积极防治老年慢性疾病,如高血压、高血脂、糖尿病等,这些疾病与冠心病关系密切。对有前期征兆的中老年人,应该定期去医院进行身体检查。

冠心病调理食谱

醋香黄豆芽

- **原料：** 黄豆芽150克，红椒40克，蒜末、葱段各少许
- **调料：** 盐2克，陈醋4毫升，水淀粉、料酒、食用油各适量
- **做法：**
① 将红椒洗净切开，去籽，切成丝。
② 锅中注入清水烧开，加食用油，放入黄豆芽，焯煮1分钟至其八成熟，捞出黄豆芽。
③ 锅中注油烧热，放蒜末、葱段，爆香。
④ 倒入黄豆芽、红椒，加适量料酒，炒香。
⑤ 放入盐、陈醋，炒匀调味，倒入适量水淀粉，快速拌炒均匀。
⑥ 把炒好的黄豆芽盛出，装盘即可。

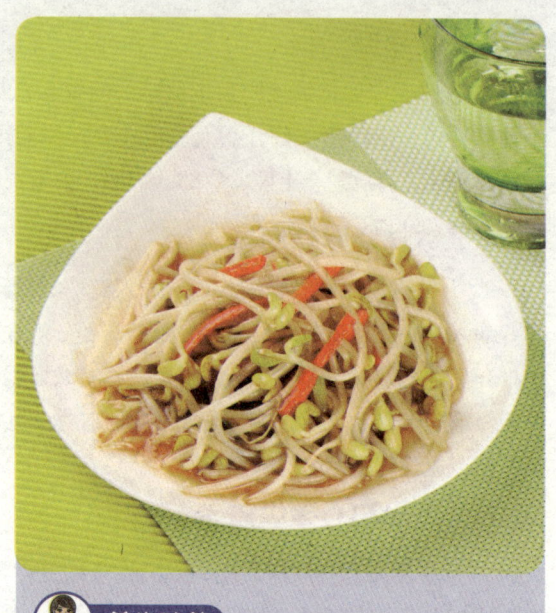

养生功效 黄豆芽富含钾，有助于维持神经健康、心跳规律正常，对于中老年人预防中风、冠心病有一定作用。

洋葱拌腐竹

- **原料：** 洋葱50克，水发腐竹200克，红椒15克，葱花少许
- **调料：** 盐3克，鸡粉2克，生抽4毫升，香油2毫升，辣椒油3毫升，食用油适量
- **做法：**
① 将洋葱洗净切成丝，红椒洗好切开，去籽，切成丝。
② 热锅注油烧至四成热，放入洋葱、红椒，搅匀，炸出香味。把炸好的洋葱和红椒捞出。
③ 锅底留油，注水烧开，放入盐、备好的腐竹段煮1分钟至熟，捞出后装入碗，放入洋葱、红椒、葱花。
④ 加盐、鸡粉、生抽、香油、辣椒油，拌匀调味后装入盘中即可。

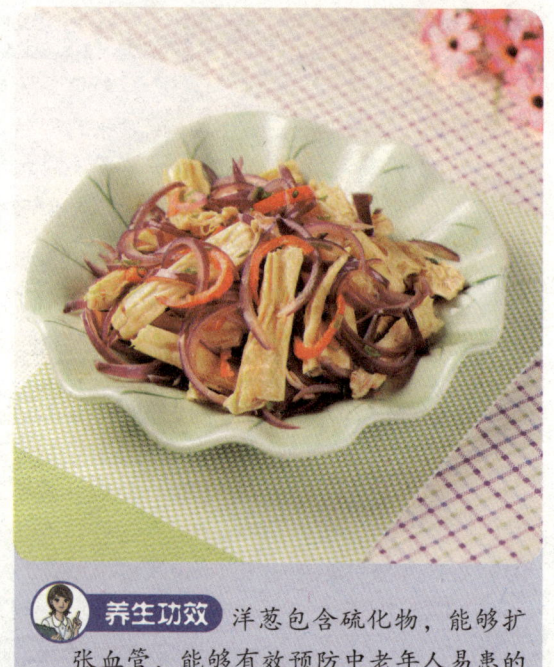

养生功效 洋葱包含硫化物，能够扩张血管，能够有效预防中老年人易患的心肌梗死，动脉硬化及冠心病等。

冠心病调理食谱

海带拌彩椒

- **原料**：海带150克，彩椒100克，蒜末、葱花各少许
- **调料**：盐3克，鸡粉2克，生抽、陈醋、香油、食用油各适量
- **做法**：
①将海带洗净切方片，再切成丝。彩椒洗好去籽，切成丝。
②锅中注水烧开，加少许盐、食用油。放入切好的彩椒，搅匀。
③倒入海带，搅匀，煮约1分钟至海带熟透。
④把焯煮好的食材捞出，将彩椒和海带放入碗中，倒入蒜末、葱花。
⑤加入适量生抽、盐、鸡粉、陈醋，淋入少许香油，拌匀调味。
⑥将拌好的食材装入碗中即可。

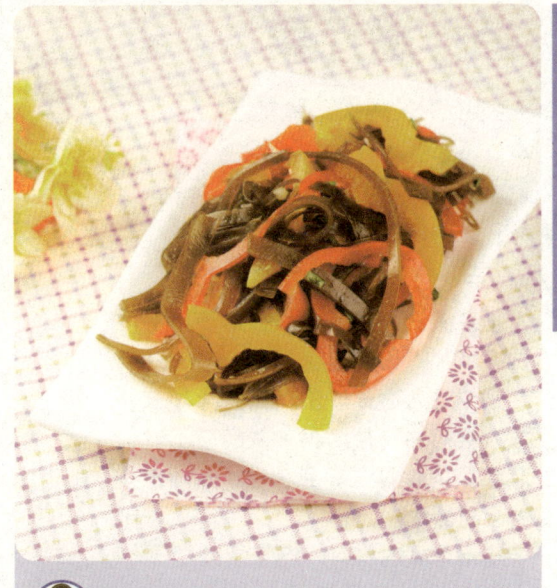

养生功效 海带中含有大量的多不饱和脂肪酸EPA，能使血液的黏度降低，中老年人常吃海带能够预防心血管病。

黄瓜拌绿豆芽

- **原料**：黄瓜200克，绿豆芽80克，红椒15克，蒜末、葱花各少许
- **调料**：盐、鸡粉各2克，陈醋4毫升，香油、食用油各适量
- **做法**：
①将黄瓜洗净切片，改切成丝。红椒洗净切开，去籽，切成丝。
②锅中注入适量清水烧开，加入少许食用油，放入洗好的绿豆芽、切好的红椒丝，拌匀，煮约半分钟至熟。
③把焯煮好的绿豆芽和红椒捞出，沥干水分，装入碗，再放入黄瓜丝。
④加盐、鸡粉，放入蒜葱，倒入适量陈醋，用筷子拌匀至入味。
⑤淋入少许香油，把碗中的食材搅拌匀，将拌好的材料装入盘中即可。

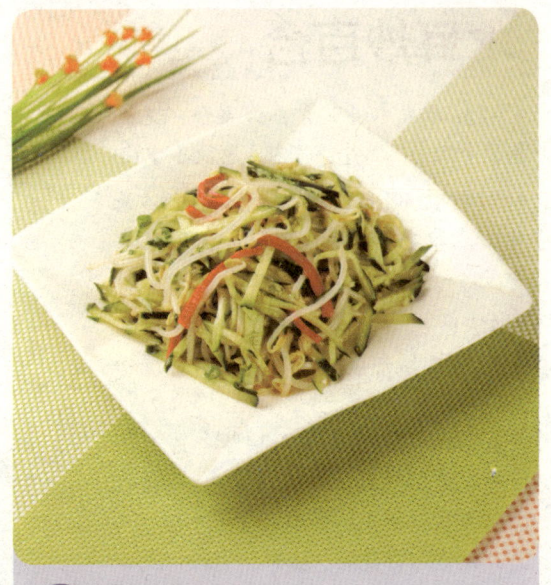

养生功效 绿豆芽含维生素C、核黄素，能清除血管壁中堆积的胆固醇和脂肪，是中老年冠心病患者的理想食物。

冠心病调理食谱

凉拌嫩芹菜

- 原料：芹菜80克，胡萝卜30克，蒜末、葱花各少许
- 调料：盐3克，鸡粉少许，香油5毫升，食用油适量
- 做法：

①把芹菜洗好切成小段，胡萝卜去皮洗净切片，切成细丝。

②锅中注入适量清水，用大火烧开，放入食用油、盐。再下入胡萝卜丝、芹菜段。搅拌匀，续煮约1分钟至全部食材断生。

③捞出焯好的材料，沥干水分。

④将沥干水的食材放入碗中。加入盐、鸡粉，撒上备好的蒜末、葱花。

⑤再淋入香油，搅拌至食材入味。将拌好的食材装在碗中即可。

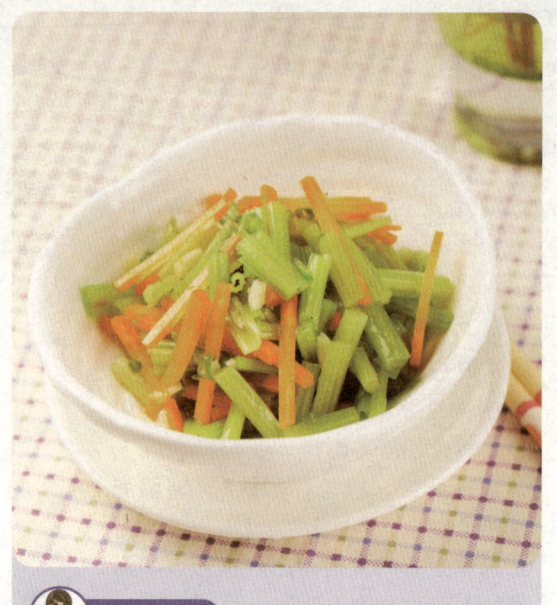

养生功效 芹菜含丰富的维生素A、B族维生素等成分，具有缓和动脉硬化的作用，适合中老年冠心病患者食用。

木耳炒百合

- 原料：水发木耳50克，鲜百合40克，胡萝卜70克，姜片、蒜末、葱段各少许
- 调料：盐3克，鸡粉2克，料酒3毫升，生抽4毫升，水淀粉、食用油各适量
- 做法：

①将胡萝卜洗净去皮切片，木耳洗净切成小块。

②往沸水锅加盐，放入胡萝卜片，再倒入切好的木耳，淋入食用油，煮约1分钟至食材断生后捞出，沥干水分。

③用油锅爆香姜片、蒜末、葱段，倒入洗净的百合，炒匀，再淋入少许料酒。

④倒入焯煮好的食材炒熟，再加盐、鸡粉、生抽、水淀粉，炒匀即可。

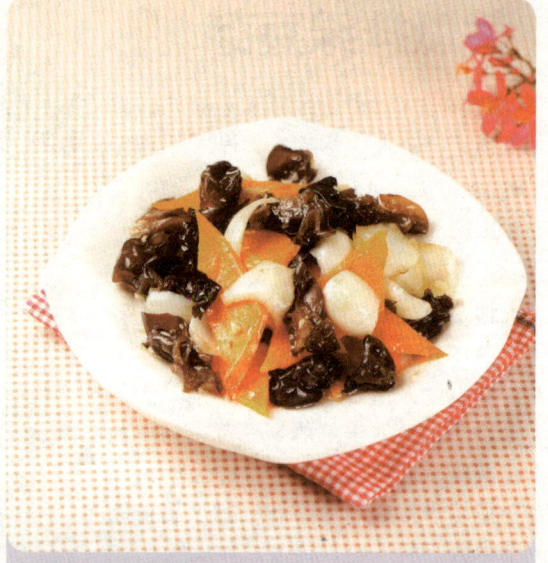

养生功效 黑木耳含有维生素K和丰富的钙，镁等矿物质，对于中老年人预防动脉粥样硬化和冠心病有一定作用。

冠心病调理食谱

白萝卜海带汤

- 原料：白萝卜200克，海带180克，姜片、葱花各少许
- 调料：盐、鸡粉各2克，食用油适量
- 做法：
①将白萝卜洗净去皮切成片，改切成丝。海带洗好切方块，再切成丝。
②锅中注油烧热，放入姜片，爆香。倒入白萝卜丝，炒匀。
③注入适量清水，盖上盖，烧开后煮3分钟至熟。
④揭盖，稍加搅拌，倒入海带，拌匀，煮沸。
⑤放入适量的盐、鸡粉，用勺搅匀，煮沸。
⑥把煮好的汤料盛出，装入碗中，放上葱花即可。

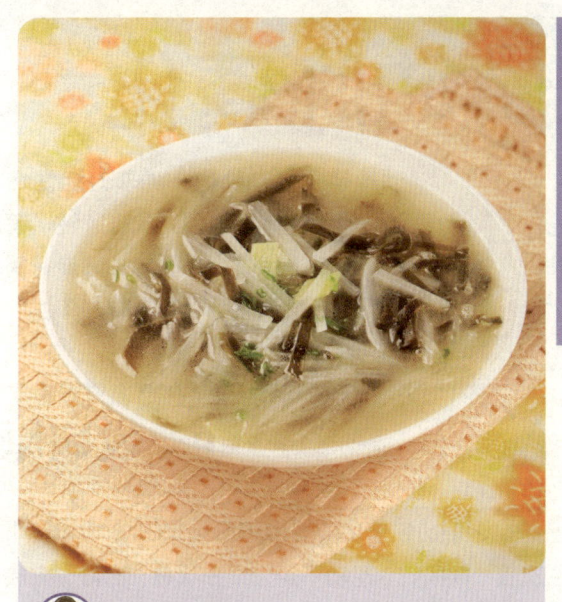

养生功效 白萝卜含有促进脂肪代谢的物质，能降低血胆固醇，预防冠心病，是中老年人的日常理想食物。

细辛洋葱生姜汤

- 原料：细辛10克，姜片25克，葱条12克，洋葱300克
- 调料：盐2克
- 做法：
①将洋葱去皮洗净切开，切成丝。
②砂锅中注入适量清水烧开，放入洗好的细辛。
③盖上盖，用小火煮15分钟，至其析出有效成分。揭开盖，将细辛捞出，洗净。
④放入备好的姜片、葱条，倒入切好的洋葱，再盖上盖子，用小火续煮15分钟。
⑤揭开盖，放入适量盐，搅匀调味。
⑥将煮好的汤盛出，装入碗中即可。

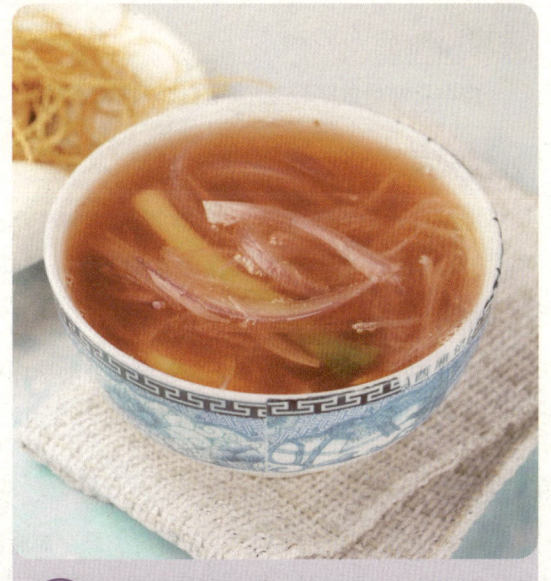

养生功效 细辛有祛风散寒、通窍止痛、温肺散寒的功效，与洋葱搭配，对中老年人预防冠心病有一定作用。

动脉硬化

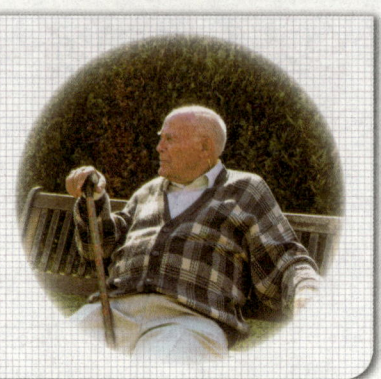

动脉硬化是动脉的一种非炎症性病变,可使动脉管壁增厚、变硬,失去弹性、管腔狭小。它是随着人年龄增长而出现的血管疾病,近年来本病在我国逐渐增多,成为中老年人死亡主要原因之一。

发病原因

引起动脉硬化的原因中最重要的是高血压、高脂血症、抽烟三大危险因素。其他诸如肥胖、糖尿病、运动不足、紧张状态、高龄、家族病史、脾气暴躁等都会引起动脉硬化。

1.高血压

高压血流长期冲击动脉壁引起动脉内膜机械性损伤,造成血脂易在动脉壁沉积,形成脂肪斑块并造成动脉管腔狭窄。如果不对血压加以控制,心肌梗死发生率可提高2～3倍,脑中风发病率则约提高4倍。

2.高脂血症

血中脂肪量过高较易沉积在血管内壁形成斑块,造成动脉管腔狭窄。

3.糖尿病

糖尿病人的脂肪代谢会出现问题,血液中运送脂肪的蛋白质(称作脂蛋白)会产生变性,在运送过程中脂肪容易沉积在血管内壁,形成脂肪斑块。

4.抽烟

香烟中的尼古丁、一氧化碳等会损伤动脉内壁,受伤的动脉内壁会卡住胆固醇,引起血小板堆积,形成脂肪斑块。同时,抽烟也会引起冠状动脉收缩痉挛,减少血流量。

5.肥胖

肥胖或体重过重的人,心脏负荷加重,血脂肪不正常的概率也较高,因而会增加粥样动脉硬化风险。肥胖易促发高血压、糖尿病、高脂血症、胰岛素抵抗综合征。

6. 压力过大

人会因压力而增加肾上腺素的分泌,引起血压升高、心跳加快,伤害动脉血管内壁。

症状表现

1.神经衰弱

脑动脉硬化早期多呈现神经衰弱的症状,医学上称为"动脉病性神经衰弱",表现为头痛、头晕、头部有紧箍和压迫感,有耳鸣、嗜睡等症状,记忆力减退,容易疲劳。

2.判断能力低下

常表现为不能持久地集中注意力,想象力降低,处理问题不果断,往往要靠别人协助处理,对突然出现的生活琐事表现惊慌和忧虑。

3.癫痫痉挛发作

局限性癫痫是脑动脉硬化后期的常见症状,主要表现为身体某部位发生阵发性、痉挛性抽搐。有的病人可出现不自主的运动。严重者可因脑动脉硬化出血、血栓形成而出现昏迷瘫痪等。

预防措施

1.保持低脂、低糖的清淡饮食

一般认为,每日胆固醇摄取量不宜超过300毫克。否则,过多的脂质物质沉积在血管壁上,易导致脑动脉硬化。

多吃蔬菜水果,特别是大豆、生姜、大蒜、茄子、木耳、燕麦、红薯、山楂、海鱼、辣椒、海带、苹果等这一类。

多食富含抗氧化类食物,如西红柿、红石榴、花青素、虾青素等高效抗氧化类食物,防止动脉硬化。

2.戒烟

烟草毒害心血管内皮细胞,损害内皮系统功能,可致心肌肥大、变厚,殃及正常的舒缩运动并可致良性血脂HDL下降。且烟草中的烟碱可引起动脉痉挛、动脉缺血,引起脑梗死、心肌梗死的发生。

3.坚持适量的体力活动

体力活动量需根据身体情况而定,要循序渐进,不宜勉强作剧烈运动,每天最好坚持不少于30分钟的活动,可一次性完成或分3次进行,每次10分钟。可依个体条件进行跳绳、做保健体操、打太极拳、骑车、步行、修花剪草、拖地、干家务等。

4.释放压抑或紧张情绪

慢性忧郁或持续的紧张,可刺激交感神经兴奋,易致心跳快速、血管收缩、血压上升,血流减少。所以,可多参加有益身心的娱乐活动,开阔视野,放松心情。

动脉硬化调理食谱

彩椒炒黄瓜

- 原料：彩椒80克，黄瓜150克，姜片、蒜末、葱段各少许
- 调料：盐、鸡粉各2克，料酒、生抽、水淀粉、食用油各适量
- 做法：
① 将彩椒洗净切成块，黄瓜洗好去皮，对半切开，切条，再切成小块。
② 锅中注油烧热，放入姜片、蒜末、葱段，爆香。
③ 倒入切好的黄瓜、彩椒，淋入适量料酒，炒香。
④ 倒入少许清水。加入适量盐、鸡粉、生抽，炒匀调味。
⑤ 倒入适量水淀粉勾芡。
⑥ 将炒好的食材盛出，装入盘中即可食用。

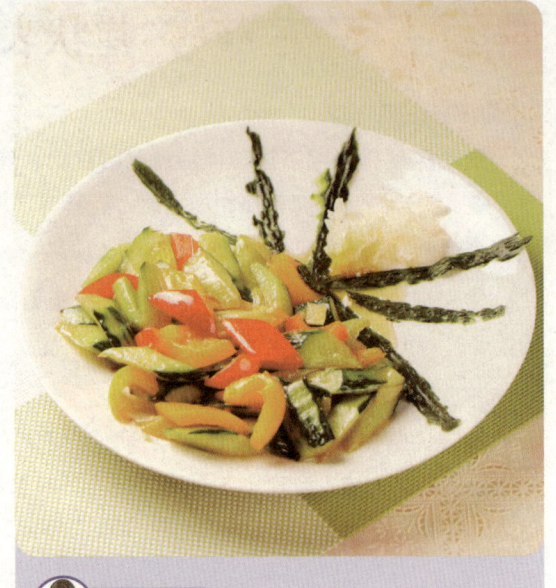

养生功效 黄瓜含有葫芦素，具有抗肿瘤、降低血糖、预防动脉硬化的作用，中老年人宜多食。

蛏子炒芹菜

- 原料：蛏子350克，芹菜100克，红椒40克，姜片、蒜末、葱段各少许
- 调料：盐、鸡粉各2克，料酒4毫升，蚝油、老抽、水淀粉、食用油各适量
- 做法：
① 将芹菜洗净切段，红椒洗好切开，去籽，切成丝。
② 锅中注水烧开，倒入蛏子，氽煮半分钟，去除杂质，捞出。
③ 将蛏子放入碗中，倒入适量清水，把蛏子清洗干净，装盘备用。
④ 锅中注油烧热，爆香姜片、蒜末、葱段，倒入芹菜、红椒，炒匀。放入蛏子、料酒，炒香。
⑤ 加盐、鸡粉、蚝油、老抽，炒匀。倒入适量水淀粉，拌炒均匀即可。

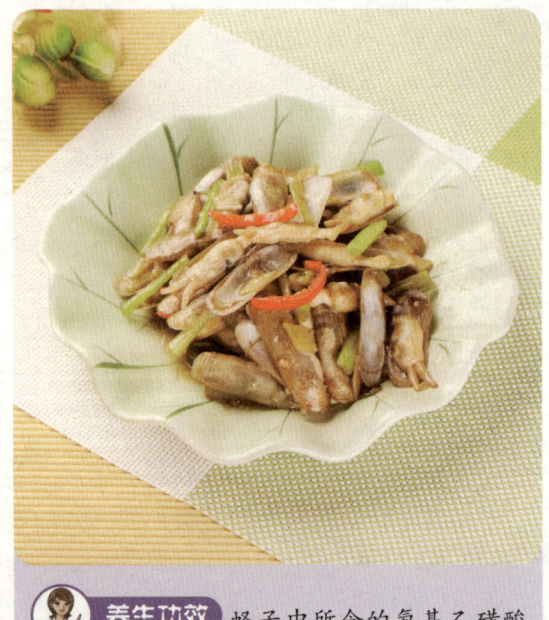

养生功效 蛏子中所含的氨基乙磺酸有降低血胆固醇浓度的作用，因此中老年人常食可预防动脉硬化。

黄瓜拌豆皮

- **原料**：黄瓜120克，豆皮150克，红椒25克，蒜末、葱花各少许
- **调料**：盐3克，鸡粉2克，生抽4毫升，陈醋6毫升，香油、食用油各适量
- **做法**：
① 将黄瓜、红椒、豆皮均洗净切丝，把切好的食材分别放在盘中。
② 锅中注入适量清水烧开，放入少许食用油、盐，倒入豆皮，煮1分钟。
③ 放入红椒丝，搅匀，煮约半分钟。至全部食材熟透后捞出，沥干水分。
④ 焯好的食材放入碗，再倒入黄瓜丝，放入蒜末、葱花。
⑤ 加盐，淋入生抽，撒上鸡粉。倒入陈醋、香油，搅拌至食材入味即可。

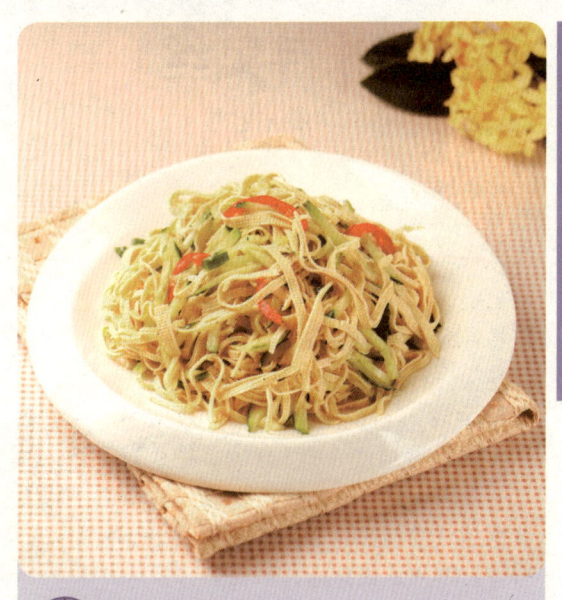

养生功效：黄瓜含有蛋白质、丙醇、乙醇、膳食纤维和维生素等营养成分，能预防心肌过度紧张和动脉粥样硬化。

动脉硬化调理食谱

口蘑烧白菜

- **原料**：口蘑90克，大白菜120克，红椒40克，姜片、蒜末、葱段各少许
- **调料**：盐3克，鸡粉2克，生抽2毫升，料酒4毫升，水淀粉、食用油各适量
- **做法**：
① 将口蘑洗净切片，大白菜洗好切块，红椒洗净切成小块。
② 往沸水锅加鸡粉、盐，倒入口蘑，搅匀，煮1分钟，再倒入大白菜、红椒，续煮至全部食材断生后捞出。
③ 锅中注油烧热，爆香姜片、蒜末、葱段，倒入焯煮好的食材，翻炒均匀。
④ 淋入料酒，加入鸡粉、盐，翻炒匀。再放入少许生抽，炒至食材入味。倒入水淀粉，炒熟即可。

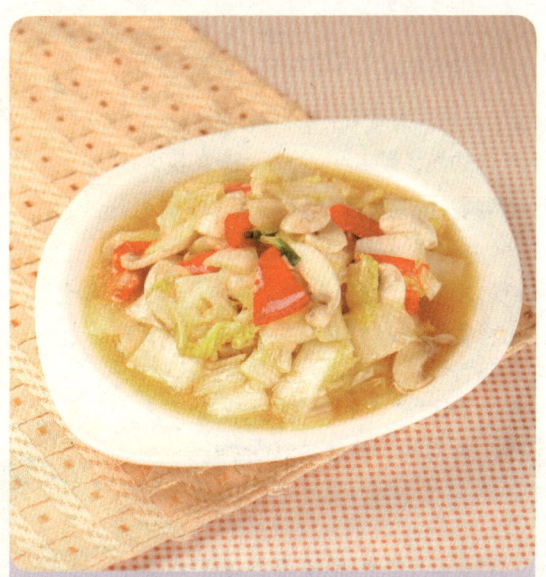

养生功效：白菜富含铜，能使毛细管扩张，有降低血脂和胆固醇的作用。中老年人常食可预防动脉粥样硬化。

动脉硬化调理食谱

清炒海米芹菜丝

- 原料：海米20克，芹菜150克，红椒20克
- 调料：盐、鸡粉各2克，料酒8毫升，水淀粉、食用油各适量
- 做法：
① 将芹菜洗净切成段，红椒洗好对半切开，去籽，切成丝。
② 锅中注入适量清水烧开，放入海米，加少许料酒，煮1分钟。把氽过水的海米捞出，备用。
③ 锅中注油烧热，放入煮好的海米，爆香，淋入适量料酒，炒匀。
④ 倒入芹菜、红椒，拌炒均匀。加入适量盐、鸡粉，炒匀调味。
⑤ 倒入适量水淀粉，快速翻炒均匀。
⑥ 将炒好的食材盛出，装盘即可。

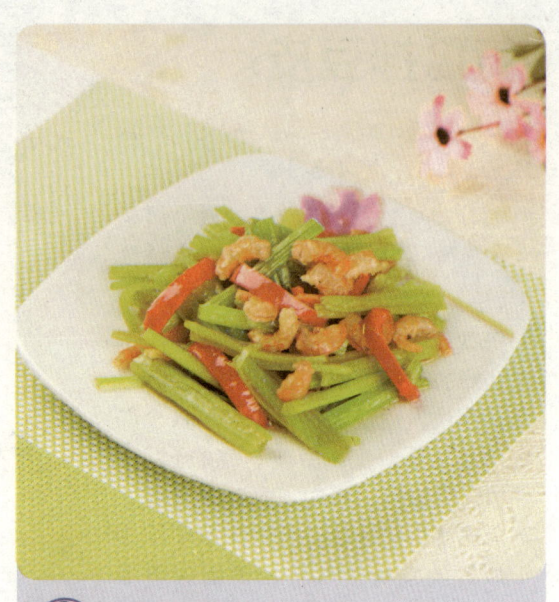

养生功效 芹菜含有芹菜素，对降低血糖、预防动脉硬化有很好的作用。患有此类病症的中老年人可以经常食用。

虾菇小油菜心

- 原料：小油菜100克，鲜香菇60克，虾仁50克，姜片、葱段、蒜末各少许
- 调料：盐、鸡粉各3克，料酒3毫升，水淀粉、食用油各适量
- 做法：
① 将香菇洗净切片，虾仁洗好由背部划开，挑去虾线。
② 将虾仁装碟，放盐、鸡粉、水淀粉、食用油，腌渍约10分钟。
③ 锅中注入500毫升清水烧开，放入盐、鸡粉，再倒入洗净的小油菜，煮1分钟至其断生后捞出，沥干水分。再放入香菇，煮约半分钟，捞出。
④ 用热油锅爆香姜片、葱段、蒜末，倒入香菇、虾仁，淋入料酒、盐、鸡粉炒匀，装入摆有小油菜的盘中即可。

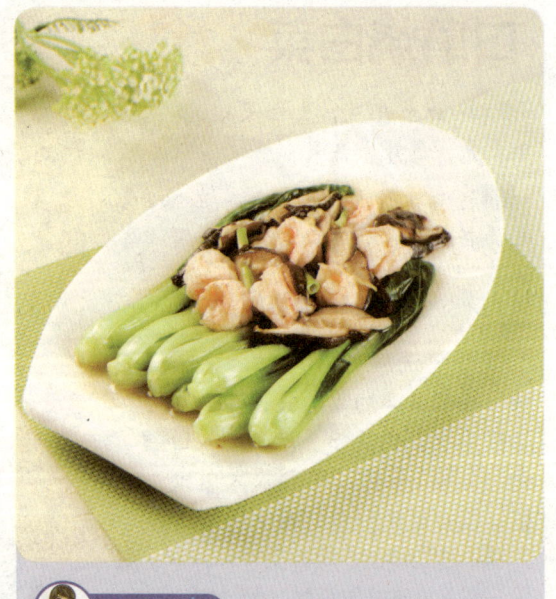

养生功效 香菇中含腺嘌呤、酪氨酸以及某些核酸物质，可预防动脉硬化、肝硬化等疾病，中老年人宜多食。

动脉硬化调理食谱

淡菜海带冬瓜汤

- 原料：冬瓜300克，海带200克，水发淡菜150克，姜丝、葱花各少许
- 调料：盐、鸡粉各2克，料酒4毫升
- 做法：

①将冬瓜洗净去皮切成片，海带洗净切小块。
②往砂锅中注入清水烧开，倒入洗净的淡菜，撒上姜丝，淋入料酒。
③大火煮沸后用小火煮约20分钟，至淡菜变软。
④倒入冬瓜片、海带，搅匀，用小火续煮约20分钟，至食材熟透。
⑤加入少许盐、鸡粉，搅匀调味，用大火续煮片刻，至汤汁入味。
⑥关火后盛出煮好的冬瓜汤，装入汤碗中，撒上葱花即可。

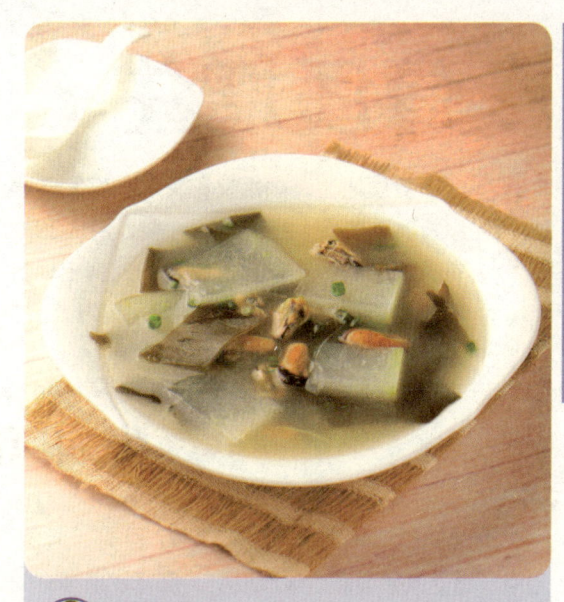

养生功效 淡菜含碘、铁、钙、硒、蛋白质和不饱和脂肪酸，具有降低胆固醇，防止中老年人动脉硬化之功效。

银鱼豆腐竹笋汤

- 原料：竹笋100克，豆腐90克，口蘑80克，银鱼干20克，姜片、葱花各少许
- 调料：盐、鸡粉各2克，料酒4毫升，食用油少许
- 做法：

①将豆腐、口蘑均洗净切成小块，竹笋洗净去皮切成薄片。
②锅中注入500毫升水烧开，加盐，放入竹笋、口蘑，煮约半分钟。
③再倒入豆腐块，续煮约半分钟至全部食材断生后捞出，沥干水分。
④锅中注油烧热，爆香姜片，倒入洗净的银鱼干，再淋上料酒，炒香。注入清水，加盐、鸡粉，搅匀。
⑤倒入焯煮过的食材，用中火煮2分钟至全部食材熟透，撒上葱花即可。

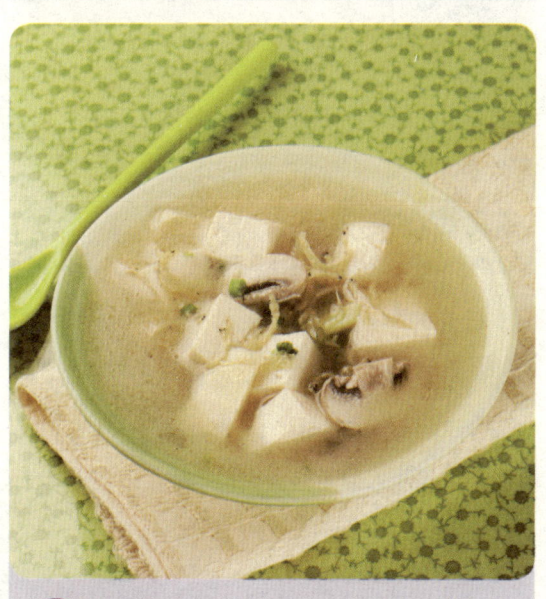

养生功效 竹笋含丰富的纤维素，能促进胃肠蠕动，助消化。对于中老年人易患的动脉硬化等有预防作用。

骨质增生

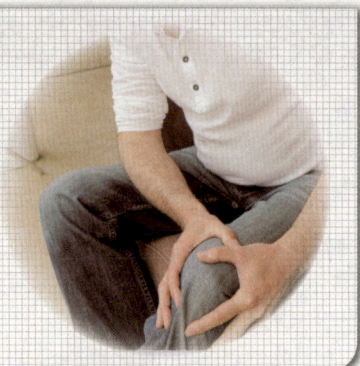

骨质增生，中医又称骨刺。好发于腰椎部以及膝关节部，经调查，一般人们从20岁以后骨骼就进入了衰老期，到40岁时就出现各种各样的骨骼疾病。此病多发生于45岁以上的中年人或老年人，男性多于女性。

发病原因

骨质增生症属中医的痹症范畴，亦称"骨痹"。中医认为，本病与外伤、劳损、瘀血阻络、感受风寒湿邪、痰湿内阻、肝肾亏虚等有关。

1.病理学

病理学方面的原因为不规则的软骨损害，在负重区域的软骨下骨硬化、囊肿，边缘骨赘增生，干骺端血流增加及不同程度的滑膜炎。

2.组织学

早期软骨表面碎裂、软骨细胞增生、软骨面纵向裂开、结晶沉积，同时存在着软骨修复、骨赘增生；晚期出现软骨的彻底破坏，表现为软骨硬化、软骨消失及软骨下局灶性骨坏死。

3.生物力学

关节软骨的可伸张性、抗压力、抗剪切力及软骨通透性降低。软骨水分增加，过度肿胀，软骨下骨硬化。

4.生化改变

骨骼中蛋白聚糖的含量（浓度）下降，其分子大小和聚集度改变，胶原纤维的大小、排列以及基质大分子的合成和降解均出现异常改变。

5.营养学

骨质增生的根本原因是缺钙，是应力反应的结果。

症状表现

1.脊髓型骨质增生的症状

这种骨质增生非常容易导致瘫痪，一般表现为步态不稳，行走笨重，感觉脚底好似踩在棉花上，一侧或双侧上肢麻木，手无力，或持物易失落等。

2.交感神经型骨质增生的症状

这种骨质增生的症状一般表现为视力模糊，眼睑无力，眼窝肿痛，流泪；心动过速或过缓，心前区痛和血压高，肢体发凉，体温下降，遇冷肢体有针刺感，继而出现红肿或疼痛加重；头、面、颈部也可发麻或疼，耳鸣，耳聋，舌麻木等。

3.神经根型骨质增生的症状

一般表现为颈后与肩背部疼痛，有针刺样或触电样的麻木感，颈部活动受限。

预防措施

1.均衡饮食

骨质增生患者应均衡饮食，多摄取富含抗氧化剂的食物，如芒果、木瓜、甜瓜、葡萄、橘子、菠萝、香蕉、草莓、西红柿、包菜、土豆等。而生物类黄酮可以预防自由基的破坏，减缓发炎反应，加速运动伤害的复原及强化胶质的形成。

还应多进食高钙食品，以确保老年人骨质代谢的正常需要。老年人钙的摄取量应较一般成年人增加50%左右。

2.避免长期剧烈运动

外伤是造成人体自卫及再生的重要因素。在人体外伤生产的同时，其外伤部位的软骨组织同样会受到伤害，并有可能导致软骨组织病变或坏死，其表现为骨端裸露而增生。

3.适量运动，控制体重

体育运动是预防骨质增生症的主要举措。这是因为关节软骨的主要营养来自于关节液，而关节液只有靠"挤压"方能进入软骨组织中，促使其吐故纳新，进行正常的生理性新陈代谢。适当的体育运动可以加强关节内部腔内压力，有利于关节液向软骨部位的渗透，以减轻、延缓关节软骨组织的退行性病变，以达到预防骨质增生症的目的。

不仅如此，适量运动还能保持正常的体重，避免肥胖。因为临床发现，肥胖患者一般骨质增生发生在膝关节，比病情相似而体重标准者的治疗时间要长，恢复要慢。原因很简单，就是肥胖患者自身的体重加重了膝关节的负担，关节的磨损与伤害也就更大。所以均衡饮食、保持体重也是防止骨质增生的重要环节。

骨质增生调理食谱

西红柿肉末蒸日本豆腐

- 原料：西红柿、日本豆腐各100克，肉末80克，葱花少许
- 调料：盐3克，鸡粉2克，料酒3毫升，生抽4毫升，水淀粉、食用油各适量
- 做法：
① 将日本豆腐切段，去外包装，再切成棋子状的小块，西红柿洗净切丁。
② 往热油锅中倒入肉末，炒匀。淋入料酒，炒香，再放入生抽、盐、鸡粉调味。
③ 放入西红柿，炒匀，倒入水淀粉勾芡，炒制成酱料，盛放在碗中。
④ 取一个干净的蒸盘，放上切好的日本豆腐，摆好，再铺上酱料。
⑤ 将蒸锅上火烧开，放入蒸盘，蒸5分钟至熟，撒上葱花，浇上热油即可。

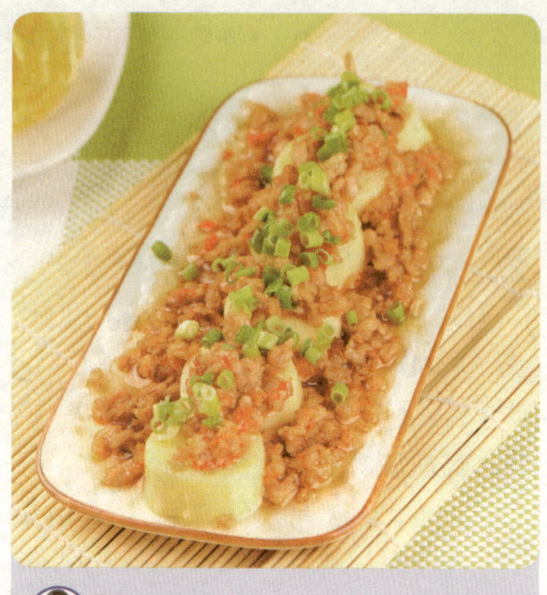

养生功效 西红柿中的生物类黄酮可减缓发炎反应，强化胶质形成，对于预防中老年人骨质增生有一定作用。

西瓜翠衣炒虾米

- 原料：西瓜皮400克，彩椒70克，虾米50克，蒜末、葱段各少许
- 调料：盐、鸡粉各2克，料酒8毫升，水淀粉4毫升，食用油少许
- 做法：
① 将西瓜皮去除硬皮切成丁，彩椒洗净切成丁。
② 锅中注入清水烧开，倒入食用油，放入彩椒、西瓜皮，煮至其断生，捞出，沥干水分。
③ 锅注油烧热，放蒜末、葱段，爆香。
④ 放入虾米，炒匀，淋入料酒，加入焯过水的彩椒和西瓜皮，炒匀。
⑤ 放入适量盐、鸡粉，炒匀调味，淋入少许水淀粉，快速翻炒均匀。
⑥ 关火后盛出炒好的食材即可。

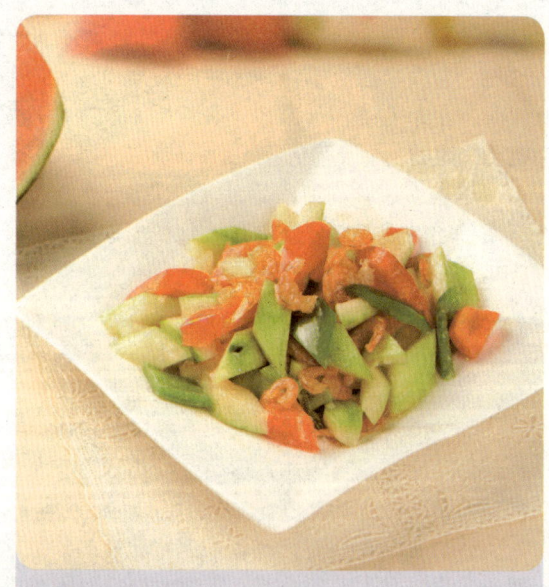

养生功效 中老年人常食虾米，可预防自身因缺钙所致的骨质疏松、骨质增生等症状。

骨质增生调理食谱

紫甘蓝拌海蜇丝

- 原料：紫甘蓝160克，蒜末少许，白菜160克，水发海蜇丝30克，香菜20克
- 调料：盐、鸡粉各2克，白糖3克，香油8毫升，陈醋10毫升
- 做法：
① 将白菜洗净切段，改切成细丝。紫甘蓝洗净切成细丝，香菜洗净切成碎末。
② 锅中注水烧开，加入少许盐。倒入备好的海蜇丝，拌匀，煮约1分钟。至其断生后捞出，沥干水分。
③ 往沸水锅中倒入白菜、紫甘蓝，拌匀，煮约半分钟，捞出，备用。
④ 取碗，倒入白菜、紫甘蓝，加盐、鸡粉、白糖、香油、陈醋，撒入蒜末、香菜、海蜇丝，拌匀即可。

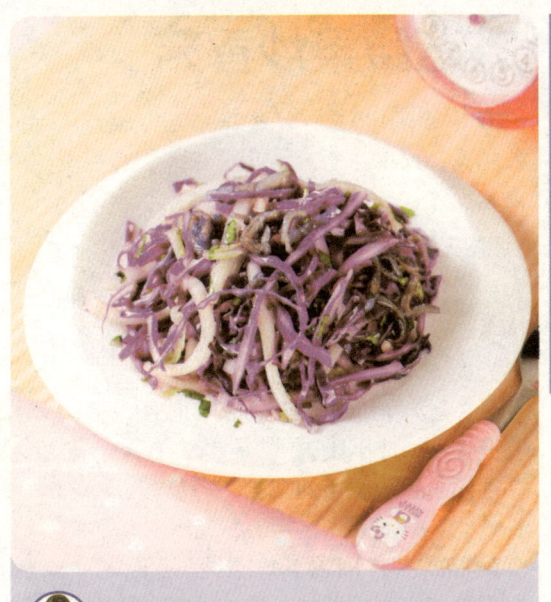

养生功效 常吃紫甘蓝可以促进骨骼发育，防止骨质疏松，有利于中老年人骨骼健壮。

芥蓝炒冬瓜

- 原料：芥蓝100克，冬瓜250克，胡萝卜、水发木耳各50克，姜片、蒜片、葱段各少许
- 调料：盐3克，鸡粉2克，料酒10毫升，水淀粉15毫升，食用油适量
- 做法：
① 将胡萝卜去皮洗净切片，木耳洗净去根，切块。冬瓜洗净去皮和瓤，切片，芥蓝洗净切成段。
② 往沸水锅放入食用油、木耳、胡萝卜，煮约半分钟。
③ 再倒入冬瓜，煮沸，放入芥蓝，再煮半分钟，捞出盛入盘中。
④ 锅注油烧热，爆香姜片、蒜片、葱段，倒入焯水食材、料酒、盐、鸡粉、水淀粉，翻炒至熟透即可。

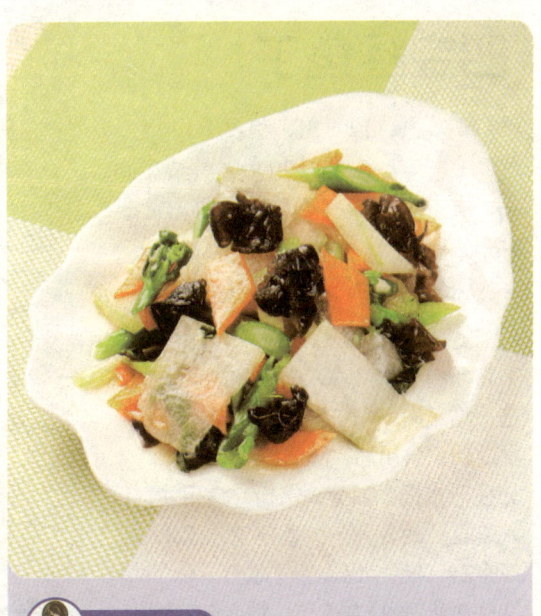

养生功效 冬瓜含有多种维生素和人体所必需的微量元素，中老年人多食能有助于防治骨质增生。

骨质增生调理食谱

芥蓝腰果炒香菇

- **原料**：芥蓝130克，鲜香菇55克，腰果50克，红椒25克，姜片、蒜末、葱段各少许
- **调料**：盐3克，鸡粉少许，白糖2克，料酒4毫升，水淀粉、食用油各适量
- **做法**：
  ① 将香菇洗净切丝，红椒洗好切成圈，芥蓝洗净切成小段。
  ② 往沸水锅放食用油、盐、芥蓝段、香菇丝，煮至断生，捞出，沥水。
  ③ 锅注油烧热，下腰果，炸1分钟，捞出。
  ④ 用热油锅爆香姜片、蒜末、葱段，倒入焯煮过的食材，加料酒、盐、鸡粉、白糖、红椒圈，炒匀，再倒入水淀粉、炸好的腰果，翻炒均匀即可。

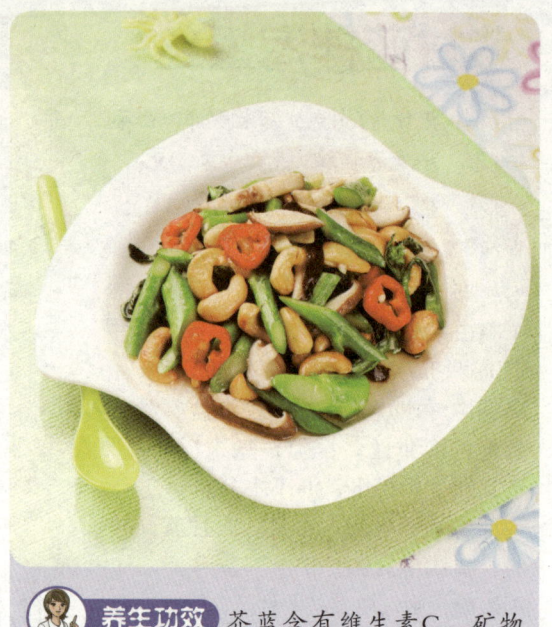

养生功效 芥蓝含有维生素C、矿物质、纤维素、糖类等营养成分。中老年人常食有助于预防骨质增生。

四宝鳕鱼丁

- **原料**：鳕鱼肉200克，胡萝卜150克，豌豆100克，玉米粒90克，鲜香菇50克，姜片、蒜末、葱段各少许
- **调料**：盐3克，鸡粉2克，料酒5毫升，水淀粉、食用油各适量
- **做法**：
  ① 将所有材料洗净，去皮的胡萝卜、香菇、鳕鱼肉均切丁。鳕鱼加盐、鸡粉、水淀粉、食用油，腌渍约10分钟。
  ② 往热水锅中加盐、鸡粉、食用油，倒入豌豆、胡萝卜丁、香菇丁、玉米粒，焯煮2分钟后捞出，沥干水分。
  ③ 往热油锅倒入鳕鱼丁，炒变色后盛出。
  ④ 再用热油锅爆香姜片、蒜末、葱段，放入焯水食材，炒匀，放入鳕鱼丁和调料炒熟，用水淀粉勾芡即可。

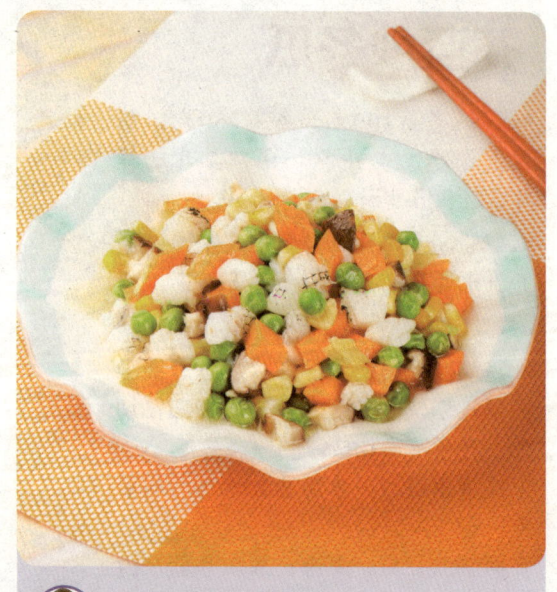

养生功效 鳕鱼含有蛋白质、脂肪、维生素A、维生素D等营养成分，对于防治中老年人骨质增生症有一定疗效。

骨质增生调理食谱

芥菜瘦肉豆腐汤

- **原料：** 豆腐350克，芥菜70克，猪瘦肉80克
- **调料：** 盐、鸡粉各3克，胡椒粉、香油、水淀粉、食用油各适量
- **做法：**
① 将芥菜洗净切小段，豆腐洗好切成小块，猪瘦肉洗净切薄片。
② 将瘦肉片装碗，加盐、鸡粉，拌匀，再倒入适量水淀粉，拌匀上浆，倒入食用油，腌渍约10分钟，备用。
③ 锅注油烧热，倒入芥菜段，炒至断生，注入清水，用大火煮至沸。
④ 倒入豆腐块，轻轻拌匀，放入腌好的肉片，搅匀，煮至断生。
⑤ 加鸡粉、盐，拌匀调味，撒上胡椒粉，淋入香油，拌煮至入味即可。

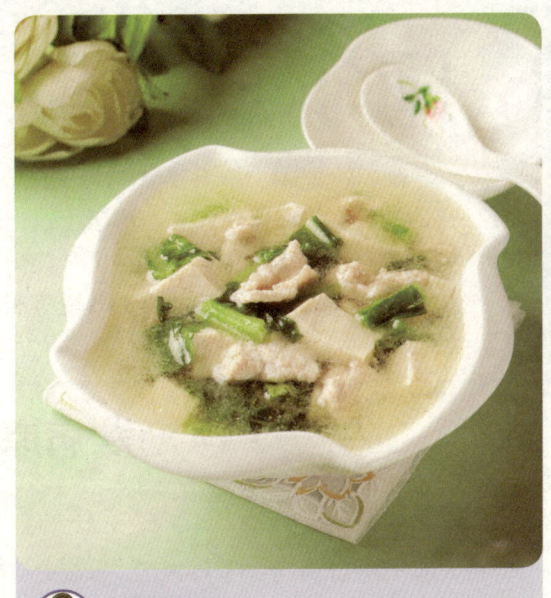

养生功效 芥菜含有多种维生素、胡萝卜素、食用纤维等营养成分，中老年人食用可以防治骨质增生。

鲢鱼丝瓜汤

- **原料：** 鲢鱼肉250克，丝瓜85克，姜片、葱花各少许
- **调料：** 盐2克，水淀粉适量
- **做法：**
① 将丝瓜洗净去皮，再切成滚刀块。鲢鱼肉洗好去除鱼骨，切片。
② 把鱼片装入碗中，加入适量盐、水淀粉，拌匀，腌渍15分钟至入味。
③ 锅中注入清水烧热，倒入姜片、鱼骨，盖上锅盖，用中火煮约10分钟。
④ 揭开锅盖，转大火，倒入丝瓜，搅拌均匀，略煮片刻，加入盐，放入鱼片，搅匀，煮熟。
⑤ 关火后盛出煮好的汤料，装入碗中，撒上葱花即可。

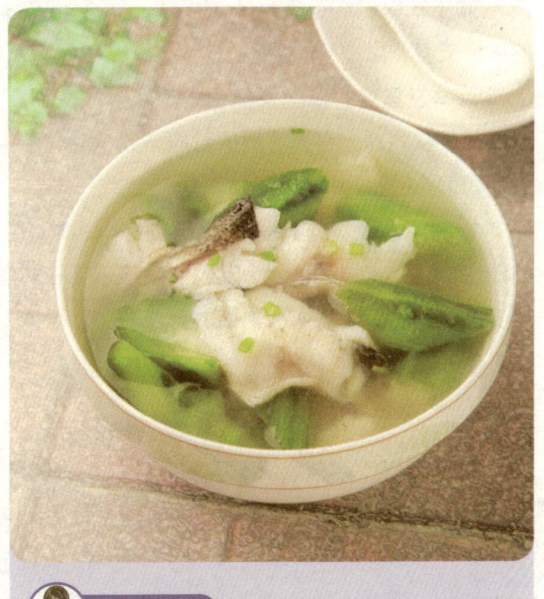

养生功效 鲢鱼富含胶原蛋白，中老年人可适量食用来预防骨质增生。

阿尔茨海默病

阿尔茨海默病是一种起病隐匿的进行性发展的神经系统退行性疾病。临床上以记忆障碍、失语、失用、失认、视空间技能损害、执行功能障碍以及人格和行为改变等表现为特征。

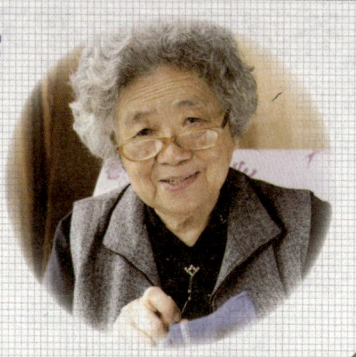

发病原因

1. 家族史

绝大部分的流行病学研究都提示，家族史是该病的危险因素，某些患者的家属成员中患同样疾病者高于一般人群，先天愚型患病危险性也高一些。进一步的遗传学研究证实，该病可能是常染色体显性基因所致。最近通过基因定位研究，发现脑内淀粉样蛋白的病理基因位于第21对染色体。可见阿尔茨海默病与遗传有关是比较肯定的。

2. 一些躯体疾病引起

如甲状腺疾病、免疫系统疾病、癫痫等，曾被作为该病的危险因素研究。有甲状腺功能减退史者，患该病的相对危险度高。

该病发病前有癫痫发作史者较多。不少研究发现抑郁症史，特别是老年期抑郁症史是该病的危险因素。有一项病例对照研究认为，除抑郁症外，与其他功能性精神障碍如精神分裂症和偏执性精神病也有关。

曾经作为该病危险因素研究的化学物质有重金属盐、有机溶剂、杀虫剂、药品等。铝的作用一直令人关注，因为动物实验显示铝盐对学习和记忆有影响；流行病学研究提示阿尔茨海默病的患病率与饮水中铝的含量有关。可能由于铝或硅等神经毒素在体内的蓄积，加速了人体的衰老过程。

3. 头部外伤引起

头部外伤指伴有意识障碍的头部外伤，脑外伤作为该病危险因素已有较多报道。临床和流行病学研究提示，严重脑外伤可能是该病的某些病因之一。

4. 其他

免疫系统的进行性衰竭、机体解毒功能削弱及慢病毒感染等以及丧偶、独居、低语言水平、缺乏体力及脑力锻炼、经济困难、生活不安定等社会心理因素也可加快脑衰老的进程，诱发阿尔茨海默病。

症状表现

该病起病缓慢或隐匿,多见于70岁以上(男性平均73岁,女性为75岁)的老人,根据认知能力和身体机能的恶化程度,分成三个时期。

1.第一阶段(1~3年)

为轻度发病期。表现为记忆减退,对近事遗忘突出;判断能力下降,病人不能对事件进行分析、思考、判断,难以处理复杂的问题;工作或家务劳动漫不经心等。

2.第二阶段(2~10年)

为中度发病期。表现为远近记忆严重受损,简单结构的视空间能力下降,有时间、地点定向障碍;在处理问题、辨别事物的相似点和差异点方面有严重损害。

3.第三阶段(8~12年)

为重度发病期。患者已经完全依赖照护者,严重记忆力丧失,仅存片段的记忆。

预防措施

1.饮食均衡

避免摄取过多的盐分及动物性脂肪。既要保证足够营养,又要限制某些对中老年人不利的食品,食物宜以素净清淡为主,糖和盐均不宜过多,还应有必要的维生素等营养物质,适量多进食蔬菜、豆制品、瘦肉和水果等。

2.适度运动

适度运动可以维持腰部及脚的强壮。

手的运动也很重要,常做一些复杂精巧的手工会促进脑的活力,做菜、写日记、吹奏乐器、画画等都有预防阿尔茨海默病的效果。

必要时,高龄者应使用拐杖行走,小心跌倒。

3.生活要有规律

按时作息,劳逸结合,保证充足的睡眠,睡前不要喝浓茶或咖啡等有刺激性饮品。不能过于兴奋,轻松地聊天闲谈。以温水洗脸、脚,平静入睡。晨起适度活动,生活内容要丰富,既不要无所事事,又不要过于劳累。

4.节制烟酒

饮酒要有节制,因为喝酒过度会导致肝机能障碍,引起脑机能异常。一天喝酒超过0.3升以上的人比起一般人容易患脑血管性阿尔茨海默病。抽烟不只会造成脑血管性阿尔茨海默病,也是心肌梗死等危险疾病的重要原因。

5.积极用脑

积极用脑可预防脑力衰退。对事物常保持高度的兴趣,可以增加人的注意力,防止记忆力减退。中老年人应该多做些感兴趣的事及参加公益活动、社会活动等,来强化脑部神经,写读书心得、下棋等都对大脑有益。

6.保持良好心情

避免过于深沉、消极,不要唉声叹气,要以开朗的心情生活。

可多与他人交谈,保持良好的人际关系,找到自己的生存价值;也可适当打扮自己,以此来保持一颗永远年轻的心。

阿尔茨海默病调理食谱

桂圆炒海参

- 原料：莴笋、水发海参各200克，桂圆肉50克，枸杞、姜片、葱段各少许
- 调料：盐、鸡粉各4克，料酒10毫升，生抽5毫升，水淀粉5克，食用油适量
- 做法：
① 将莴笋洗净去皮切成薄片。
② 往沸水锅加盐、鸡粉，放入洗好的海参，淋入适量料酒，煮约1分钟。
③ 再倒入莴笋，淋入食用油，煮1分钟，捞出煮好的海参、莴笋，备用。
④ 锅中注油烧热，爆香姜片、葱段。倒入余过水的莴笋、海参，炒匀。加盐、鸡粉、生抽，炒匀调味，倒入适量水淀粉勾芡，放入洗好的桂圆肉，拌炒均匀即可。

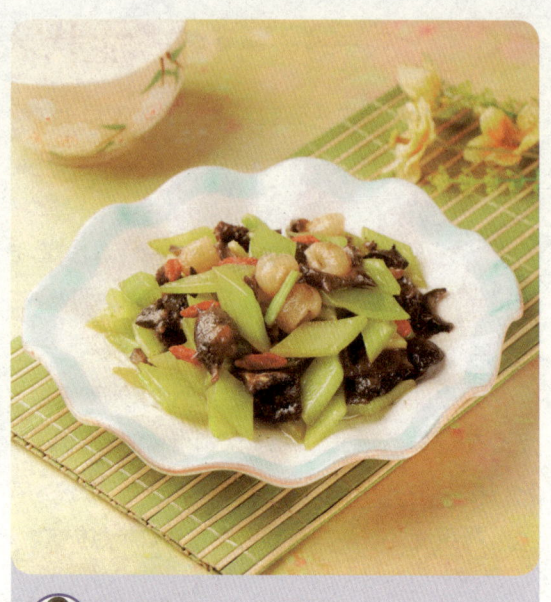

养生功效 海参中的皂甙刺激性腺维持一定人体浓度的性激素，对防止中老年患阿尔茨海默病有一定的好处。

口蘑炖豆腐

- 原料：豆腐400克，竹笋50克，口蘑60克，葱花少许
- 调料：盐少许，水淀粉4克，鸡粉2克，生抽、老抽、食用油各适量
- 做法：
① 将豆腐洗净切块，口蘑洗好切丁，竹笋去皮洗净切丁。
② 往沸水锅中放少许盐，倒入切好的口蘑、竹笋，搅拌匀，煮1分钟。
③ 放入切好的豆腐，搅拌均匀，略煮片刻。把焯煮好的食材捞出，沥干水分，装盘备用。
④ 锅中倒入适量食用油，放入焯过水的食材，炒匀。加适量清水，放入适量盐、鸡粉、生抽，炒匀。加少许老抽，炒匀，撒上葱花即可。

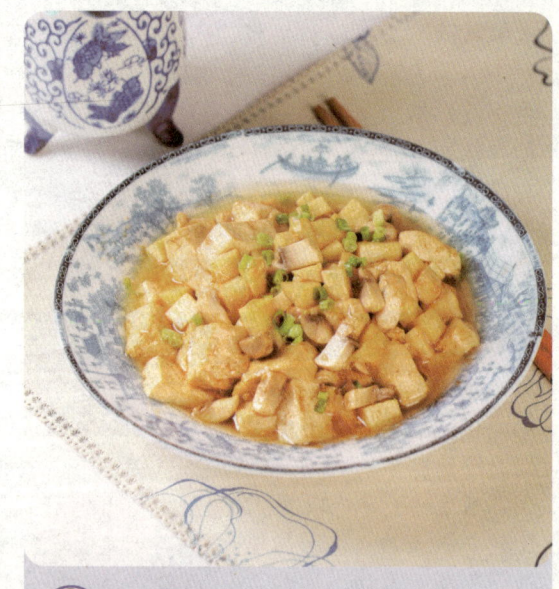

养生功效 豆腐含一种能使乙酰胆碱含量增多的成分，可使神经细胞间的信息正常传递，改善阿尔茨海默病的症状。

蘑菇藕片

- 原料：白玉菇100克，莲藕90克，彩椒80克，姜片、蒜末、葱段各少许
- 调料：盐3克，鸡粉2克，料酒、生抽、白醋、水淀粉、食用油各适量
- 做法：
  ① 将白玉菇洗净去老茎，切段。彩椒洗净切块，莲藕洗净去皮切片。
  ② 锅中注水烧开，加食用油、盐，放入白玉菇、彩椒，煮1分钟，捞出。
  ③ 往沸水锅中放入适量白醋，倒入藕片，煮1分钟至断生，捞出。
  ④ 用热油锅爆香姜片、蒜末、葱段，倒入白玉菇、彩椒、莲藕、料酒，炒香。
  ⑤ 放入少许生抽，拌炒匀。加入适量盐、鸡粉，炒匀调味。倒入适量水淀粉，快速拌炒均匀，装入盘中即可。

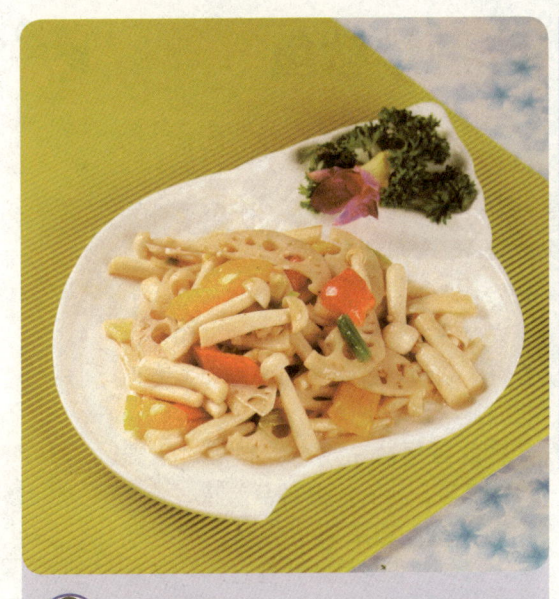

养生功效 莲藕含有淀粉、蛋白质及氧化酶等成分，常食有助于中老年人预防糖尿病和阿尔茨海默病。

莴笋蘑菇

- 原料：莴笋120克，秀珍菇60克，红椒15克，姜末、蒜末、葱末各少许
- 调料：盐、鸡粉各2克，水淀粉、食用油各适量
- 做法：
  ① 莴笋洗净去皮切片，秀珍菇洗净切成小块，红椒洗净切成小块。
  ② 用油起锅，爆香姜末、蒜末、葱末。
  ③ 放入切好的秀珍菇，拌炒片刻。
  ④ 放莴笋、红椒，翻炒均匀。加入少许清水，炒匀，至全部食材熟软。
  ⑤ 放入适量盐、鸡粉，拌炒均匀。再倒入少许水淀粉，快速翻炒食材，使其裹匀芡汁。
  ⑥ 起锅，盛出炒好的菜肴，装入盘中即可食用。

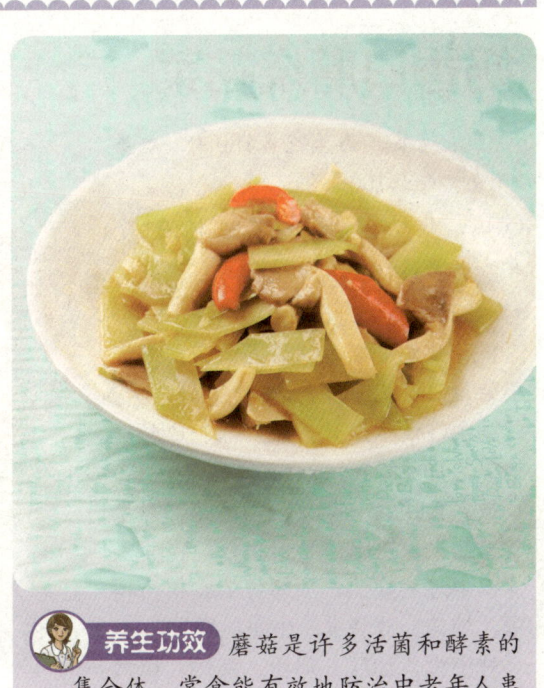

养生功效 蘑菇是许多活菌和酵素的集合体，常食能有效地防治中老年人患阿尔茨海默病。

阿尔茨海默病调理食谱

阿尔茨海默病调理食谱

洋葱炒鱿鱼

- 原料：洋葱100克，鱿鱼80克，红椒15克，姜片、蒜末各少许
- 调料：盐、鸡粉各3克，料酒5毫升，水淀粉、食用油各适量
- 做法：

① 洋葱洗净切成片，红椒洗好切开，去籽，切块。鱿鱼洗净内侧切上麦穗花刀，再切成小块。
② 将鱿鱼加盐、鸡粉、料酒、水淀粉，抓匀，腌渍10分钟至入味。
③ 锅中注入适量清水烧开，倒入鱿鱼，搅匀，汆至鱿鱼片卷起。
④ 锅注油烧热，放入姜片、蒜末，爆香。倒入鱿鱼卷、料酒，炒香。
⑤ 放入洋葱、红椒，炒匀。加入盐、鸡粉调味，倒入水淀粉炒匀即可。

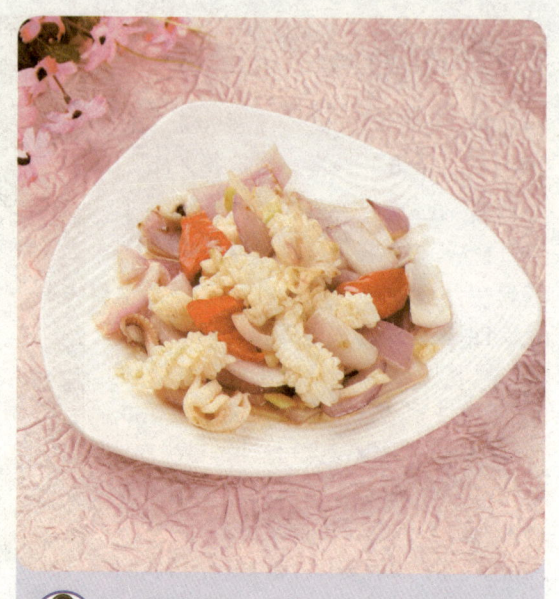

养生功效 洋葱含有蛋白质、膳食纤维、钙、磷等成分，对于防治中老年人阿尔茨海默病也有一定作用。

奶香口蘑烧花菜

- 原料：花菜、西蓝花各180克，口蘑100克，牛奶100毫升
- 调料：盐3克，鸡粉2克，料酒5毫升，水淀粉、食用油各适量
- 做法：

① 将花菜洗净切小块，西蓝花洗好切小朵，口蘑洗净打上十字花刀。
② 锅中注清水烧开，放入盐、口蘑，搅拌匀，煮约1分钟，去除杂质。
③ 放入食用油、花菜、西蓝花，煮至食材断生，捞出，沥干水分，装盘。
④ 锅中注油烧热，放焯好的食材、料酒，炒匀，放清水、牛奶，翻炒。
⑤ 转小火，加盐、鸡粉，翻炒，用大火收浓汁水，倒入少许水淀粉勾芡。
⑥ 关火后盛出炒好的菜肴即可。

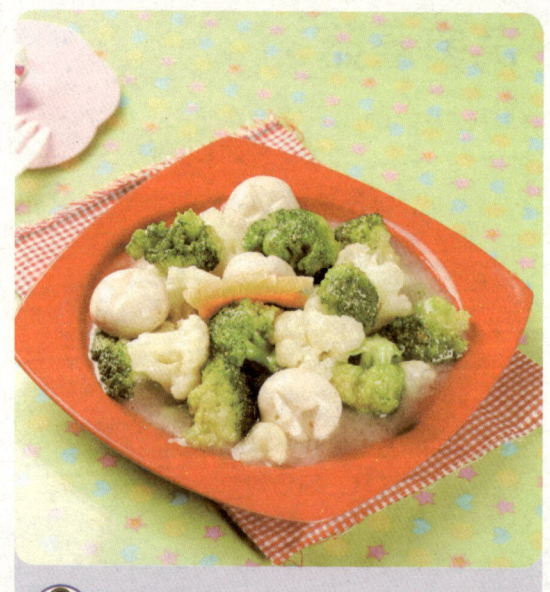

养生功效 花菜含有莱菔硫烷，有助于中老年人保持头脑敏锐，可防治老年人患阿尔茨海默病。

竹荪莲子丝瓜汤

- 原料：丝瓜120克，玉兰片140克，水发竹荪80克，水发莲子120克，高汤300毫升
- 调料：盐、鸡粉各2克
- 做法：
① 将竹荪洗好切段，玉兰片切成小段，丝瓜洗净切成滚刀块，备用。
② 砂锅中注入适量清水烧热，倒入高汤，拌匀。
③ 放入莲子、玉兰片，盖上盖，用中火煮约10分钟。
④ 揭开盖，倒入丝瓜、竹荪，拌匀，用小火续煮约15分钟至食材熟透。
⑤ 加入适量盐、鸡粉，拌匀调味。
⑥ 关火后盛出煮好的汤料即可。

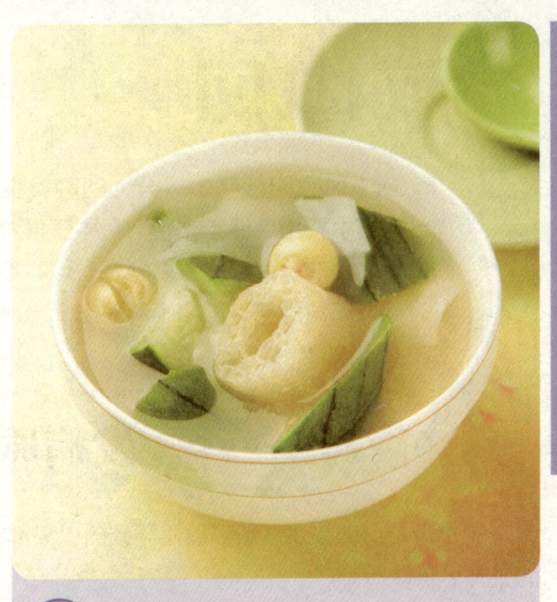

养生功效 中老年人食用竹荪，对降血压、维护身体健康，预防阿尔茨海默病有一定的作用。

黄花菜健脑汤

- 原料：水发黄花菜80克，鲜香菇40克，金针菇90克，瘦肉100克，葱花少许
- 调料：盐、鸡粉各3克，水淀粉、食用油各适量
- 做法：
① 将鲜香菇洗净切片，黄花菜泡发好切去花蒂，金针菇洗好去老茎。
② 瘦肉洗净切片，装入碟中，加盐、鸡粉、水淀粉、食用油，腌渍。
③ 锅中注水烧开，倒入少许食用油，放入香菇、黄花菜、金针菇。
④ 加入适量盐、鸡粉，拌匀，用大火加热，煮至沸。
⑤ 倒入腌渍好的瘦肉，拌匀，用大火煮约1分钟至熟，撒上葱花即可。

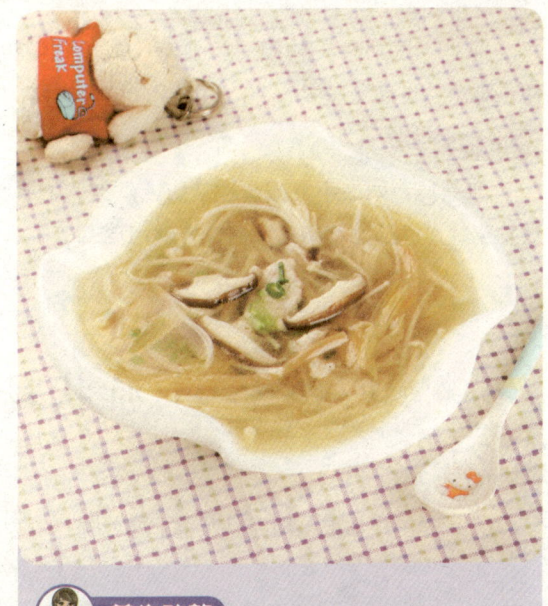

养生功效 黄花菜含有卵磷脂，能增强和改善大脑功能，对防治中老年人患阿尔茨海默病有一定的作用。

阿尔茨海默病调理食谱

脑中风

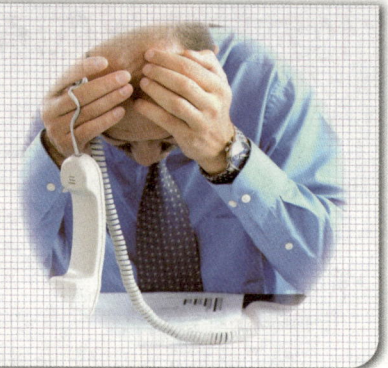

脑中风也叫脑卒中，分为两种类型：缺血性脑卒中和出血性脑卒中。是中医学对急性脑血管疾病的统称。它是以猝然昏倒，不省人事，伴发口角歪斜、语言不利而出现半身不遂为主要症状的一类疾病。

发病原因

脑中风是由脑部血液循环障碍导致的以局部神经功能缺失为特征的疾病。造成脑中风的原因主要有：

1.心脏病

心脏病是脑栓塞的主要原因之一。风湿性、高血压性、冠状动脉硬化性心脏病及亚急性细菌性心内膜炎等，均有可能产生附壁血栓，当出现心力衰竭或房颤时，促使血栓脱落，流至脑动脉而发生栓塞，引发中风。

2.炎症

某些炎症可侵犯脑膜、脑血管，或单独侵犯脑血管引起脑动脉炎，如化脓性、结核性、霉菌性炎症和风湿病等，均可引起脑血管病，导致中风。

3.血液病

血液病，如血小板减少性紫癜、红细胞增多症、白血病，常引起出血性脑血管病。少数发生缺血性脑血管病，从而导致脑中风。

症状表现

1.头痛

无论是脑出血或脑梗死，头痛非常常见，亦是一个重要的脑中风症状和信号。

2.呕吐

一般是伴随头痛一起出现的，也比较常见，其特点是多为喷射状呕吐。如遇有呕吐咖啡色（酱油样或棕黑色）液体，表示病情非常严重。

3.眩晕

眩晕还多伴有呕吐或耳鸣，是脑中风症状中比较常见的。

4.一侧肢体和面部的感觉异常

肢体和面部的感觉一般是较为明显的，表现为行动略微不适，面部僵硬等。

5.口角流涎

出现口角斜、流口水或食物从口角流出的现象，要引起足够的重视。

6.突发的视感障碍

表现为看不见一侧的物体或视觉缺损，也可以表现为一过性的眼前发黑或眼前突然飞过一只蚊子的感觉。

7.突发言语不清和吞咽呛咳

表现为病人说话不清，吐词困难，喝水或吞咽时呛咳。

8.各种生理障碍

如手脚麻痹、语言障碍、视力障碍等，要尽早治疗。

预防措施

1.合理饮食，均衡营养

日常应首选植物油，进食低糖、低脂、高蛋白的食物；多吃蔬菜、水果，如香蕉、土豆、牛奶；多吃富含维C的食物等，特别是柚子、橘子、橙子、柠檬这四种水果，它们可有助降低血压，预防中风。

2.适当运动

应当坚持有氧体育锻炼，如慢跑、游泳、骑车、练太极拳等。每天30分钟以上，每周至少5次。运动有助于气血流通、增强体质、提高机体的抗病能力，能够有效地预防脑中风。

3.保持情绪稳定

中老年人应当少做或不做易引起情绪激动的事，如打牌、搓麻将、看体育比赛转播等。因为中老年人情绪过于激动易引起高血压、血管堵塞等，情况严重者具有患中风的危险。

4.定期检查，控制血压

控制高血压是预防中风的重点。高血压病人要遵医嘱按时服用降压药物，有条件者最好每日测1次血压，特别是在调整降压药物阶段，以保持血压稳定。

脑中风调理食谱

牛蒡三丝

- **原料**：牛蒡100克，胡萝卜120克，青椒45克，蒜末、葱段各少许
- **调料**：盐3克，鸡粉2克，水淀粉、食用油各适量
- **做法**：
  ① 将洗净去皮的胡萝卜、牛蒡、洗净的青椒均切成丝。
  ② 锅中注水烧开，加入盐，放入胡萝卜丝、牛蒡丝，煮1分30秒。
  ③ 捞出焯好的食材，沥干水分。
  ④ 锅中注油烧热，放入葱段、蒜末，爆香。倒入青椒丝，再放入焯煮过的食材、炒匀、炒香。
  ⑤ 加入鸡粉、盐，炒匀调味。倒入适量水淀粉勾芡，翻炒至食材熟透、入味，盛出炒好的食材即可。

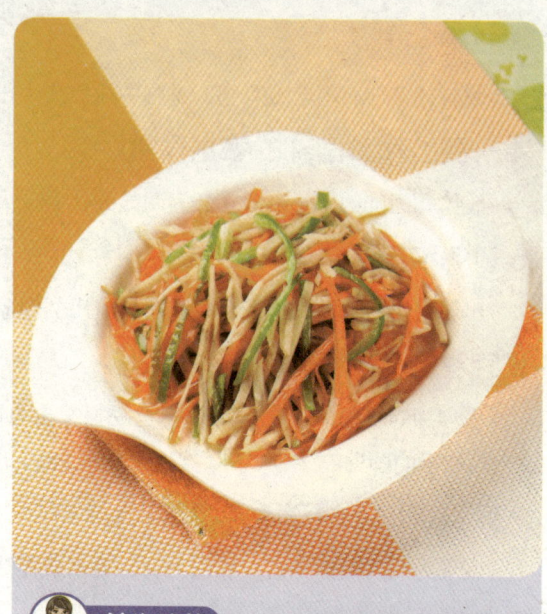

养生功效 牛蒡中的黄酮类化合物能保护神经免遭破坏，从而降低和延缓中老年人脑中风的发生概率。

香卤猴头菇

- **原料**：水发猴头菇100克，八角、桂皮、枸杞各10克，姜片少许
- **调料**：生抽5毫升，盐、鸡粉各2克，白糖3克，料酒8毫升，鸡汁10毫升，水淀粉6克，老抽、食用油各适量
- **做法**：
  ① 猴头菇洗净切成片，备用。
  ② 锅中注油烧热，放入姜片、八角、桂皮、枸杞，炒香。加入适量清水，放入生抽、盐、鸡粉、白糖。
  ③ 淋入料酒、鸡汁、老抽，煮至沸。
  ④ 放入切好的猴头菇，盖上盖，用小火卤20分钟，至食材入味。
  ⑤ 用大火收汁，淋入适量水淀粉，快速翻炒均匀，装入盘中即可。

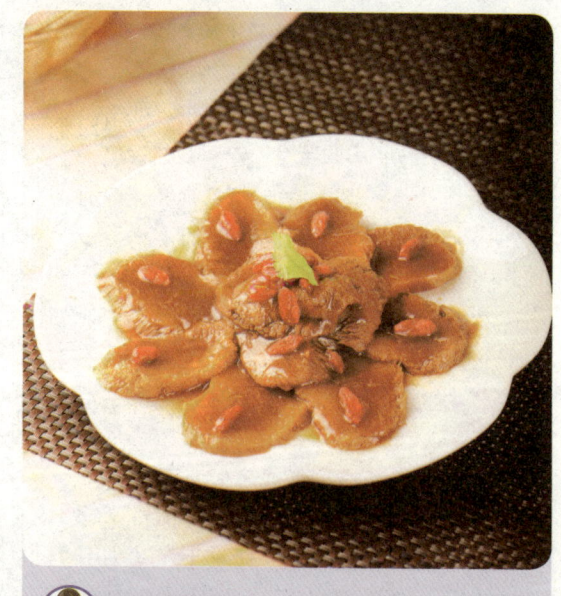

养生功效 猴头菇所含"D-葡聚糖"和神经细胞促生因子，对治疗中老年人脑中风等心脑血管疾病有良好效果。

Part 3 防治结合，远离老年病

脑中风调理食谱

猴头菇炖排骨

- 原料：排骨350克，水发猴头菇70克，姜片、葱花各少许
- 调料：料酒20毫升，鸡粉、盐各2克，胡椒粉适量
- 做法：
① 将猴头菇洗好切小块。
② 往沸水锅倒入洗净的排骨，淋入料酒，煮沸，汆去血水，捞出，沥水。
③ 砂锅中注入适量清水烧开，倒入切好的猴头菇。加入姜片，放入汆过水的排骨。淋入料酒，搅匀。
④ 盖上盖，烧开后用小火炖1小时，至食材酥软。
⑤ 揭开盖，加少许鸡粉、盐、胡椒粉，用勺拌匀调味。
⑥ 将煮好的汤料盛出，撒上葱花即可。

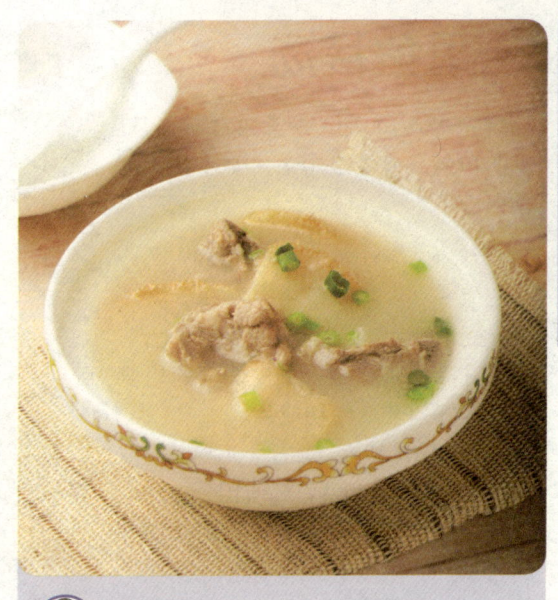

养生功效 排骨含有大量磷酸钙、骨胶原等营养物质，可为中老年人提供钙质，具有补肾养血的功效。

胡萝卜玉米牛蒡汤

- 原料：胡萝卜90克，玉米棒150克，牛蒡140克
- 调料：盐、鸡粉各2克
- 做法：
① 将胡萝卜洗净去皮对半切开，切成条形，再切成小块。玉米棒洗好对半切开，再切成小块。牛蒡洗净去皮切滚刀块。
② 砂锅中注入适量清水烧开，倒入切好的牛蒡。
③ 再放入胡萝卜块，倒入玉米棒。
④ 盖上盖，煮沸后用小火煮约30分钟，至食材熟透。
⑤ 取下盖，加入盐、鸡粉。拌匀调味，续煮一会儿，至食材入味。
⑥ 盛出煮好的牛蒡汤，装在碗中即可。

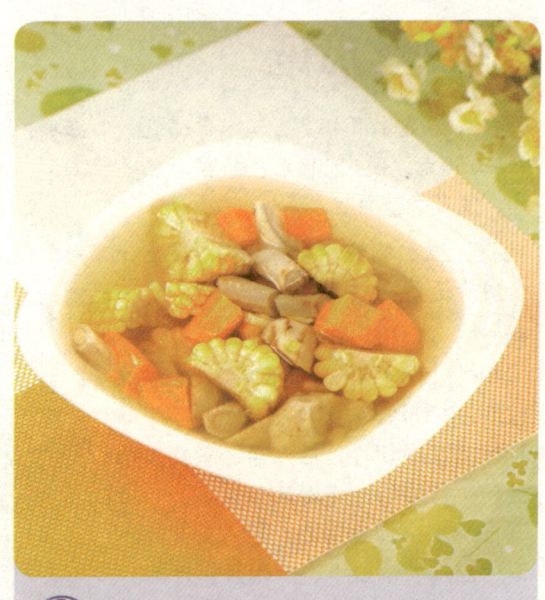

养生功效 玉米富含镁元素，可有效预防中老年人患脑中风，宜多食。

脑中风调理食谱

苦瓜鱼片汤

- 原料：苦瓜100克，鲈鱼肉110克，胡萝卜40克，鸡腿菇70克，姜片、葱花各少许
- 调料：盐3克，鸡粉2克，胡椒粉少许，水淀粉、食用油各适量
- 做法：
① 将洗净的鸡腿菇、去皮洗净的胡萝卜、洗好的苦瓜均切成片。
② 将鱼肉洗净切片，加盐、鸡粉、胡椒粉、水淀粉、食用油，腌渍10分钟。
③ 锅注油烧热，爆香姜片，倒入切好的苦瓜片、胡萝卜、鸡腿菇，炒匀。
④ 加入适量清水，盖上盖，用大火烧开，煮3分钟至熟。
⑤ 揭盖，放入盐、鸡粉、腌好的鱼片，搅匀，煮1分钟至鱼片熟透即可。

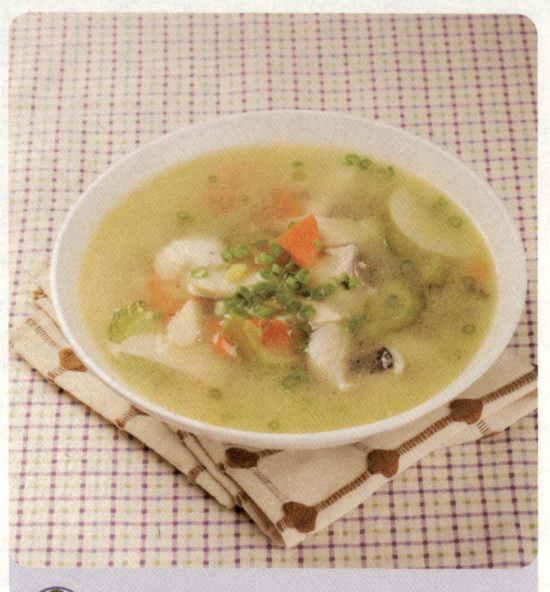

养生功效 鲈鱼中的EPA及DHA有预防血栓形成引起的中老年人心脏血管疾病及脑中风的功效，可以保护心脏。

木耳丝瓜汤

- 原料：水发木耳40克，玉米笋65克，丝瓜150克，瘦肉200克，胡萝卜、姜片、葱花各少许
- 调料：盐、鸡粉各3克，水淀粉2克，食用油适量
- 做法：
① 将材料洗净，木耳、玉米笋均切块。丝瓜去皮切段，胡萝卜去皮切片。
② 瘦肉洗净切片，放入盐、鸡粉、水淀粉、食用油，腌渍10分钟。
③ 往沸水锅加食用油，放入姜片、木耳、丝瓜、胡萝卜、玉米笋，拌匀。
④ 再放入适量盐、鸡粉，拌匀调味。盖上盖，用中火煮2分钟至熟。
⑤ 揭盖，倒入腌渍好的肉片。搅拌均匀，用大火煮沸，放入葱花即可。

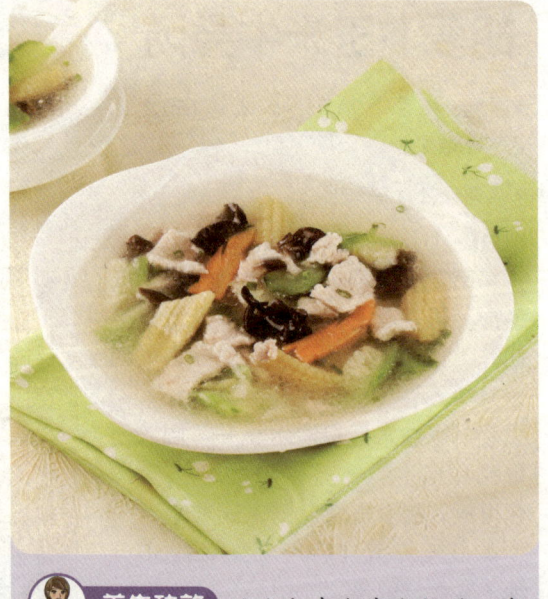

养生功效 丝瓜含有皂甙类物质，有通经络的功效，特别适合中风后遗症等肢体不利的中老年患者。

苦瓜胡萝卜粥

● **原料**：水发大米140克，苦瓜45克，胡萝卜60克

● **做法**：
① 将胡萝卜洗净去皮切片，再切条，改切成粒。苦瓜洗好切开，去瓜瓤，再切条形，改切成丁，备用。
② 往砂锅中注入适量清水烧开。
③ 倒入备好的大米、苦瓜、胡萝卜，搅拌均匀。
④ 盖上锅盖，烧开后用小火煮约40分钟至食材熟软。
⑤ 揭开锅盖，用勺子搅拌一会儿，至食材混合均匀。
⑥ 关火后盛出煮好的粥即可。

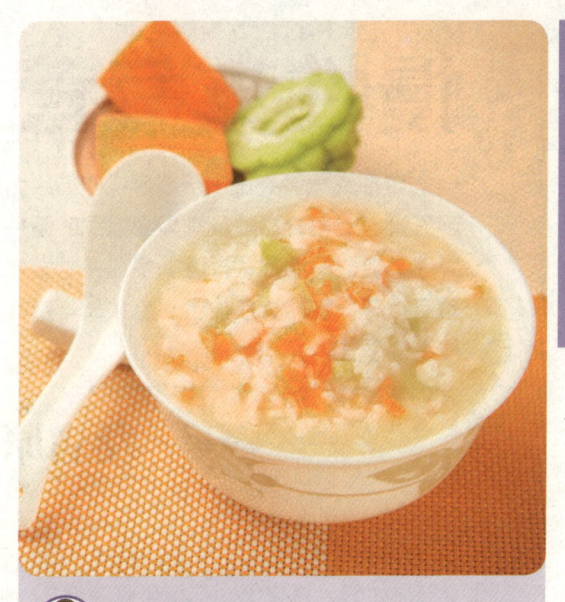

养生功效：苦瓜内含维生素C，可防治中老年人患动脉粥样硬化、脑中风，有保护心脏等作用。

脑中风调理食谱

丝瓜瘦肉粥

● **原料**：丝瓜45克，瘦肉60克，水发大米100克

● **调料**：盐2克

● **做法**：
① 将丝瓜去皮洗净切片，再切成条，改切成粒。瘦肉洗好切成片，再剁成肉末。
② 锅中注入适量清水，用大火烧热。倒入水发好的大米，拌匀。盖上盖，用小火煮30分钟至大米熟烂。
③ 揭盖，倒入肉末，拌匀。
④ 放入切好的丝瓜，拌匀煮沸。
⑤ 加入盐，用锅勺拌匀调味，煮沸。
⑥ 将煮好的粥盛出，装入碗中即可。

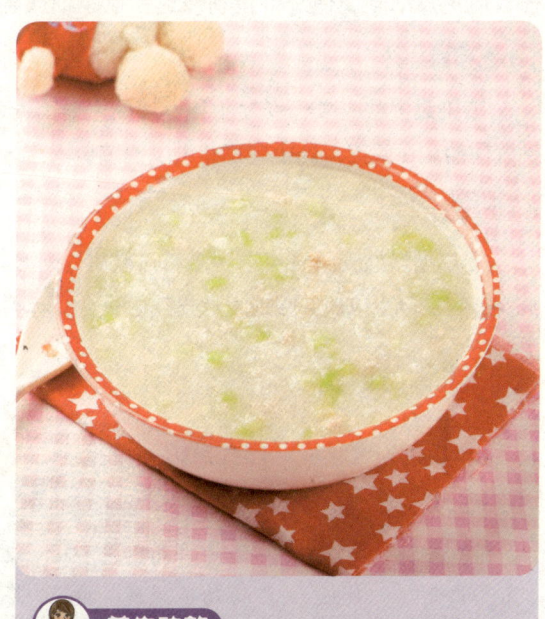

养生功效：丝瓜性甘味凉，具有通经活络、清热解毒、凉血化痰等功效，对防治中老年人脑中风有一定作用。

慢性支气管炎

慢性支气管炎是由于感染或非感染因素引起气管、支气管黏膜及其周围组织的慢性非特异性炎症。早期症状轻微,多在冬季发作,春暖后缓解;晚期炎症加重,症状长年存在,一般不分季节。

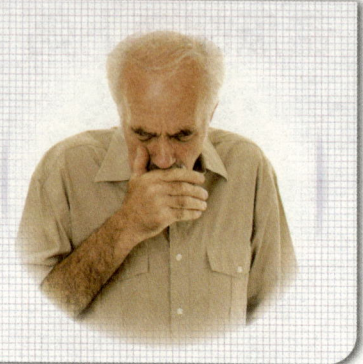

发病原因

1.大气污染

化学气体如氯、氧化氮、二氧化硫等烟雾,对支气管黏膜有刺激和细胞毒性作用。空气中的烟尘或二氧化硫超过一定标准时,慢性支气管炎的急性发作就显著增多。

2.吸烟

吸烟为本病发病的主要因素,香烟中含焦油、尼古丁和氢氰酸等化学物质,可损伤气道上皮细胞,使纤毛运动减退和巨噬细胞吞噬功能降低,导致气道净化功能下降。

3.感染因素

感染是慢性支气管炎发生和发展的重要因素之一。病毒、支原体和细菌感染为本病急性发作的主要原因,其中病毒感染以流感病毒、鼻病毒、腺病毒和呼吸道合胞病毒为常见。

4.过敏因素

喘息型慢性支气管炎患者多有过敏史,对多种过敏原激发的皮肤试验阳性率亦较高,此类患者实际上应属哮喘或慢性支气管炎合并哮喘的范畴。

5.机体本身因素

神经功能失调

神经功能失调也可能是引发慢性支气管炎的一个内因,大多数慢性支气管炎患者都有神经功能失调现象。

呼吸道防御减弱

中老年人生理功能的老化,局部防御功能减弱,受到外界刺激时容易引起病变。

营养因素

营养不良可引起机体抵抗力下降,同等条件下更易罹患慢性支气管炎。

遗传因素

遗传可能在慢支发病中起一定的作用,如先天性IgA分泌不足、抗胰蛋白酶缺乏等,均是易发病原因。

症状表现

1.咳嗽

初期晨间咳嗽较重，白天较轻，晚期夜间亦明显，睡前常有阵咳发作。此系由于支气管黏膜充血、水肿，分泌物积聚于支气管腔内所致。随着病情发展，咳嗽终年不愈。

2.咳痰

以晨间排痰尤多，痰液一般为白色黏液性或浆液泡沫性，偶咳带血。此多系夜间睡眠时咳嗽反射迟钝，气道腔内痰液堆积，晨间起床后因体位变动引起刺激排痰之故。

3.气短与喘息

病程初期多不明显，当病程进展合并阻塞性肺气肿时则逐渐出现轻重程度不同的气短，以活动后尤甚。

预防措施

1.戒烟

慢性支气管炎患者不但要先戒烟，而且还要避免被动吸烟，因为烟中的化学物质如焦油、尼古丁、氢氰酸等，可作用于自主神经，引起支气管的痉挛，从而增加呼吸道阻力，最终致慢性支气管炎的发生。

2.加强锻炼

加强体育锻炼提高身体素质，可根据自身体质选择医疗保健操、太极拳、五禽戏等项目，并使用相关医疗器械，以调节和改善脏腑器官的机能，坚持锻炼，能提高机体抗病能力，活动量以无明显气急、心跳加速为度。

3.注意保暖

在气候变冷的季节，患者要注意保暖，避免受凉，因为寒冷一方面可降低支气管的防御功能，另一方面可反射地引起支气管平滑肌收缩、黏膜血液循环障碍和分泌物排出受阻，可发生继发性感染。

4.预防感冒

慢性支气管炎常常是在反复感冒和呼吸道继发感染之后形成的，其急性发作也与气候变化导致风寒或风热感冒密切相关。所以要注意个人保护，预防感冒发生，有条件者可做耐寒锻炼以预防感冒。

5.保护呼吸道

因为污染的空气中含有大量的化学气体，如氯、氧化氮、二氧化硫等，它们对支气管黏膜有刺激作用和细胞毒性作用，影响了支气管的自净排出功能。所以避免烟雾、粉尘和刺激性气体对呼吸道的影响，以免诱发慢性支气管炎。

6.科学选食物

此症患者应适时补充一些含热量高的肉类暖性食品，如鸡蛋、鸡肉、瘦肉、牛奶、动物肝、鱼类、豆制品等。除荤食外，应经常进食新鲜蔬菜瓜果，以确保对维生素C的需要，适量进食有保护呼吸道黏膜的作用。

慢性支气管炎调理食谱

红烧白萝卜

- 原料：白萝卜350克，鲜香菇35克，彩椒40克，蒜末、葱段各少许
- 调料：盐、鸡粉各2克，生抽5毫升，水淀粉5毫升，食用油适量
- 做法：
  ① 将白萝卜洗净去皮切成丁，香菇洗净切成小块，彩椒洗净切小块。
  ② 锅注油烧热，放入蒜末、葱段，爆香，倒入切好的香菇，翻炒一会儿，至其熟软。
  ③ 放入白萝卜丁，炒匀，注入清水，加盐、鸡粉、生抽，拌匀调味。
  ④ 用中火焖煮约5分钟，放入彩椒，转大火收汁，倒入水淀粉勾芡，撒上葱段，翻炒至食材熟软、汤汁收浓。
  ⑤ 关火后盛出焖煮好的食材即可。

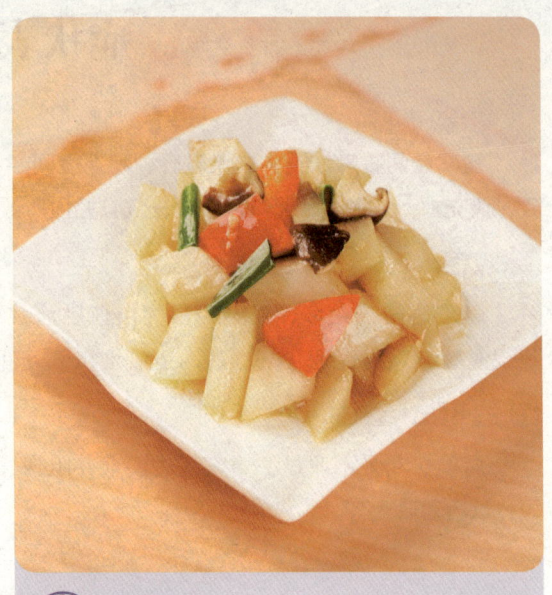

养生功效 白萝卜含芥子油、有机酸、矿物质等营养元素，中老年人食用能够缓解慢性支气管炎、慢性咳嗽。

雪梨炒鸡片

- 原料：雪梨90克，胡萝卜20克，鸡胸肉85克，姜末、蒜末、葱末各少许
- 调料：盐3克，鸡粉2克，料酒5毫升，水淀粉、食用油各适量
- 做法：
  ① 将雪梨洗净去皮，切成小片。胡萝卜洗净，切成片。鸡胸肉洗净切成片。
  ② 将肉片放入碗中，放入盐、鸡粉、水淀粉、食用油，腌渍约10分钟。
  ③ 锅中注入清水烧开，放入胡萝卜片、雪梨片，煮至断生后捞出，沥干水分，放在盘中。
  ④ 锅中注油烧热，倒入鸡肉片、料酒、姜末、蒜末、葱末、焯煮过的食材，炒匀，加入盐、鸡粉、水淀粉，翻炒。
  ⑤ 关火后盛出炒好的食材即可。

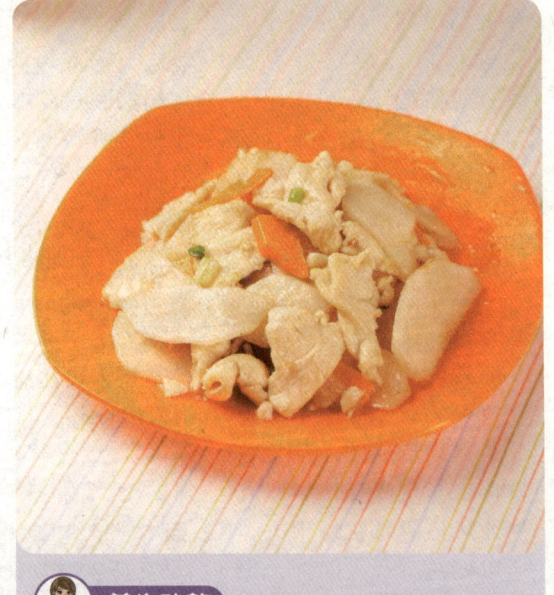

养生功效 雪梨含有苹果酸、柠檬酸、维生素、胡萝卜素等营养成分，能够有效缓解慢性支气管炎。

慢性支气管炎调理食谱

百合枇杷炖银耳

- 原料：水发银耳70克，鲜百合35克，枇杷30克
- 调料：冰糖10克
- 做法：
①将银耳洗净去蒂，切成小块。
②将枇杷洗好切开，去核，再切成小块，备用。
③锅中注入适量清水烧开，倒入备好的枇杷、银耳、百合。
④盖上盖，烧开后用小火煮约15分钟。
⑤揭盖，加入冰糖，拌匀，煮至溶化。
⑥关火后盛出炖煮好的汤料即可。

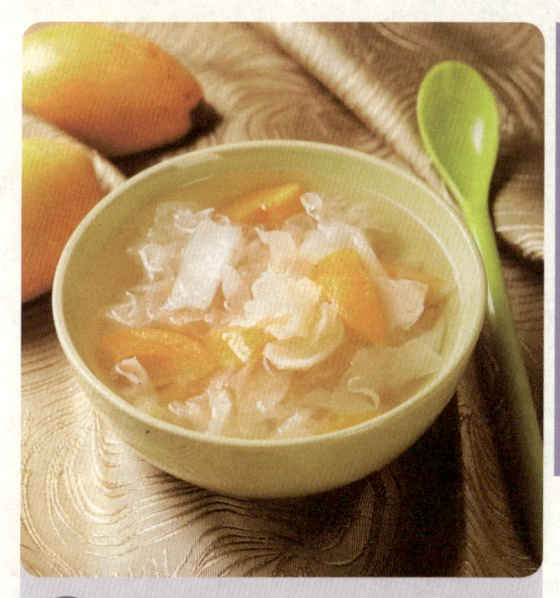

养生功效 枇杷中含有苦杏仁式，能够润肺止咳、祛痰、治疗各种咳嗽，有助于中老年人防治慢性支气管炎。

紫薯百合银耳汤

- 原料：紫薯50克，水发银耳95克，鲜百合30克，冰糖40克
- 做法：
①将银耳洗好切去黄色根部，再切成小块。
②将紫薯洗净去皮切厚片，再切条，改切成丁，备用。
③砂锅中注入适量清水烧开。倒入切好的紫薯、银耳。
④盖上盖，大火烧开后用小火煮20分钟，至食材熟软。
⑤揭开盖，加入洗好的百合。倒入冰糖，搅拌匀。再盖上盖，用小火续煮5分钟，至冰糖溶化。
⑥把煮好的汤料盛出，装入汤碗中即可。

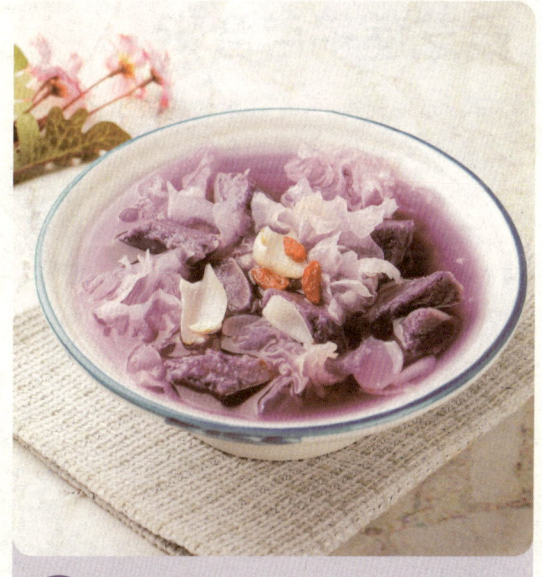

养生功效 银耳性平，味甘、淡、无毒，对中老年人慢性支气管炎、肺源性心脏病有一定疗效。

慢性支气管炎调理食谱

百合葛根粳米粥

- 原料：鲜百合35克，葛根160克，水发粳米150克
- 调料：盐2克
- 做法：
① 将葛根洗净去皮切条，再切成小块。放在小碟子中，备用。
② 锅中注入适量清水烧开，倒入洗净的大米，搅匀。放入葛根块，搅拌一会儿，至食材散开。
③ 盖上盖，用大火烧开后转小火煮约30分钟，至米粒变软。
④ 揭开盖，放入洗净的百合，搅拌匀。再盖上盖，用小火续煮约15分钟，至食材熟透。
⑤ 取下盖子，搅拌几下，加入盐，搅匀调味，续煮至食材入味即可。

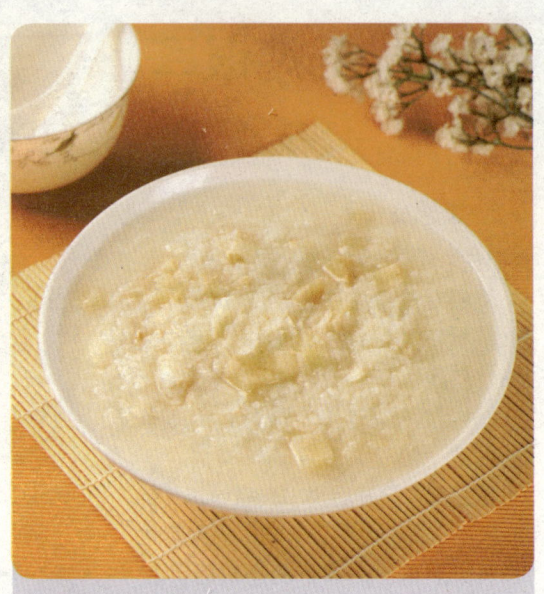

养生功效 葛根能滋阴清热、生津止渴，对于中老年人防治慢性支气管炎有一定作用。

灵芝莲子百合粥

- 原料：水发大米150克，水发莲子70克，鲜百合40克，灵芝20克
- 做法：
① 砂锅中注入适量清水烧开，放入洗净的灵芝。
② 盖上盖，烧开后用小火煮约20分钟，至药材析出有效成分。
③ 揭盖，捞出灵芝。再倒入洗净的大米、莲子、百合，搅拌匀。
④ 盖上盖，煮沸后用小火煮约30分钟，至米粒熟软。
⑤ 揭开盖，略微搅拌片刻，再用大火续煮一会儿。
⑥ 关火后盛出煮好的百合粥，装入汤碗中即可。

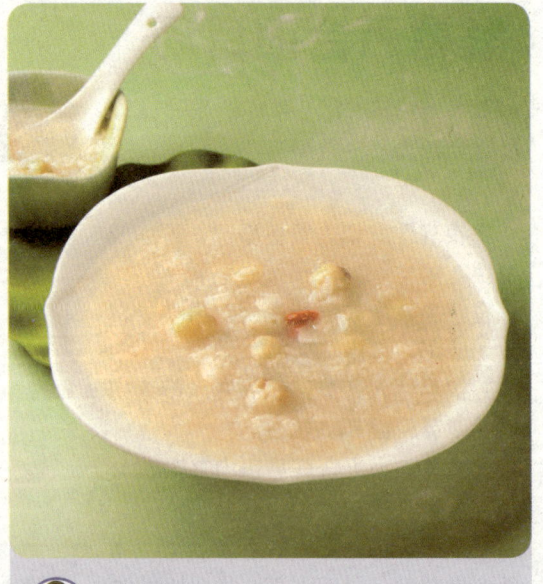

养生功效 百合有养心安神、润肺止咳的功效。对于中老年人慢性支气管炎、干咳等症状有显著疗效。